全国中医药行业高等教育"十三五"创新教材

针灸特色疗法

（供针灸推拿、中医学等专业用）

主　编　梁凤霞

中国中医药出版社
·北 京·

图书在版编目（CIP）数据

针灸特色疗法 / 梁凤霞主编 . — 北京：中国中医
药出版社，2020.6
ISBN 978 - 7 - 5132 - 5419 - 9

Ⅰ . ①针⋯　Ⅱ . ①梁⋯　Ⅲ . ①针灸疗法—医学院校—
教材　Ⅳ . ① R245

中国版本图书馆 CIP 数据核字（2018）第 292764 号

中国中医药出版社出版

北京经济技术开发区科创十三街 31 号院二区 8 号楼
邮政编码　100176
传真　010 - 64405750
保定市西城胶印有限公司印刷
各地新华书店经销

开本 787 × 1092　1/16　印张 16.5　字数 368 千字
2020 年 6 月第 1 版　2020 年 6 月第 1 次印刷
书号　ISBN 978 - 7 - 5132 - 5419 - 9

定价　88.00 元
网址　www.cptcm.com

社 长 热 线　010 - 64405720
购 书 热 线　010 - 89535836
维 权 打 假　010 - 64405753

微信服务号　zgzyycbs
微商城网址　https://kdt.im/LIdUGr
官 方 微 博　http://e.weibo.com/cptcm
淘宝天猫网址　http://zgzyycbs.tmall.com

如有印装质量问题请与本社出版部联系（010 - 64405510）

全国中医药行业高等教育"十三五"创新教材

《针灸特色疗法》编委会

编写说明

　　疗效是中医针灸的生命力，近年来针灸发展迅速，临床中出现各种特色疗法，由于疗效好，被广泛推广应用，极大促进了针灸学科的发展。为拓展针灸学习者的临床思维，提高实践动手能力，提高针灸临床疗效，我们组织专家编写了创新教材《针灸特色疗法》。

　　我们在编写中强调精品意识，注重突出针灸特色疗法的特点、创新性和实用性。本书特点：①因许多针灸技术操作已经颁布了国家标准，本书参照国家标准《针灸技术操作规范》中对各种针灸特色疗法的名词术语、操作方法和步骤、注意事项及禁忌的描述，使针灸操作技术规范化。②注重疗法的特色，对于疗法的理论基础、实践操作方法、临床应用等进行较为系统的整理，便于学习者临床应用实践。③针灸特色疗法的临床应用方面，参考已经颁布的中国针灸学会标准《循证针灸临床实践指南》中关于这些特色疗法的治疗方案和推荐意见，鉴于《指南》中的方案经过了证据评价，有相关的临床试验报道证实针灸疗法的有效性，因此借鉴纳入，为这些特色疗法的临床应用提供了循证证据。④配备实用、规范的数字资源，本书在有些特色疗法的操作部分配备数字资源（二维码），学习者扫描后即可在线学习该特色疗法的操作方法。

　　具体编写分工：筋针法由庄艺编写；热敏灸由谢丁一编写；针灸"中气法"由李利军、梁凤霞编写；吕景山对穴由吕玉娥、周华、梁凤霞编写；绪论、口唇针法、浮针法、火针法、"醒脑开窍"针法由周华编写；电针法、头针法、鼻针法、干针法由梁凤霞编写；内热针法由吴群编写；耳针法、眼针法、悬灸、脐灸、天灸、化脓灸、郑魁山针法由孟培燕编写；实按灸、蜂针法、靳三针由沈峰编写；三棱针法、芒针法、麦粒灸、神经干电刺激法、王乐亭针法由徐珉编写；腕踝针法、董氏奇穴法、针刀法、锟针法、隔物灸由吴松编写；第二掌骨全息诊疗法、穴位敷贴法、穴位埋线法、穴位注射法、"双固一通"针灸法由李佳编写；皮肤针法、皮内针法、刮痧法、拔罐法、张缙针法由郝青编写；手针法、铺灸、温针灸、贺氏三通法由陈丽编写；平衡针法、程氏"三才针法"由卢威编写。梁凤霞负责第一章、第二章第一节的统稿和全书的审校；孟培燕负责第二章第二节及第六至十一章的统稿；沈峰负责第三章统稿；吴松负责第四章统稿；周华负责第五章统稿。

编写过程中，王华教授对全书进行了审阅指导，得到吕景山教授、孙国杰教授、王文远教授、李延芳教授、陈日新教授、刘农虞教授的大力支持和指导，一并表示衷心的感谢。

如有疏漏之处，恳请各位读者提出宝贵意见，以便修订提高。

《针灸特色疗法》编委会

2020 年 3 月

目　录

绪　论 ▷▷▷▷
·················

　　针灸疗法是指运用针灸防治疾病所用的技术和方法。几千年来，针灸疗法以其"简、便、验、廉"的特点深受人们的喜爱。目前，世界上已经有 180 多个国家和地区在使用针灸。在针灸临床当中，以毫针为主的传统针刺疗法和以艾灸为主的传统灸疗法，是最基本的治疗方法。

　　近年来，针灸理论进一步发展，尤其是与现代医学理论相互融合，形成了一些新的理论和技术。同时，随着生产力的发展，针具和灸具的发展也在与时俱进，在与现代科学技术相结合的过程中，形成了许多新的针灸特色疗法。所谓针灸特色疗法，是指在传承和创新针灸理论的基础上，对针刺、艾灸器具进行革新，或发展出新的治疗部位、选穴配穴方法、针刺手法等，以用于防治疾病的方法和技术。针灸特色疗法是传统针灸疗法的有益补充，在保障人民健康的临床实践中发挥着越来越重要的作用。

一、针灸特色疗法的源流

　　针灸特色疗法历史悠久，随着针灸理论和生产力的发展与进步，新的特色疗法不断涌现。同时，由于历史原因，特别是清代后期到中华人民共和国成立初期，西医学进入中国，两种医学理论体系和治疗方法迥异，中医流入民间，没能得到很好的继承和发扬，大量的针灸特色疗法失传。而有些特色疗法逐渐被淘汰。

　　中华人民共和国成立以后，国家领导人大力支持中医的发展，针灸特色疗法又重新获得生命力，很多传统的特色疗法兴起，如铺灸法、长蛇灸、砭石疗法、浮针法、锟针法等。但与单纯的传统针灸疗法不同，现代的针灸特色疗法融入了更多的技术元素，更加符合生产工艺和临床实际，是古代特色疗法的发展和补充。

　　近十年来，中医药事业上升为国家战略，国家大力弘扬和发展中医。特别是中医药立法，迎来了中医药事业历史的最好机遇。新的针灸特色疗法层出不穷，呈现百花齐放的良好局面。如在经筋理论基础上发展了筋针疗法，在针刀基础上发展了水针刀、超微针刀、刃针，在银质针基础上发展了内热针等。

二、针灸特色疗法的内容

　　1. **特殊部位针刺法**　　现代针灸实践发现，人体的某些特定部位，分布有与全身各部相对应的穴位系统，在临床上可选取相应的穴位或反应点，进行针刺治疗，如耳穴针、头皮针、眼针、手针、鼻针、舌针、口唇针、腕踝针等，获取疗效。

　　2. **特色针具针刺法**　　当今临床，针灸疗法使用的针具，已经有了很大的改革与创新，针刺方法也随之更加丰富。在古代九针的基础上，发展出皮肤针、皮内针、浮针、火针、芒针、针刀、鍉针等新的针具及相应的针刺技术和方法。

3. 特色灸疗 艾灸疗法中，传统的悬灸、实按灸、麦粒灸、隔物灸等应用广泛，铺灸、脐灸、热敏灸等技术因疗效显著，呈现出良好的应用前景。

4. 现代技术针刺法 随着科技的发展，电、光、声、磁、热等物理技术也被应用于针灸治疗，电针法、经皮穴位电刺激法等也相继应用于针灸临床，这些都是传统针法借鉴现代科技发展的新兴产物，显示了一定的生命力。

5. 腧穴特种治疗技术 在腧穴上采用贴敷、埋线、注射、磁疗等操作技术，这些方法是在传统针灸技术基础上发展而成的，都是通过刺激经络腧穴来发挥扶正祛邪、通调经脉的治疗作用。

6. 名家特色针法 近代针灸大家运用独特的选穴或针刺手法，形成了自成一派的独特疗法。大致可以分为4类：①取穴类，如吕景山对穴，靳瑞的"靳三针"，王华的"双固一通"针灸法；②手法类，如"西北针王"郑魁山的"家传手法""混合补泻法"和"针灸八法"，人类非物质文化遗产中医针灸传承人张缙的特色手法；③针具类，如贺普仁的"贺氏三通法"、王乐亭的"金针"；④综合类，如石学敏的"醒脑开窍"针法，程莘农的"三才针法"，李延芳的针灸"中气法"等。

三、针灸特色疗法的特点

与传统的针灸疗法相比，特色疗法有以下鲜明特点：

1. 中西医理论融合汇通 传统的针灸疗法以经络腧穴理论为指导，针灸特色疗法也是基于经络腧穴理论，同时又与现代医学理论紧密结合。如头针治病不仅依据传统经络理论，"头为诸阳之会"，头部为各条阳经会聚之所在，而且临床运用根据现代医学理论中大脑皮层功能定位在体表的投影进行选穴施治。筋针的理论依据既有传统经筋和皮部理论，又有现代医学筋膜和筋结点的解剖学依据。

2. 取穴少而精，疗效独特 与传统针灸疗法的取穴和配穴方法比较，针灸特色疗法在临床运用中具有取穴少而疗效独特的特点。如董氏奇穴、靳三针、平衡针等，在治疗某些疾病方面，具有非常独特的疗效，是传统针灸疗法的有益补充。

3. 针具独特 很多针灸特色疗法有自己专用的针具，但多数是由传统针具发展演化而来。如小针刀源于古代"九针"中的铍针。此外，如浮针、内热针等则有自身特色。

千百年来，针灸都是以中医的理论体系为指导，在中医的理论框架下发展的，但是进入20世纪中叶后，随着现代科学技术的飞速发展，从理论到临床，遇到非常大的冲突和激烈的碰撞。如以"干针疗法"为代表的现代医学理论体系与以传统针刺方法为代表的中医理论体系之争，西方医学针灸学正在以美国为首的西方国家形成。如何面对这种挑战？早在十几年前，针灸泰斗王雪苔先生就说，如果按照西医的观念，将针灸纳入西医的理论体系之中，针灸的特色和优势必将丧失。但针灸同样要积极与现代科学技术相结合，让现代技术为针灸所用，针灸的前景必将辉煌。

上篇　技术和方法

第一章　特殊针刺法　▷▷▷▷

第一节　特殊部位针刺法

一、头针法

头针法，又称头皮针，是在头部特定的穴线进行针刺防治疾病的一种方法。头针的理论依据主要有二：一是根据传统的脏腑经络理论，二是根据大脑皮层的功能定位在头皮的投影选取相应的头穴线。

（一）理论基础

头针法是在传统的针灸理论基础上发展起来的，《素问·脉要精微论》中记载："头者，精明之府。"头为诸阳之会，手足六阳经皆上循于头面，六阴经中手少阴与足厥阴经直接循行于头面部，所有阴经的经别和阳经相合后上达于头面。有关头针治疗各种疾病，《黄帝内经》（以下简称《内经》）有所记载，后世《针灸甲乙经》及《针灸大成》等文献中，记载头部腧穴治疗全身各种疾病的内容则更加丰富。经现代研究证实，大脑皮质功能与头皮相应部位存在一定的折射关系，刺激相应的头皮区线，可影响相应的大脑皮质功能，对皮质功能具有调节作用，如改善脑血流量、舒缩血管、改善血管弹性等。本书对标准头穴线的名称和定位，参考WHO《头针穴名国际标准化方案》的内容。

（二）标准头穴线的定位和主治

标准头穴线均位于头皮部位，按颅骨的解剖名称分额区、顶区、颞区、枕区4个区，14条标准线（左侧、右侧、中央共25条）。兹将定位及主治分述如下：

表 1–1 额区（图 1–1）

穴名	定位	主治
额中线（MS1）	从督脉神庭穴向前引一条长 1 寸的线	头痛、强笑、自哭、失眠、健忘、多梦、癫狂痫、鼻病等
额旁 1 线（MS2）	从膀胱经眉冲穴向前引一条长 1 寸的线	冠心病、心绞痛、支气管哮喘、支气管炎、失眠等上焦病证
额旁 2 线（MS3）	从胆经头临泣穴向前引一条长 1 寸的线	急慢性胃炎、胃十二指肠溃疡、肝胆疾病等中焦病证
额旁 3 线（MS4）	从胃经头维穴内侧 0.75 寸起向下引一条长 1 寸的线	功能性子宫出血、阳痿、遗精、子宫脱垂、尿频、尿急等下焦病证

表 1–2 顶区（图 1–2）

穴名	定位	主治
顶中线（MS5）	在头顶部，督脉百会穴至前顶穴之间的连线	腰腿足病证（如瘫痪、麻木、疼痛）、皮质性多尿、小儿夜尿、脱肛、胃下垂、子宫脱垂、高血压、头顶痛等
顶颞前斜线（MS6）	在头部侧面，从督脉前顶穴至胆经悬厘穴的连线	对侧肢体中枢性运动功能障碍。将全线分 5 等分，上 1/5 治疗对侧下肢中枢性瘫痪，中 2/5 治疗对侧上肢中枢性瘫痪，下 2/5 治疗对侧中枢性瘫痪、运动性失语、流涎、脑动脉硬化等
顶颞后斜线（MS7）	在头部侧面，从督脉百会穴至胆经曲鬓穴的连线	对侧肢体中枢性感觉障碍。将全线分 5 等分，上 1/5 治疗对侧下肢感觉异常，中 2/5 治疗对侧上肢感觉异常，下 2/5 治疗对侧头面部感觉异常
顶旁 1 线（MS8）	在头顶部，督脉旁 1.5 寸，从膀胱经承光穴向后引一条长 1.5 寸的线	腰腿足病证，如瘫痪、麻木、疼痛等
顶旁 2 线（MS9）	在头顶部，督脉旁开 2.25 寸，从胆经正营穴向后引一条长 1.5 寸的线到承灵穴	肩、臂、手病证，如瘫痪、麻木、疼痛等

表 1–3 颞区（图 1–3）

穴名	定位	主治
颞前线（MS10）	在头部侧面，颞部两鬓内，胆经颔厌穴与悬厘穴的连线	偏头痛、运动性失语、周围性面神经麻痹及口腔疾病等
颞后线（MS11）	在头部侧面，颞部耳上方，胆经率谷穴与曲鬓穴的连线	偏头痛、眩晕、耳聋、耳鸣等

表 1-4 枕区（图 1-4）

穴名	定位	主治
枕上正中线（MS12）	在枕部，即督脉强间穴至脑户穴之间的一条长 1.5 寸的线	眼病
枕上旁线（MS13）	在枕部，由枕外粗隆督脉脑户穴旁开 0.5 寸起，向上引一条长 1.5 寸的线	皮质性视力障碍、白内障、近视眼、目赤肿痛等眼病
枕下旁线（MS14）	在枕部，从膀胱经至玉枕穴向下引一条长 2 寸的线	小脑疾病引起的平衡障碍、后头痛、腰背两侧痛

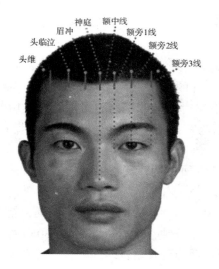

图 1-1 额区

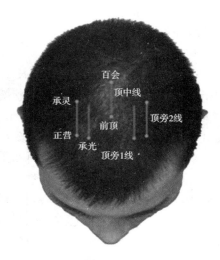

图 1-2 顶区

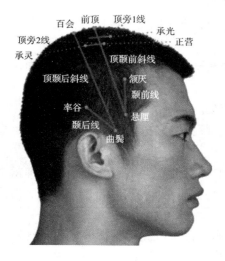

图 1-3 颞区

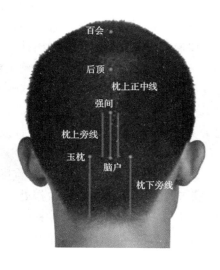

图 1-4 枕区

（三）选穴原则

1. 交叉选穴法　单侧肢体病，一般选用病证对侧刺激区；双侧肢体病，同时选用双侧刺激区；内脏病证，选用双侧刺激区。

2. 对应选穴法　针对不同疾病在大脑皮质的定位，选用定位对应的刺激区为主，并根据兼证选用其他有关刺激区配合治疗。

（四）操作方法与注意事项

扫一扫，看课件

1. 操作方法（视频：头针）

（1）体位　根据病情，明确诊断，选定头穴线。取患者舒适、医者便于操作的体位，一般取坐位或卧位。

（2）局部常规消毒。

（3）进针　一般选用 28 ～ 30 号长 1.5 ～ 3 寸的毫针，针与头皮成 15°～ 30°夹角，快速将针刺入头皮下，当针尖达到帽状腱膜下层时，指下感到阻力减小，然后使针体平卧进入穴线内。一般情况下，进针 3cm 左右为宜，临床根据不同穴线长度刺入贯穿，有时 1 针难以实现时可使用 2 ～ 3 根毫针。

（4）针刺手法　一般以拇指掌面和示指桡侧面夹持针柄，以示指的掌指关节快速连续屈伸，使针身左右旋转，捻转速度 200 次 / 分左右，持续捻转 2 ～ 3 分钟。或当针体进入所需深度时，医者刺手拇、示指握持针柄，将针向内推插、向外抽提，指力均匀一致，幅度不宜过大，如此反复操作，持续 3 ～ 5 分钟，一般留针 20 ～ 30 分钟，留针期间反复操作 2 ～ 3 次即可起针。按病情需要可适当延长留针时间，偏瘫患者留针期间嘱其活动肢体（重症患者可做被动活动），有助于提高疗效。一般经 3 ～ 5 分钟刺激后，部分患者在病变部位会出现热、麻、胀、抽动等感应。

（5）出针　刺手夹持针柄轻轻捻转松动针身，押手固定穴区周围头皮，如针下无紧涩感，可快速抽拔出针，也可缓慢出针。

（6）出针后处理　出针后需用无菌干棉球按压针孔 1 ～ 2 分钟，以防出血。

2. 注意事项

（1）头部有毛发，必须严格消毒，以防感染。

（2）头皮针刺激较强，要预防晕针发生。留针时避免碰撞针柄，以免发生弯针和疼痛。

（3）严重心脏病、重度糖尿病、重度贫血、急性炎症不宜使用。对精神紧张、过饱、过饥者应慎用。头部颅骨有缺损处，开放性脑损伤部位，头部严重感染、溃疡、瘢痕部位，婴儿囟门未闭者，禁用头针治疗。

（4）中风患者，如脑出血急性期，有昏迷、血压过高时，暂不宜用头针治疗，须待血压和病情稳定后方可做头针治疗。如因脑血栓形成引起偏瘫者，宜及早采用头针治疗。

（5）由于头皮血管丰富，容易出血，故出针时必须用无菌干棉球按压针孔 1 ～ 2 分钟。

（6）头发较密部位常易遗忘所刺入的毫针，起针时需反复核查针数。

（7）头针长时间留针，并不影响肢体活动，在留针期间可嘱患者配合运动，以提高临床疗效。

（8）头穴标准线上除用毫针刺激外，尚可配合电针、艾灸、按压等法进行施治。

（五）适应证

1. 中枢神经系统疾患　脑血管疾病所致偏瘫、失语、假性延髓麻痹，小儿神经发育不全和脑性瘫痪，颅脑外伤后遗症，脑炎后遗症，以及癫痫、舞蹈病和震颤麻痹等。

2. 精神疾患　精神分裂症、癔症、考场综合征、抑郁症等。

3. 疼痛和感觉异常等病证　头痛、三叉神经痛、颈项痛、肩痛、腰背痛、坐骨神经痛、胆绞痛、胃痛、痛经等各种急慢性疼痛病证，以及肢体远端麻木、皮肤瘙痒症等病证。

4. 皮质内脏功能失调所致疾患　高血压、冠心病、溃疡病、性功能障碍、月经不调以及神经性呕吐、功能性腹泻等。

5. 针刺麻醉　可用于外科手术的针刺麻醉。

二、耳针法

耳针法是指采用毫针或其他方式刺激耳部特定部位，以预防、诊断和治疗全身疾病的一种方法。耳针治疗范围较广，操作方法简单易行，对于疾病的预防和诊治具有一定的意义。

运用耳穴治病，历史悠久。早在 2000 多年前的医学帛书《阴阳十一脉灸经》就记述了"耳脉"。《灵枢·厥病》称："耳聋无闻，取耳中。"《备急千金要方》中有取耳穴治疗黄疸、寒暑疫毒等病的记载。而后世文献中也常见用针、灸、按摩、耳道塞药等方法刺激耳郭，以防治疾病。

（一）理论基础

1. 耳与经络的关系　耳与经络联系十分密切。《内经》对耳与经络的关系做了较为详细的阐述，如《灵枢·口问》："耳者，宗脉之所聚也。"十二经中，手太阳、手足少阳等经脉直接入耳中，足阳明经脉上耳前，足太阳经脉至耳上角。六阴经虽不直接入耳，但通过经别与其相表里的阳经相合，而与耳相联系。故十二经脉都直接或间接上达于耳。奇经八脉也与耳有较为密切的联系。

2. 耳与脏腑的联系　据《内经》《难经》等书记载，耳与五脏均有生理功能上的联系。《厘正按摩要术》进一步将耳郭分为心、肝、脾、肺、肾五部，曰："耳珠属肾，耳轮属脾，耳上轮属心，耳皮肉属肺，耳背玉楼属肝。"说明耳与脏腑在生理功能上是息息相关的。故当人体脏腑或躯体有病变时，往往在耳郭的相应部位会出现色泽、形态、感觉、皮肤电阻特异性改变等反应。临床可以参考这些变化对疾病进行诊断，并通过刺激这些反应点防治疾病。

（二）耳穴的分布规律、定位及主治

1. 耳郭的表面解剖（图 1-5）

耳轮　耳郭外侧边缘的蜷曲部分。

耳轮脚　耳轮深入耳甲的部分。

耳轮结节　耳轮外上方的膨大部分。

耳垂　耳郭下部无软骨的部分。

对耳轮　与耳轮相对呈"Y"字形的隆起部，由对耳轮体、对耳轮上脚和对耳轮下脚三部分组成。

对耳轮体　对耳轮下部呈上下走向的主体部分。

对耳轮上脚　对耳轮向上分支的部分。

对耳轮下脚　对耳轮向前分支的部分。

耳屏　耳郭前方呈瓣状的隆起。

对耳屏　耳垂上方、与耳屏相对的瓣状隆起。

轮屏切迹　对耳轮与对耳屏之间的凹沟。

屏上切迹　耳屏与耳轮之间的凹陷处。

耳舟　耳轮与对耳轮之间的凹沟。

耳甲　部分耳轮、对耳轮、对耳屏、耳屏及外耳门之间的凹窝。由耳甲艇和耳甲腔两部分组成。

耳甲艇　耳轮脚以上的耳甲部。

耳甲腔　耳轮脚以下的耳甲部。

三角窝　对耳轮上、下脚与相应的耳轮之间的三角形的凹窝。

对屏尖　对耳屏游离缘隆起的顶端。

屏尖切迹　耳屏与对耳屏之间的凹陷处。

外耳门　耳甲腔前方的孔窍。

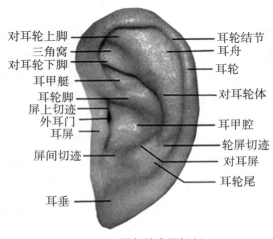

图 1-5　耳郭的表面解剖

2. 耳穴的分布规律 耳穴在耳郭的分布具有一定的规律可循，犹如一个倒置的胎儿（图 1-6），其分布规律为：与头面部相应的耳穴分布在耳垂，与上肢相应的穴位在耳舟，与躯干和下肢相应的耳穴分布于对耳轮体部和对耳轮上、下脚，与内脏相应的耳穴集中在耳甲。其中，与胸腔脏器相应的耳穴分布于耳甲腔，与腹腔脏器相应的耳穴分布于耳甲艇，消化道分布于耳轮脚周围。

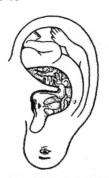

图 1-6 耳穴分布规律示意图

3. 耳穴的部位及主治

耳穴共有 93 个（图 1-7），耳穴的定位及主治见表 1-5。

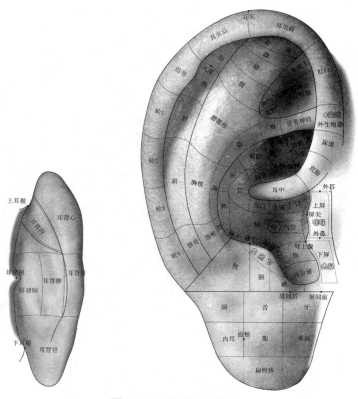

图 1-7 耳穴定位示意图

表 1–5 耳穴的名称、部位及主治

分布	穴名	定位	主治
耳轮	耳中	在耳轮脚处	呃逆、荨麻疹、皮肤瘙痒症、小儿遗尿、出血性疾病、咯血
	直肠	在耳轮脚棘前上方凹陷处，耳中穴上方	腹泻、便秘、脱肛、痔疮
	尿道	在耳轮脚直肠上方	尿频、尿急、尿痛、尿潴留
	外生殖器	在对耳轮下脚前方的耳轮处	睾丸炎、附睾炎、外阴瘙痒症
	肛门	在三角窝前方的耳轮处	痔疮、肛裂
	耳尖前	在耳郭向前对折上部尖端的前部	发热、感冒、头痛、急性结膜炎、麦粒肿、痔疮、肛裂
	耳尖	在耳郭向前对折的上部尖端处	发热、高血压、急性结膜炎、麦粒肿、牙痛、失眠、睑腺炎
	结节	在耳轮结节处	头晕、头痛、高血压
	轮1～轮4	耳轮结节下方的耳轮至耳轮尾	发热、扁桃体炎、上呼吸道感染
耳舟	指	在耳舟上方	甲沟炎、手指麻木疼痛
	腕	在指区的下方	腕部疼痛
	风溪	在耳轮结节前方，指区与腕区交界处	荨麻疹、皮肤瘙痒症、过敏性鼻炎、哮喘
	肘	在腕区的下方	肘部疼痛、肱骨外上髁炎
	肩	在肘区的下方	肩部疼痛、肩关节周围炎
	锁骨	在肩区的下方	肩关节周围炎
对耳轮	跟	在对耳轮上脚前上部	足跟痛
	趾	在对耳轮上脚后上部	甲沟炎、足趾疼痛
	踝	在跟、趾区的下方	踝部疼痛、踝关节扭伤
	膝	在踝区下方，对耳轮上脚的中1/3处	膝关节疼痛、坐骨神经痛
	髋	在对耳轮上脚的下1/3处	髋关节疼痛、坐骨神经痛、腰骶部疼痛
	交感	在对耳轮下脚前端与耳轮内缘交界处	胃肠痉挛、心绞痛、胆绞痛、输尿管结石、自主神经功能紊乱
	坐骨神经	在对耳轮下脚的前2/3处	坐骨神经痛、下肢瘫痪
	臀	在对耳轮下脚的后1/3处	坐骨神经痛、臀筋膜炎
	腹	在对耳轮体前部上2/5处	腹痛、腹胀、腹泻、急性腰扭伤、痛经、产后宫缩痛
	腰骶椎	在腹区后方，也即髋区之下	腰骶部疼痛
	胸	在对耳轮体前部中2/5处	胸胁疼痛、肋间神经痛、胸闷、乳腺炎
	胸椎	在胸区后方，即腰骶椎之下	胸痛、经前乳房胀痛、乳腺炎、产后乳汁不足
	颈	在对耳轮体前部下1/5处	落枕、颈椎疼痛
	颈椎	在颈区后方，即胸椎之下	落枕、颈椎综合征

续表

分布	穴名	定位	主治
三角窝	角窝上	在三角窝前 1/3 的上部	高血压
	内生殖器	在三角窝前 1/3 下部	痛经、月经不调、白带过多、功能性子宫出血、阳痿、遗精、早泄
	角窝中	在三角窝中 1/3 处	哮喘
	神门	在三角窝后 1/3 的上部	失眠、多梦、戒断综合征、癫痫、高血压、神经衰弱
	盆腔	在三角窝后 1/3 的下部	盆腔炎、附件炎
耳屏	上屏	在耳屏外侧面上 1/2 处	咽炎、鼻炎
	下屏	在耳屏外侧面下 1/2 处	鼻炎、鼻塞
	外耳	在屏上切迹前方近耳轮部	外耳道炎、中耳炎、耳鸣
	屏尖	在耳屏游离缘上部尖端	发热、牙痛、斜视
	外鼻	在耳屏外侧面中部	鼻前庭炎、鼻炎
	肾上腺	在耳屏游离缘下部尖端	低血压、风湿性关节炎、腮腺炎、眩晕、哮喘、休克
	咽喉	在耳屏内侧面上 1/2 处	声音嘶哑、咽炎、扁桃体炎、失语、哮喘
	内鼻	在耳屏内侧面下 1/2 处	鼻炎、上颌窦炎、鼻衄
	屏间前	在屏间切迹前方耳屏最下部	咽炎、口腔炎
对耳屏	额	在对耳屏外侧面的前部	前额痛、偏头痛、头晕、失眠、多梦
	屏间后	在屏间切迹后方对耳屏前下部	额窦炎
	颞	在对耳屏外侧面的中部	偏头痛、头晕
	枕	在对耳屏外侧面的后部	头晕、头痛、癫痫、哮喘、神经衰弱
	皮质下	在对耳屏内侧面	痛证、间日疟、神经衰弱、假性近视、失眠
	对屏尖	在对耳屏游离缘的尖端	哮喘、腮腺炎、睾丸炎、附睾炎、神经性皮炎
	缘中	在对耳屏游离缘上，对屏尖与轮屏切迹之中点处	遗尿、内耳性眩晕、尿崩症、功能性子宫出血
	脑干	在轮屏切迹处	眩晕、后头痛、假性近视
耳甲	口	在耳轮脚下方前 1/3 处	面瘫、口腔炎、胆囊炎、胆石症、戒断综合征、牙周炎、舌炎
	食道	在耳轮脚下方中 1/3 处	食管炎、食管痉挛
	贲门	在耳轮脚下方后 1/3 处	贲门痉挛、神经性呕吐
	胃	在耳轮脚消失处	胃痉挛、胃炎、胃溃疡、消化不良、恶心呕吐、前额痛、牙痛、失眠
	十二指肠	在耳轮脚上缘，耳轮脚与部分耳轮之间的后 1/3 处	十二指肠溃疡、胆囊炎、胆石症、幽门痉挛、腹胀、腹泻、腹痛
	小肠	在耳轮脚上缘，耳轮脚与部分耳轮之间的中 1/3 处	消化不良、腹痛、腹胀、心动过速

分布	穴名	定位	主治
耳甲	大肠	在耳轮脚下缘，耳轮脚与部分耳轮之间的前 1/3 处	腹泻、便秘、咳嗽、牙痛、痤疮
	阑尾	在小肠与大肠之间	单纯性阑尾炎、腹泻
	膀胱	在对耳轮下脚下方中部	膀胱炎、遗尿、尿潴留、腰痛、坐骨神经痛、后头痛
	肾	在对耳轮下脚下方后部	腰痛、耳鸣、神经衰弱、肾盂肾炎、遗尿、遗精、阳痿、早泄、哮喘、月经不调
	输尿管	在肾区与膀胱区	输尿管结石绞痛
	胰胆	在耳甲艇的后上部	胆囊炎、胆石症、胆道蛔虫症、偏头痛、带状疱疹、中耳炎、耳鸣、急性胰腺炎
	肝	在耳甲艇的后下部	胁痛、眩晕、经前期紧张症、月经不调、围绝经期综合征、高血压、近视、单纯性青光眼
	艇中	在小肠区与肾区之间	腹痛、腹胀、胆道蛔虫症
	脾	在耳甲腔的后上部	腹胀、腹泻、便秘、食欲不振、功能性子宫出血、白带过多、内耳眩晕症
	心	在耳甲腔正中凹陷处	心动过速、心律不齐、心绞痛、无脉症、神经衰弱、癔症、口舌生疮
	气管	在心区与外耳门之间	哮喘、支气管炎
	肺	在心、气管区周围处	咳嗽、胸闷、声音嘶哑、皮肤瘙痒症、荨麻疹、便秘、戒断综合征
	三焦	在外耳门后下，肺与内分泌区之间	便秘、腹胀、上肢外侧疼痛、水肿、耳鸣耳聋、糖尿病
	内分泌	在屏间切迹内，耳甲腔的底部	痛经、月经不调、围绝经期综合征、痤疮、间日疟、甲状腺功能减退或亢进症
耳垂	牙	在耳垂正面前上部	牙痛、牙周炎、低血压
	舌	在耳垂正面中上部	舌炎、口腔炎
	颌	在耳垂正面后上部	牙痛、颞颌关节紊乱症
	垂前	在耳垂正面前中部	神经衰弱、牙痛
	眼	在耳垂正面中央部	急性结膜炎、电光性眼炎、麦粒肿、假性近视、睑腺炎
	内耳	在耳垂正面后中部	内耳性眩晕症、耳鸣、听力减退、中耳炎
	面颊	在耳垂正面眼区与内耳区之间	周围性面瘫、三叉神经痛、痤疮、扁平疣、面肌痉挛、腮腺炎
	扁桃体	在耳垂正面下部	扁桃体炎、咽炎

续表

分布	穴名	定位	主治
耳背	耳背心	在耳背上部	心悸、失眠、多梦
	耳背肺	在耳背中内部	哮喘、皮肤瘙痒症
	耳背脾	在耳背中央部	胃痛、消化不良、食欲不振
	耳背肝	在耳背中外部	胆囊炎、胆石症、胁痛
	耳背肾	在耳背下部	头痛、头晕、神经衰弱
	耳背沟	在对耳轮沟和对耳轮上、下脚沟处	高血压、皮肤瘙痒症
耳根	上耳根	在耳郭与头部相连的最上处	鼻衄
	耳迷根	在耳轮脚沟的耳根处	胆囊炎、胆石症、胆道蛔虫症、腹痛、腹泻、鼻塞、心动过速
	下耳根	在耳郭与头部相连的最下处	低血压、下肢瘫痪、小儿麻痹后遗症

（三）选穴原则

耳穴既是疾病的反应点，也是防治疾病的刺激点。临床防治疾病选用耳穴的原则有：

1. 按相应部位选穴 即选用与病变部位相对应的耳穴。如胃痛取胃穴、眼病取眼穴。

2. 按脏腑辨证选穴 根据脏腑的生理功能及病理反应辨证选穴。如皮肤病选肺、大肠穴，耳病选肾穴，脱发选肾穴。

3. 按经络辨证选穴 根据十二经脉循行及其病候取穴。如牙痛取胃穴或大肠穴、坐骨神经痛取膀胱穴或胰胆穴。

4. 按西医理论取穴 耳穴中一些穴名是根据现代医学理论命名的，如交感、肾上腺、内分泌等。这些穴位的功能基本与现代医学理论一致，故在选穴时应考虑其功能，如炎性疾病、哮喘取肾上腺穴，疼痛、炎症取神门、皮质下，月经不调取内分泌。

5. 按临床经验取穴 如外生殖器穴可以治疗腰腿痛，疲劳可选口点。

（四）诊查方法

疾病发生时往往会在耳郭相应的区域出现不同的病理反应，也称为阳性反应，如皮肤色泽的改变、形态的改变、感觉的异常或电阻的下降等不同的表现。诊查这些病理反应点，结合临床症状可以辅助诊断，也可以为下一步的选穴提供依据。常用的耳穴诊查方法有以下3种。

1. 望诊法 在自然光线下，用肉眼直接观察耳郭有无色泽和形态的变化，如脱屑、硬节、丘疹、充血、水疱、色素沉着以及血管的形状、颜色变异等。

2. 压痛法 用弹簧棒、毫针针柄或牙签尾端等，以均匀的压力，在与疾病相应的耳郭部位，从外围逐渐向中心探压，也可自上而下、由外而内对整个耳郭进行探查。当探查到痛点时，让患者告知，也可观察患者的呼痛或躲闪等反应。

3. 皮肤电阻测定法 用耳穴探测仪测定耳郭皮肤电阻、电位等变化。如机体有病变，电阻值会降低，即可形成良导点。

（五）操作方法与注意事项

1. 操作方法 耳针疗法的刺激方法较多，目前临床常用的有以下几种：

（1）毫针法（视频：耳穴毫针法）

扫一扫，看课件

1）选穴和消毒：根据病情选取耳穴，针刺前用0.5%～1%的碘伏严格消毒。

2）进针和行针：患者一般选坐位，如年老体弱或病重或精神极度紧张者宜采取卧位。针具以26～30号0.3～0.5寸的毫针为宜。进针时，医者押手固定耳郭，刺手拇、食二指指腹相对持针，用速刺法或缓慢捻入法进针。针刺深度以0.1～0.3寸为宜，刺入皮下或达软骨浅层即可，以不刺透对侧皮肤为度。进针后，如针感强烈，症状往往可即刻减轻或消失；如局部无针感，可调整针刺的深度、角度、方向或施以捻转法。刺激强度应视患者病情、体质、耐受度等情况而定。

3）留针和出针：得气后一般留针15～30分钟，慢性病、疼痛性疾病留针时间可以适当延长。留针期间可行针1～2次。出针时，押手固定耳郭，刺手将针拔出，同时用无菌干棉球立即按压针孔，以防出血。

（2）压丸法（视频：耳穴压丸法） 是使用丸状物贴压于耳穴以代替针刺刺激耳穴以治疗疾病的方法。此法可以持续刺激耳穴，疼痛轻微，无毒副作用，是目前临床常用的方法。操作时，耳郭严格消毒，医者一手固定耳郭，另一手用镊子夹取耳穴压丸贴片，贴压耳穴并适度按揉。一般留置2～4天，可嘱患者一日按压3～4次或视病情增减按压次数。

扫一扫，看课件

压丸材料可选王不留行籽、小米、油菜籽、莱菔子、小磁珠等表面光滑、大小和硬度适宜的丸状物。应用时，将压丸贴附于0.6cm×0.6cm大小的医用胶布中央，用镊子夹住胶布边缘，贴敷于耳穴上。刺激强度根据患者病情、体质及耐受程度而定。一般老弱、儿童、孕妇、神经衰弱者轻刺激，急性疼痛者可强刺激。

（3）电针法 毫针针刺获得针感后，连接电针仪进行治疗，具体操作参照电针法。通电时间一般10～20分钟。电针法适用于神经系统疾患、哮喘、内脏痉挛等病证的治疗。

（4）埋针法（视频：耳穴埋针法） 医者一手固定耳郭，另一手用镊子或止血钳夹住揿针针柄刺入耳穴，并用医用胶布固定针柄，进行适度按压。根据病情嘱患者定时按压。1～3天后，取出揿针，并消毒埋针部位。

扫一扫，看课件

（5）刺血法 刺血前宜按摩耳郭以使针刺部位充血，医者一手固定耳郭，一手持针点刺耳穴，挤压使之适量出血。用无菌干棉球压迫止血并消毒。

（6）穴位注射法 一般使用1mL的注射器，依据病情选用相应的药物和耳穴。操作时，押手固定耳郭，刺手持注射器平刺入耳穴皮内或皮下，缓缓推入0.1～0.3mL药物。注射完毕，用无菌干棉球轻轻按压针孔。

2. 注意事项

（1）严格消毒，防止感染。因耳郭暴露在外，表面凹凸不平，结构特殊，针刺前必须严格消毒，有伤面和炎症部位禁针。针刺后如针孔发红、肿胀，应及时涂碘伏，防止化脓性软骨膜炎的发生。

（2）紧张、疲劳、虚弱患者，耳针治疗时亦应注意防止发生晕针，万一发生应及时处理。

（3）夏季炎热或湿热天气，耳穴压丸、埋针留置时间不宜过长，耳穴压丸宜 2～3 天，耳穴埋针宜 1～2 天。对胶布过敏者，用脱敏胶布。

（4）施行耳穴刺血法时，医者应戴手套操作，避免接触患者血液。

（5）妊娠期间应慎用耳针。

（6）对扭伤或运动障碍的患者，进针后嘱患者适当活动患部，有助于提高疗效。

（六）适应证

迄今为止，采用耳针疗法治疗的疾病种类已达 200 余种，涉及内、外、妇、儿、五官、皮肤、骨伤等临床各科。耳针法不仅对某些功能性病变、变态反应疾病、炎症性疾病有较好疗效，对部分器质性病变及某些疑难杂症也具有一定疗效。

1. 疼痛性疾病 如各种扭挫伤等外伤性疾病所引起的疼痛，头痛、肋间神经痛等神经性疼痛，胃痛、胆绞痛、肾绞痛等内脏痛。

2. 炎性疾病及传染病 如急慢性结肠炎、牙周炎、咽喉炎、扁桃体炎、胆囊炎、流感、百日咳、菌痢、腮腺炎等。

3. 过敏及变态反应性疾病 如荨麻疹、过敏性鼻炎、哮喘、过敏性紫癜、过敏性结肠炎等。

4. 功能紊乱性疾病 如眩晕综合征、高血压、心律不齐、神经衰弱、多汗症、癔症、遗尿等。

5. 内分泌代谢紊乱疾病 如糖尿病、肥胖症、甲状腺功能亢进及低下、月经不调、围绝经期综合征等。

6. 其他 可用于催乳、催产、美容、戒烟、戒毒，预防和治疗输血反应、输液反应，防病保健抗衰老等。

三、鼻针法

鼻针法是在鼻部范围内的特定穴位上施以针刺，用以治疗疾病的一种方法。

（一）理论基础

鼻针疗法主要以中医学对鼻部"色诊"的理论为基础、通过鼻部皮肤色泽变化来诊治疾病为依据发展而来的。《灵枢·五色》言："五色独决于明堂……明堂者，鼻也。"《灵枢·五阅五使》言："五色之见于明堂，以观五脏之气。"即通过观察鼻部色泽变化可以测知病生于何脏何腑。《素问·五脏别论》言："五气入鼻，藏于心肺。"《疮痒全书》言："鼻居面中，为一身之血运。"提出鼻对全身气血及心肺之功能活动有重要作用。

鼻是经络、气血密布之处，通过经络与脏腑各部密切联系。《灵枢·邪气脏腑病形》记载："十二经脉，三百六十五络，其血气皆上于面而走空窍……其宗气上出于鼻而为嗅。"鼻是手、足阳明经与督脉交会之处。此外，手太阳小肠经、足太阳膀胱经、任脉亦循行于鼻部，故鼻为阴阳会合、诸经聚集之处，气血运行尤为旺盛，脏腑、气血的变化都可反应于鼻。针刺鼻部的特定穴位可达疏通经络、调通气血从而治疗疾病之目的。《针灸大成》载有鼻准穴治鼻上生酒渣风、迎香穴治鼻息肉等。可见，鼻针疗法有非常悠久的历史。

（二）穴位定位与主治

鼻针穴位分布在三条线上，共23个（图1-8）。

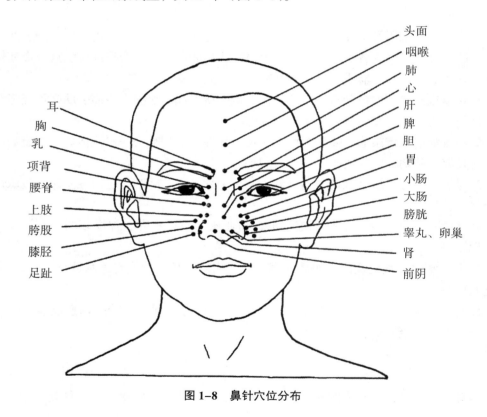

图1-8 鼻针穴位分布

1. 面中线（第一线） 面中线起于前额正中，止于水沟穴之上，共9个穴位，分别是：

（1）头面 额正中处，眉心与前发际中点连线的上、中1/3交点处。主治头面五官疾病。

（2）咽喉 头面与肺之间，当眉心与前发际中点连线的中、下1/3交点处。主治咽喉痛。

（3）肺　两眉头连线之中点。主治咳嗽、气喘。

（4）心　两目内眦连线之中点。主治心脏疾患。

（5）肝　当鼻梁最高处，鼻正中线与两颧骨连线之交点处。主治肝胆疾病、眼病、两胁疼痛。

（6）脾　当鼻准头上缘正中线上。主治脾胃疾病。

（7）肾　在鼻尖端处。主治肾脏疾患及溺水、昏厥，用于急救。

（8）前阴　在鼻中隔下端尽处。主治外生殖器病证。

（9）睾丸、卵巢　在鼻尖肾点的两侧。主治生殖系统疾病。

2. 鼻孔线（第二线）　起于目内眦下方，紧靠鼻梁骨两侧，至鼻翼下端尽处止，共5个穴位，分别是：

（1）胆　位于肝区的外侧，目内眦下方。主治胆囊炎、胆结石。

（2）胃　位于脾区的外侧，胆区直下方。主治胃痛。

（3）小肠　在鼻翼上 1/3 处，胃点下方。主治腹泻、腹痛。

（4）大肠　在鼻翼正中处，小肠点下方。主治便秘、腹胀。

（5）膀胱　在鼻翼壁尽处，大肠点下方。主治膀胱炎、前列腺炎。

3. 鼻旁线（第三线）　起于眉内侧，沿鼻孔线的外方，止于鼻翼尽端外侧，共9个穴位，分别是：

（1）耳　在眉内侧端，与肺相平。主治耳疾。

（2）胸　在眉棱骨下，目窠之上。主治胸闷、胸痛。

（3）乳　在睛明穴之上方。主治乳疾。

（4）项背　在睛明穴之下方。主治颈椎病、肩背痛、颈背肌筋膜炎等。

（5）腰脊　在胆区之外，项背点外下方。主治腰脊痛。

（6）上肢　在胃区之外方，腰脊点外下方。主治上肢病证。

（7）胯股　在鼻翼上部相平处外侧，上肢点外下方。主治臀及大腿疼痛。

（8）膝胫　在鼻翼正中外侧，胯股点下方。主治膝胫肿痛。

（9）足趾　在鼻翼下部相平处外侧，膝胫的下方。主治足趾麻木肿痛。

（三）选穴原则

可按照脏腑经脉辨证选穴，如胃脘痛证属肝气犯胃选肝、胃，失眠证属心肾不交选心、肾。也可按照相应病变部位选穴，如心脏病证选心、胆病选胆、膝痛选膝胫、颈痛选项背等。

此外，可根据穴位敏感点选穴，用按压法或电阻测定法探查穴位敏感点。按压法：用毫针针柄在鼻部相应区域，用一定压力探测，手法要轻、慢、均匀，遇有疼痛或异常感时即为敏感点。电阻测定法：用电阻探测仪在鼻部的病变相应处轻而均匀、缓慢、有顺序地探查，当病变处皮肤电阻降低，而导电量上升时，患者会感到局部有针刺样或烧灼样疼痛，探测监听器也会发出"哒""哒"的声响，此点即为敏感反应点。

（四）操作方法和注意事项

1. 操作方法（视频：鼻针）

（1）根据穴位所在部位，采用斜刺或平刺，快速刺入所选定的穴位，针刺深度视具体部位而定，以 2 ～ 5mm 为宜。

（2）捻转要轻，待患者有酸、麻、胀、痛或流泪、打喷嚏等针感时，留针 10 ～ 30 分钟。

扫一扫，看课件

（3）每隔 10 分钟用轻、慢手法捻转 1 次。如需要可用皮内埋针数小时或 1 ～ 2 天，亦可用点刺或速刺法。一般以 10 次为 1 疗程，每日或隔日 1 次，2 疗程间休息 7 天。

（4）出针时快速将针拔出，用无菌干棉球或干棉签按压针孔。

2. 注意事项

（1）由于鼻部肌肉较薄，鼻区皮肤比较敏感，刺激宜轻，避免进针过深以及强烈提插、捻转。

（2）孕妇慎用。

（3）施针前须严格消毒。如针刺局部有疤痕应避开，以免引起出血或疼痛。

（4）防止晕针的发生。如发生晕针现象，应立即出针，使患者呈头低脚高卧位，注意保暖，必要时可饮用温开水或温糖水，或掐水沟、内关等穴，即可恢复。严重时按晕厥处理。

（5）患者精神紧张、大汗后、劳累后或饥饿时不适宜运用本疗法。

（五）适应证

1. 内科疾病　支气管炎、高血压、胃炎、肠炎等。

2. 神经、精神科疾病　偏头痛、面神经麻痹等。

3. 骨伤及软组织疾病　落枕、肩周炎、腰肌劳损及各部位软组织损伤等。

4. 外科疾病　阑尾炎、胆囊炎等。

5. 男科疾病　睾丸炎、前列腺炎等。

6. 妇科疾病　痛经、慢性盆腔炎等。

7. 五官科疾病　咽喉炎、鼻炎、牙痛、耳鸣等。

四、眼针法

眼针法是通过在眼眶内外特定的穴区进行针刺等刺激，以治疗全身疾病的一种针灸疗法。晋代皇甫谧的《针灸甲乙经》就有针刺睛明、攒竹等眼周穴位治疗疾病的记载。之后历代的针灸专著中有关论述也屡见不鲜，且穴位增多，适应证也不断增加。著名的针灸学家彭静山教授根据《内经》及《证治准绳》中所记载经络、脏腑与眼的关系，结合自己临床实践及思考，于20世纪70年代首创眼针法。

（一）理论基础

眼睛与全身的脏腑经络均有着密切的联系，通过眼睛可以察知全身脏腑阴阳气血盛衰的情况，而针刺眼睛周围的穴位可以通过疏通经络、调节脏腑而达到防治疾病的目的。

1. 眼与经络的关系　经络与眼的关系非常密切。十二经脉中，诸多经脉均与眼有着密切的联系。《灵枢·邪气脏腑病形》说："十二经脉，三百六十五络，其血气皆上于面而走空窍，其精阳气上走于目而为睛。"十二经脉中，循行直接到眼睛或眼睛周围的经脉有胃、膀胱、胆、心、肝、三焦、小肠经及阴跷脉、阳跷脉、任脉、督脉。另外一些经脉虽然没有直接同眼睛发生联系，也通过经筋与眼睛发生联系。

2. 眼与脏腑的关系　《灵枢·大惑论》云："五脏六腑之精气，皆上注于目而为精。精之窠为眼，骨之精为瞳子，筋之精为黑眼，血之精为络，其窠气之精为白眼，肌肉之精为约束，裹撷筋骨血气之精，而与脉并为系，上属于脑，后出于项中。……目者，五脏六腑之精也，营卫魂魄之所常营也，神气之所生也。"说明目是五脏六腑精气之所注，是人体营卫、气血、精神、魂魄之所藏。

3. 五轮八廓　王肯堂在《证治准绳》中对五轮八廓进行了较全面的论述。他说："五轮，金之精腾结为气轮，木之精腾结而为风轮，火之精腾结而为血轮，土之精腾结而为肉轮，水之精腾结而为水轮。气轮者目之白睛是也，内应于肺，西方庚辛申酉之令，肺主气，故曰气轮。"详细阐述了眼与各脏腑的密切联系、病理表现及临床证治。

（二）穴区的划分

眼针的穴区分布于眼眶边缘外 0.5cm 处（图 1-9）。

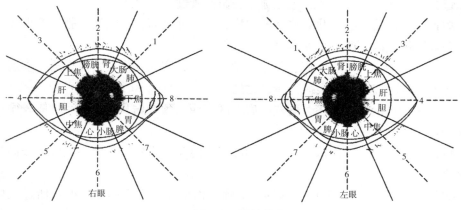

图 1-9　眼针的穴区

双眼平视正前方，以瞳孔为中心做一水平线和垂直线，即将眼分为四个象限。再将这四个区域各引一条平分线，此时以瞳孔为中心的 8 条线就将眼划分成八个相等区，分别为 1、2、3、4、5、6、7、8 区。该 8 条线称为分区定位线。内上方的平分线称为分区定位 1 线；瞳孔正上方的垂线称为分区定位 2 线；外上方的平分线称为分区定位 3 线；从瞳孔至目外眦的水平线称为分区定位 4 线；外下方的平分线称为分区定位 5 线；瞳孔正下方的垂线称为分区定位 6 线；内下方的平分线称为分区定位 7 线；瞳孔至目内眦的水平线称为分区定位 8 线。

再以瞳孔为中心作 8 条平分线，这样就将 8 个眼区划分成了 16 个小区域。

分区定位时，以分区定位 1 线为中心，相邻的两个区域定位为 1 区；以分区定位 2 线为中心，相邻的两个小区域定位为 2 区以此类推，将整个眼区分为 8 个区。

定穴时，沿 1 区至 8 区依次划分：1 区为肺、大肠；2 区为肾、膀胱；3 区为上焦；4 区为肝、胆；5 区为中焦；6 区为心、小肠；7 区为脾、胃；8 区为下焦。

（三）眼针穴区主治范围

1. 各脏腑穴区 主治本脏腑或经络的疾病。

（1）肺区 主治咳嗽、哮喘、肺痨、咯血引起的胸痛，及肺经经脉体表循行所过之处的疼痛。

（2）大肠区 主治便秘、痔疮、泄泻、脱肛、头痛及大肠经经脉体表循行所过之处疼痛。

（3）肾区 主治腰痛、全身骨痛、下肢痿软、遗精、早泄、月经不调、哮喘、肾绞痛、足心痛、脐周痛及肾经经脉体表循行所过之处疼痛。

（4）膀胱区 主治急性腰扭伤、腰肌劳损、背痛、落枕、颈椎病、后头痛、坐骨神经痛、肾绞痛、遗尿、小便失禁、尿潴留、腿抽筋及膀胱经经脉体表循行所过之处疼痛。

（5）肝区 主治高血压、低血压、胸腰胁痛、月经不调、痛经、精神病、头痛、目赤肿痛、近视、青光眼、疝气及肝经经脉体表循行所过之处疼痛。

（6）胆区 主治偏头痛、胁肋痛、侧腰痛、坐骨神经痛、足跟痛、胆道蛔虫症、胆绞痛及胆经经脉体表循行所过之处疼痛。

（7）心区 主治失眠、心绞痛、心律失常、胸痛、癫痫发作、中风失语、昏迷、舌尖痛、面部痤疮及心经经脉体表循行所过之处疼痛。

（8）小肠区 主治慢性泄泻、落枕、肩胛区疼痛、颈椎病及小肠经经脉体表循行所过之处疼痛。

（9）脾区 主治腹痛、泄泻、胃痛、四肢肌肉疼痛、舌根痛及脾经经脉体表循行所过之处疼痛。

（10）胃区 主治胃痛、呕吐、呃逆、面瘫、面痛及胃经经脉体表循行所过之处的疼痛。

2. 上焦区 主治膈肌水平以上疾病。

（1）头面五官疾病 头痛、面瘫、面肌痉挛、三叉神经痛、喉痛、牙痛、声音嘶哑、鼻炎、耳鸣耳聋、眼睑下垂、下颌关节功能紊乱等。

（2）颈项部疾病 落枕、项强、颈椎病、颈肌劳损、颈部扭伤等。

（3）胸部疾病 哮喘、咳嗽、心悸、心绞痛、胸背痛等。

（4）上肢疾病 中风上肢瘫痪、肩周炎、上肢不能举、肱骨外上髁炎、腕关节扭伤。

（5）其他疾病 神经衰弱等。

3. 中焦区 主治膈肌水平以下、脐水平以上疾病。

（1）肝胆疾病 胆绞痛、胁肋痛、肝胆癌等引起的疼痛。

（2）脾胃疾病 胃痛、恶心、呕吐、呃逆、泄泻、胰腺炎、胰腺癌等引起的腹痛。

（3）其他疾病 肾绞痛、腰背痛等。

4. 下焦区 主治脐水平以下疾病。

（1）生殖泌尿系统疾病 阳痿、遗精、不孕、痛经、月经不调、遗尿、尿路结石疼痛、胎位不正、妊娠腹痛。

（2）腰腿部疾病 腰骶疼痛、坐骨神经痛、下肢瘫痪、膝关节疼痛、足跟痛、踝关节扭伤及其他原因引起的下肢痛症。

（3）其他疾病 脱肛、痔疮疼痛。

（四）选穴原则

眼针的选穴原则是以脏腑经络辨证为基础的。

1. 循经选穴 以经络学说为依据，根据经络辨证病变属于何经脉进行选穴。如腰椎间盘突出症表现为腰侧、臀部及下肢后侧放射痛属膀胱经，眼针穴区则选膀胱区。如上牙痛，根据经络辨证当属于胃经，眼针穴区则选胃区。

2. 脏腑辨证选穴 是根据脏腑辨证病变在何脏腑来选穴。如失眠患者属于心肾不交者选心区、肾区。舌痛属于心火上犯，眼针穴区则选心区。

3. 三焦辨证选穴 根据病变部位所属三焦区域进行选穴，如精神神志、头面五官、上焦、胸部疾病可以选上焦区，脾胃、肝胆病可以选中焦，生殖泌尿系统疾病、腰骶疼痛、腿膝足病变可以选下焦区。

4. 根据穴位敏感点取穴 可用按压法和电阻测定探查。按压探穴法：用玻璃点眼棒或三棱针柄等圆头器械在所选眼周眶区穴内，用轻、慢、均匀一致的压力寻找敏感点，当找到敏感点时，患者多有酸、麻、胀、重或发热、发凉、微痛、舒服等感觉。可挑选感觉最明显处加压稍重，停留数秒，使局部皮肤出现凹陷痕迹，作为针刺标志。如反复按压探查找不到敏感点，可按辨证选好的穴区针刺治之。皮肤电阻测定：以经络测定仪寻找反应点，探索按压时，仪表指针读数最高处即是。

（五）络脉的观察

医生洗净双手，先看左眼，后看右眼。让患者放松眼皮，用拇指、示指扒开，让患者眼球向鼻梁方向转，由1区可以看到6区，然后再让患者眼球向目外眦方向转，则由6区看到8区。哪一穴区出现络脉，需要仔细观察。双目看完，约需一两分钟。

1. 络脉的形状 主要有7种。

（1）曲张或怒张　络脉出现曲张，由根部向中间转折曲张，甚至怒张。表示病势较重。

（2）根部粗大　白睛边缘处络脉粗大，向前逐渐变细。多属于顽固性疾病。

（3）分岔较多　表示病势不稳定，容易发生变化。

（4）延伸　络脉由某一区传至另一区，表示疾病有传变或者疾病由一经或一区开始，发展到另一经或另一区。

（5）模糊一小片　多发生在肝、胆区。

（6）隆起一条　多属于六腑病。如左眼大肠区血管隆起，多属痔瘘或肛门病；右眼小肠区血管隆起，多属十二指肠球部溃疡。

（7）垂露　白睛络脉下端像垂着一颗露水珠似的。如见于胃肠，多属虫积；见于他经，多属郁证。

2. 络脉的颜色　白睛上络脉的色泽，一般多为红色，但又有浓淡明暗之分。从色泽的不同可以看出疾病病程的长短、寒热虚实、预后转归、病情变化等。可用来协助疾病的诊断及疗效的观察。

（1）鲜红　为新病，属于实热，说明病势正在发展。

（2）紫红　病为热盛。

（3）深红　表示热病且病势加重。

（4）红中带黑　表示热病入里。

（5）红中带黄　表示病势减轻。

（6）络脉淡黄　表示病势将愈。

（7）络脉浅淡　是气血不足或气血凝滞的表现，表示虚证或寒证。

（8）络脉暗灰　表示有陈旧性病灶。如由暗灰转为淡红，则为旧病复发的征兆。

（六）操作方法与注意事项

1. 操作方法（视频：眼针）

（1）针具　29～33号，0.5～1寸的一次性毫针最为合适。

（2）体位　取患者舒适，且医生便于取穴操作的卧位或坐位。

（3）选穴　一般选患侧穴位，每侧不超过2个穴位。

（4）消毒　穴区局部碘伏消毒。医生手指消毒。

扫一扫，看课件

（5）进针　医生押手拇指、示指轻压眼球，使眼睑皮肤绷紧，刺手持针在眶缘处迅速准确刺入，可直刺或斜刺。

1）眶内直刺法：以押手固定眼球，持针在紧贴眼眶内缘的穴区垂直进针0.5寸。

2）眶外平刺法：持针在距眼眶内缘2mm的穴区部位进行平刺操作，刺入真皮，达至皮下组织，进针0.5寸，保持针体处于该穴区内。

3）点刺法：以押手固定眼睑，使之紧绷，持针在眼睑部穴区轻轻点刺5～7次，以不出血为度。

4）双刺法：无论采取眶内直刺或眶外平刺法，当刺入一针后，在其所处的穴区内，紧贴着针体旁，按同一方向再刺入一针，均进入 0.5 寸。

5）眶内外合刺法：于同一穴区内，在眶内、眶外各刺一针，均进入 0.5 寸。

6）压穴法：于所选取的穴区内，使用点穴棒、三棱针柄等，按压眼眶内缘，以局部产生酸、麻、胀感为度，持续按压 15 ～ 30 分钟。

针刺上眶时，针尖可向上，针体与水平线成 45°；针刺下框时，针体与眼眶垂直。深度以达到眼眶骨膜并有得气感为度。

（6）行针、留针　一般不行针，有时为了加强疗效或调节针感，可配合刮法，或配合运动疗法。留针时间一般为 20 分钟。

（7）出针　押手把无菌干棉球轻压在针尖旁，刺手缓慢将针拔出，并及时用干棉球按压针孔约 3 分钟，以防出血。

2. 注意事项

（1）针刺时注意保护眼球，针后以手指摸眼眶，让患者睁开眼，若毫无痛苦，则可确保安全。

（2）留针时间不宜过久，以 5 ～ 15 分钟为宜。

（3）眼睑肥厚或眼睑上青色静脉很明显者，均不宜施行眼针。如需要时宜特别慎重，轻刺、浅刺。

（4）神志障碍、震颤不已、躁动不安不配合者，有出血倾向者，禁用。

（5）传染病患者禁用。

（6）眼睑肥厚者或有瘢痕者禁用。

（7）孕妇及新产后慎用。

（8）脑出血者在急性期慎用。

（七）适应证

眼针适应证广泛，可涉及内、外、妇、儿、骨伤、五官等科病证。急性病证疗效尤为明显。

1. 内科病证　中风、头痛、失眠、眩晕、面瘫、高血压、抑郁症、三叉神经痛、支气管哮喘、胆囊炎、急性胃肠炎、胆道蛔虫症、面肌痉挛、癫痫、溃疡性结肠炎。

2. 痛证　眼针对于各种急慢性痛证具有较好的镇痛作用，特别是急性痛证可以达到较快的镇痛效果。如急性腰扭伤、肾绞痛、胆绞痛、关节扭伤、关节炎、痛经、牙痛、咽喉肿痛等。

3. 骨伤科病证　颈椎病、肩周炎、急性腰扭伤、腰椎间盘突出症、坐骨神经痛、落枕等。

4. 妇科病证　痛经、月经不调等。

5. 皮肤科病证　黄褐斑、蝴蝶斑、痤疮、带状疱疹等。

6. 外科病证　肾结石、胆结石、血栓闭塞性脉管炎等。

7. 五官科病证　突发性耳聋、中心性视网膜炎、近视、眼肌麻痹、弱视等。

五、口唇针法

口针法是针刺口腔黏膜上的特定穴区以治疗疾病的方法。唇针法是针刺唇部穴位以治疗疾病的方法。具有简便易行、无痛苦、效果好等优点。

（一）理论基础

口唇是经络通过、汇聚的地方。根据口腔颊部经络循行情况，许多经脉都能直接或间接上达于口唇部。因此，针刺口唇穴位可以平衡阴阳，调节脏腑盛衰。

（二）腧穴命名与定位

1. 口针腧穴命名与定位（图 1-10、图 1-11）

（1）上肢区域 位于上颌两侧，齿龈黏膜及口腔前庭黏膜处。

拇指穴：中切牙中点上齿龈，距牙齿 0.4 寸处。

四指外侧穴：中切牙与侧切牙之间齿龈上 0.2 寸处。

四指内侧穴：中切牙与侧切牙之间，内侧齿龈上 0.2 寸处。

手背穴：侧切牙中点上齿龈，距牙齿 0.5 寸处。

手掌穴：侧切牙内侧中点上齿龈，距牙齿 0.5 寸处。

手腕外侧穴：侧切牙与尖牙之间齿龈上 0.5 寸处。

手腕内侧穴：侧切牙内侧中点上齿龈距牙齿 0.2 寸处。

前臂外侧穴：尖牙与第一前磨牙之间齿龈上 0.5 寸处。

前臂内侧穴：尖牙与第一前磨牙之间内侧齿龈上 0.5 寸处。

肩前穴：第一、二磨牙之间齿龈上 0.3 寸处。

腋窝穴：第一、二磨牙之间内侧齿龈上 0.3 寸处。

肩后穴：第二、三磨牙之间齿龈上 0.3 寸处。

肩内穴：第二、三磨牙之间内侧齿龈上 0.3 寸处。

（2）下肢区域 在下颌两侧，齿龈黏膜及口腔前庭黏膜处。

足大趾穴：中切牙中点下齿龈，距牙齿 0.5 寸处。

四趾穴：中切牙与侧切牙之间齿龈下 0.5 寸处。

足掌穴：中切牙中点下齿龈，距牙齿 0.3 寸处。

足背穴：中切牙与侧切牙之间齿龈下 0.3 寸处。

足跟穴：中切牙中点下齿龈，距牙齿 0.1 寸处。

足外踝穴：侧切牙与尖牙之间齿龈下 0.2 寸处。

足内踝穴：侧切牙与尖牙之间内侧齿龈下 0.2 寸处。

小腿外侧穴：尖牙与第一前磨牙之间齿龈下 0.4 寸处。

小腿内侧穴：尖牙与第一前磨牙之间内侧齿龈下 0.4 寸处。

膝关节穴：第一前磨牙与第二前磨牙之间齿龈下 0.2 寸处。

腘窝穴：第一前磨牙与第二前磨牙之间内侧齿龈下 0.2 寸处。

大腿外侧穴：第二前磨牙与第一磨牙之间齿龈下 0.2 寸处。

大腿内侧穴：第二前磨牙与第一磨牙之间内侧齿龈下 0.2 寸处。

坐骨神经穴：第一磨牙与第二磨牙之间齿龈下 0.2 寸处。

（3）生殖泌尿区域　在上腭（包括软腭和硬腭）。

泌尿穴

泌尿穴Ⅰ：上颌硬腭前端正中，两中切牙之间内侧，腭乳头上。

泌尿穴Ⅱ：上颌硬腭中点，腭缝两侧 0.2 寸处。

泌尿穴Ⅲ：上颌硬腭与软腭连接处，腭缝两侧 0.2 寸处。

生殖穴

生殖穴Ⅰ：上颌两中切牙内侧，泌尿穴Ⅰ后，左右旁开 0.1 寸。

生殖穴Ⅱ：上颌软、硬腭连接处，在腭缝两侧旁开 0.1 寸。

（4）头部区域　在下唇系带周围及口腔前庭黏膜组织上。

前额穴：下唇系带中点处。

头顶穴：下唇系带中点上 0.2 寸处。

枕部穴：下唇系带中点上 0.4 寸处。

颈部穴：下唇系带中点上 0.5 寸处。

（5）腰部区域　在上唇系带周围及口腔前庭黏膜组织上。

尾骶部穴：上唇系带下端中点处。

腰部穴：上唇系带中点处。

眼及血压区域：上颌两侧，尖牙与双尖牙上方黏膜处。

眼穴：尖牙与第一前磨牙之间齿龈上 0.5 寸处。

（6）皮肤区域

皮肤穴：左右口角处。

（7）神经区域　上、下唇上及上、下颌连接处黏膜皱襞处。

三叉神经穴：将上唇正中至口角分为三等分，依次相当于三叉神经 1、2、3 支。

面神经穴：上唇上（根据病变反应点取穴）。

（8）消化区域　位于舌下腔内。

咽颊穴：金津、玉液穴下，舌系带旁开 0.2 寸处。

胃穴：舌系带左侧，旁开 0.4 寸处。

肠穴：催乳穴两侧 0.7 寸处。

阑尾穴：舌系带右侧 0.7 寸处，肠穴之下。

胰穴：脾穴与胃穴之间。

（9）脏腑区域　位于舌下腔内。

心穴：舌系带中点向左旁开 0.2 寸处。

肝穴：舌系带中点向右旁开 0.3 寸处。

脾穴：舌系带中点向左旁开 0.4 寸处。

胆囊穴：肝穴上 0.1 寸处。

肺穴：舌系带根部，旁开 0.2 寸处。

肋间穴：舌系带根部与下齿槽连接处旁开 0.2 寸处。

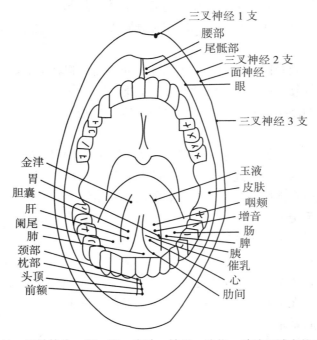

图 1-10 口针的头、腰、眼、皮肤、神经、消化、脏腑区域穴位示意图

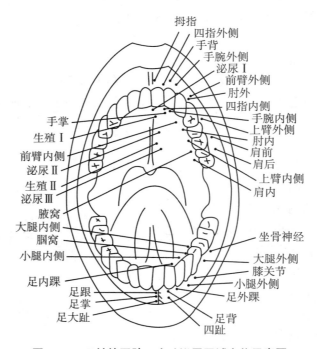

图 1-11 口针的四肢、生殖泌尿区域穴位示意图

2. 唇针腧穴命名与定位

人中穴：在人中沟的上 1/3 与下 2/3 交点处。

承浆穴：颏唇沟的正中凹陷处。

唇 1 穴：位于人中沟下端正中，距唇缘 0.2cm 处。

唇 2 穴：位于下唇缘中点向下，距下唇缘 0.5cm 处。

扫一扫，看课件

（三）操作方法（视频：口唇针）

1. 针具选择　在临床实际操作中，应根据口针穴位和唇针穴位的不同定位、针刺的角度和进针的深度选择不同的毫针。口针宜选择直径为 0.20 ～ 0.25mm，长度为 15 ～ 50mm 的毫针。唇针宜选择直径为 0.20 ～ 0.30mm，长度为 25 ～ 40mm 的毫针。

2. 体位的选择　口针操作可选择坐位或卧位，唇针操作宜选择卧位。

3. 消毒　施术部位常规消毒。

4. 施术方法

（1）口针

1）进针：令患者张口，医者戴上无菌手套一手持无菌纱布捏住患者上唇或下唇，或用无菌棉签暴露施术部位，另一手持针柄将针刺入口腔黏膜穴位或特定分区。根据针刺的部位，选择合适的进针角度和深度。针刺手法，以患者耐受为度，可无针感。

2）留针：可留针，留针一般不超过 30 分钟。

3）出针：医者施术完毕，持针柄将针退出。

4）出针后处理：施术处若出血，宜用无菌干棉签或无菌纱布按压针孔至血止，然后嘱患者用 0.9% 生理盐水漱口。

（2）唇针

1）进针：医者一手将施术部位两侧皮肤提捏固定，另一手持针柄将针刺入。上唇部穴位沿人中沟向鼻中隔方向斜刺入 6 ～ 15mm，以雀啄手法为宜；下唇部穴位平刺入 10 ～ 30mm，可不施手法。

2）留针　以 20 ～ 30 分钟为宜。

3）出针　医者一手固定施术部位两侧皮肤，另一手持针柄将针退出。

4）出针后处理　宜用无菌干棉签按压针孔。

5. 疗程　宜隔日 1 次，5 次为 1 疗程，疗程间宜间隔 2 ～ 4 天。

（四）注意事项

1. 初次接受治疗的患者，应首先消除其紧张情绪。口针操作过程中，动作应轻缓；唇针操作过程中，动作宜快。

2. 对如下人群慎用口唇针：免疫缺陷患者，糖尿病中、重度患者，血友病、血小板减少症等出血性疾病患者，体质过度虚弱者及孕妇，口腔破溃、化脓、出血处，口腔肿瘤患者，严重高血压、心脏病患者，急性传染病患者，金属过敏患者等。

（五）适应证

1. 口针疗法的适应证　疼痛性疾患，面神经麻痹、小儿麻痹后遗症、中风后遗症、急性腰扭伤、癫痫、痹病、急性结膜炎、口疮、产后缺乳、小儿惊痫、遗尿、呕吐、咳喘、牙龈肿痛、咽喉肿痛、鼻塞等。

2. 唇针疗法的适应证　疼痛性疾病、齿龈肿痛、口角流涎、面神经麻痹、脑血管意外、癫痫、精神分裂症等。

六、手针法

手针法是用毫针等工具刺激手部穴位，以防治疾病的一种方法。

（一）理论基础

手由手骨、肌肉、筋膜、韧带、血管、神经和皮肤等组成。在手部有手三阴和手三阳六条经脉循行。手通过经络和内脏相关联，因此，内脏的生理状态、病理变化也可以从手部表现出来。生物全息律认为，人体的每个局部都有全身的信息，手作为重要的局部器官，可通过诸多的反应区和反应点来传递全身的信息。一般来说，靠近手指、指掌关节的大都是人体的上部，心肺居于手掌的中间部分，肾、膀胱、生殖器官居于手掌的下部，肝胆靠于手掌的尺侧，基本上是以上应上、以下应下。

（二）穴位定位与主治

1. 经穴和经外奇穴　即手三阴、手三阳分布在手上的穴位及相关经外奇穴。

2. 新手穴

（1）手心穴位

1）脾点：掌面拇指指间关节横纹中点。主治脾胃病、肿病。

2）小肠点：掌面，示指第一、二节指骨间横纹中点。主治小肠病。

3）大肠点：掌面，示指第二、三节指骨间横纹中点。主治大肠病。

4）三焦点：掌面，中指第一、二节指骨间横纹中点。主治胸、腹、盆腔疾病。

5）心点：掌面，中指第二、三节指骨间横纹中点。主治心血管病。

6）肝点：掌面，环指第一、二节指骨间横纹中点。主治肝胆病。

7）肺点：掌面，环指第二、三节指骨间横纹中点。主治呼吸系统疾病。

8）命门点：掌面，小指第一、二节指骨间横纹中点。主治生殖系疾病。

9）夜尿、尿频、肾点：掌面，小指第二指关节横纹中点处。主治夜尿、尿频。

10）胃肠穴点：掌面，劳宫穴与大陵穴连线中点。主治胃肠疾病。

11）足跟点：掌面，胃肠穴与大陵穴连线中点。主治足跟痛。

12）扁桃体点（鱼际点）：掌面第一掌骨尺侧中点。主治扁桃体炎、喉炎。

13）急救点：中指尖距指甲缘二分许。主治昏迷。

14）定惊点：手掌大小鱼际交界处中点。主治高烧引起的惊厥。

15）咳喘点：手掌面，示指掌指关节尺侧。主治咳嗽、支气管哮喘。

16）后合谷：拇指、示指掌骨基底部。主治神经性头痛及神经官能症、三叉神经痛等。

17）头顶点：中指中节桡侧赤白肉际处，屈指取之。主治头顶痛、神经性头痛、痛经。

（2）手背穴位

1）踝点：拇指掌指关节桡侧赤白肉际。主治踝关节痛。

2）胸痛点：拇指指间关节桡侧赤白肉际。主治胸痛、吐泻。

3）眼痛点：拇指指间关节尺侧赤白肉际。主治眼病。

4）肩痛点：示指掌指关节桡侧赤白肉际。主治肩痛。

5）前头痛点：示指第一指关节桡侧赤白肉际处。主治胃肠痛、阑尾炎、膝关节痛、跖趾关节痛、前头痛。

6）头顶痛点：中指第一关节桡侧赤白肉际。主治神经性头痛、头顶痛。

7）偏头痛点：环指第一指关节尺侧赤白肉际处。主治偏头痛、胸胁痛、肝痛、胆绞痛、肋间神经痛、脾痛。

8）会阴痛点：小指第一指关节桡侧赤白肉际。主治会阴部痛。

9）后头痛点：小指第一指关节尺侧赤白肉际处。主治后头痛、扁桃体炎、臂痛、颊痛、呃逆。

10）脊柱痛点：小指掌指关节尺侧赤白肉际处。主治急性棘间韧带扭伤、椎间盘脱出、腰痛、尾骨痛、耳鸣、鼻塞。

11）坐骨神经痛点：第四、五掌指关节间，靠近第四掌指关节处。主治坐骨神经痛、髋关节及臀部痛。

12）咽喉、牙痛点：第三、四掌指关节间，靠近第三掌指关节处。主治急性扁桃体炎、咽喉炎、三叉神经痛、牙痛。

13）颈项痛点：第二、三掌指关节间，靠近第二掌指关节处。主治落枕、颈项扭伤。

14）腰痛点：手背腕横纹前1.5寸，第二伸指肌腱桡侧，第四伸指肌腱尺侧处。主治腰痛、腰扭伤。

15）哮喘、咳嗽点：手掌示指掌指关节尺侧处。主治支气管炎、哮喘、神经性头痛。

16）升压点：手背腕横纹中点。主治各种原因导致的血压下降。

17）呃逆点：手背中指第二指关节横纹中点。主治呃逆。

18）退热点：手背中指桡侧指蹼处。主治发热、目疾。

19）腹泻点：手背第三、四掌指关节间上1寸。主治腹泻。

20）疟疾点：第一掌骨与腕关节结合处，大鱼际桡侧缘。主治疟疾。

21）睡眠点：手背，合谷与三间穴连线的中点。主治失眠。

22）水肿：拇指指尖尺侧，去爪甲根如韭叶。主治水肿。

23）跃进：合谷穴与三间穴连线内侧，近第二指掌骨桡侧缘距示指的指关节 1 寸处。主治精神病、精神分裂症。

24）间鱼：中指与环指缝间，靠中指掌侧缘。握拳取之，取两指之缝端。主治精神病。

（三）选穴原则

一般用"缪刺"法，即左侧有病选右侧穴位，右侧有病选左侧穴位。也可取双侧穴位或者在压痛明显处取穴。取穴要少（一般每次只取一二穴），可辨证选穴或对症选穴。

（四）操作方法与注意事项

1. 操作方法（视频：手针）

（1）一般用 1 寸毫针，让患者手指自然微屈，然后进行皮肤消毒。

（2）针刺手背各穴，进针方向是从手背向掌面直刺，针靠近骨膜，但不可刺入骨膜；斜刺手掌各穴，进针方向是从手掌向手背直刺，进针深度一般为 3 ～ 5 分。

扫一扫，看课件

（3）刺腰腿点时，要用两根针分别在两个刺激点上进针，针与皮肤成 15º ～ 30º 角，针尖刺向对侧掌缘，一般深度为 5 ～ 8 分，此时针在伸指肌腱与掌骨之间。

（4）针刺手法，均用捻转或提插强刺激法，针感越强越好。

2. 注意事项

（1）痛止后，不能马上拔针，必须继续行针 1 ～ 3 分钟或留针 1 ～ 2 分钟再拔针，以巩固和加强疗效。针刺指间关节、掌指关节均是屈曲位，进针须快；腰腿点进针时，腕关节是背屈位，针尖向阳池穴。

（2）手针刺激比较强烈，治疗前应做好思想工作，取得密切配合。出针后要用无菌棉球按压针孔片刻，以防出血。

（3）手针疗法对急性病疗效校好，对慢性病必须坚持疗程才能收效，与体针交替应用，疗效往往能更好发挥。

（五）适应证

手针可用于头面部、颈项部、咽喉部、四肢部、胸腹部、腰背部病证。手针疗法配合腧穴治疗急慢性疾病和疑难杂症，见效快，疗效好。如肩周炎、腰腿疼、头痛、扭伤、昏迷等疾病，进针得气即刻显效；如中风半身不遂、面瘫、胃病等按不同疗程，循序渐进，疗效显著。

七、第二掌骨侧全息诊疗法

第二掌骨侧全息诊疗法是运用第二掌骨侧全息穴位群诊断和治疗疾病的方法。

（一）第二掌骨侧全息论来源

张颖清于 1973 年发现第二掌骨侧全息穴位群，在第二掌骨节肢系统里包含着全身各个部位的生理病理信息，他将这套穴位群命名为"第二掌骨侧全息穴位群"。通过这套穴位群可以诊治全身疾病，这便是第二掌骨侧全息诊疗法。该穴位群是不同于中医学经典经穴系统的新的线性有序穴位群，如果以其对应的人体整体上的部位或器官的解剖学名称来命名，则穴位的分布顺序与人体从头到足的结构模式相同。第二掌骨桡侧存在着呈穴位分布的全息律，整个人体可以对应在第二掌骨桡侧，颈穴位于掌骨头部。全息律与经络有着同等重要的地位，它们交错着共同支配着穴位的分布，全息律穴位分布于经络路线上，全息律穴位与经络穴位有着同样的治疗作用。

（二）第二掌骨全息穴位区域

第二掌骨穴位群分布于掌背的第二掌骨桡侧面，从掌骨头后凹陷处开始一直到掌骨基底部，依次分布有头、颈、上肢、肺心、肝、胃、十二指肠、肾、腰、下腹、腿、足 12 个穴区（图 1-12）。在头穴与足穴之间的中点为胃穴；头与胃的中点为肺心；将头与肺心之间作三等分，其间分别为颈和上肢；肺心与胃的中点为肝；将胃与足之间作六等分，其间分别为十二指肠、肾、腰、下腹、腿穴。

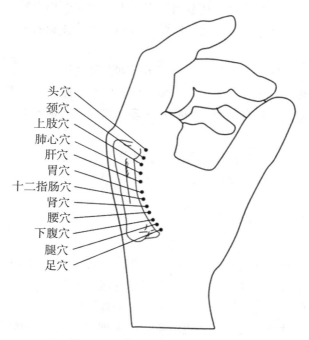

头穴
颈穴
上肢穴
肺心穴
肝穴
胃穴
十二指肠穴
肾穴
腰穴
下腹穴
腿穴
足穴

图 1-12 第二掌骨全息穴位分布

（三）第二掌骨全息穴位的主治

头穴：头、眼、耳、鼻、口、牙等部病证。

颈穴：颈、甲状腺、咽、气管上段、食管上段等部病证。

上肢穴：肩、上肢、肘、手、腕、气管中段、食管中段等部病证。

肺心穴：肺、心、胸、乳腺、气管下段、食管下段、背部病证。

肝穴：肝胆病证。

胃穴：胃、脾、胰等病证。

十二指肠穴：十二指肠、结肠病证。

肾穴：肾、大肠、小肠等病证。

腰穴：腰、脐周、大肠、小肠部病证。

下腹穴：下腹、子宫、膀胱、直肠、阑尾、卵巢、睾丸、阴道、尿道、肛门、骶部病证。

腿穴：腿、膝部病证。

足穴：足、踝部病证。

（四）诊断方法

1. 按压法 以患者右手为例，测试者与患者对坐或对立，用右手托患者右手，令患者右手如握鸡蛋状，虎口朝上，示指尖与拇指尖相距 3cm，肌肉放松。测试者用左手拇指尖在穴位上做垂直按压，略带揉的动作。先以大小适中的压力揉压 1～3 次，当患者有明显的酸、胀、重、麻感时，宜适当增强压力，此时若出现躲避反应时，则可将此穴定为压痛点。按压时可从头穴开始，依顺序诊断。如检测患者左手，与上述动作恰好相反。

2. 压痛点意义 压痛点的出现，一般提示下列三种情况。

（1）相对应的部位有病变。如头穴压痛，则表明头、眼、耳、鼻、口或牙齿有病。

（2）相对应脏腑及所系有病变。如肺穴压痛，除肺部可能有病变外还可能表明鼻或皮肤有病。

（3）若左手穴位较右手穴位压痛反应强，表明病证在左侧较重，反之亦然。

定位明确的病证，其诊断率较高；全身疾病定位不明确者，压痛多不明显。

（五）治疗方法

1. 选穴原则

（1）按部位对应原则选穴 如肝、胆疾病选穴；胃、脾、胰疾病选胃穴等。

（2）按同侧对应原则选穴 即在部位对应原则选穴的基础上，还应选与患部处于同侧的穴位。如患部在整体之左侧，宜取左手第二掌骨桡侧穴位。

（3）按脏腑所主对应原则选穴 也就是按中医理论选穴。如据肝主谋略，情志精神疾病可取肝穴；脾主肌肉，肌肉病证取脾穴等。

2. 治疗方法及操作

（1）治疗方法

1）按摩法：用手或器械来回摩擦、揉捏进行刺激。

2）针刺法：用针具进行刺激治疗。

（2）操作（视频：第二掌骨侧全息诊疗）

1）按摩：在疾病相应的穴位上，用拇指尖、笔芯等平滑物体以穴位为圆心做小圆周运动（顺逆时针均可）。必须用力，以在穴位深层组织有较强的麻、胀、酸感为宜。揉压一次为一下，每次3分钟。

2）针刺：选用26～28号1寸毫针，针刺之前先探寻到压痛点。令患者手自然放松，握空拳竖直放于桌上。常规消毒后，执针在压痛点上沿着第二掌骨的桡侧面边缘刺入手心侧。进针时注意针体应与水平垂直，针深0.8寸左右。其中，针头穴宜成30°斜刺。当针到所需的部位时，会出现感应沿桡尺骨向上传导。如无强针感，可变换针尖方向加以探寻。

留针：一般留针30分钟，留针期间可以不行针。如果针感逐渐减弱，可每隔5～10分钟略捻转或提插几下即可。

每日1次，7次为一疗程，每一疗程间隔2～3天。

3. 注意事项　本法刺激较为强烈，针前宜向患者做充分说明，以避免晕针；本法穴位排列较为集中，在取穴时，应将压痛点与穴位的定位一起考虑。做到取穴尽量准、少、精。

（六）适应证

第二掌骨侧全息诊疗法，主要用于疼痛性和功能性病证，包括急性腰扭伤、神经性头痛、三叉神经痛、牙痛、颈痛、痛经、腰腿痛、坐骨神经痛、肋间神经痛、癌痛、神经官能症、面肌痉挛、遗尿、月经不调、呃逆、心律失常、支气管哮喘、胃痉挛等。

八、腕踝针法

腕踝针法是在腕踝部特定穴区，用毫针循肢体纵轴沿皮下刺入一定深度以治疗疾病的方法。该疗法为第二军医大学附属长海医院张心曙教授于1966年至1975年期间，受经络学说、传统针刺法、耳针疗法的启发，结合人体胚胎发育的生物进化过程和神经反射调整原理，通过反复的临床实践验证总结而来。

（一）理论基础

1. 标本根结理论　标本根结理论认为四肢为十二经脉之本，其部位在下，是经气始生始发之地。"标"原意是树梢，引申为上部，与人体头面胸背的位置相应；"本"是树根，引申为下部，与人体四肢下端相应。如《灵枢·根结》指出足六经之"根"在四肢末端井穴，《灵枢·卫气》论述了十二经的标与本，"本"在四肢，"标"在头面、胸腹部。标本根结理论不仅说明了人体四肢与头身的关系，更强调四肢为经气的根与本。在临床上，针刺这些部位易于激发经气，调节脏腑经络的功能。所以四肢肘膝以下的腧穴主治病证的范围较广较远，不仅能治局部疾病，而且能治远离腧穴部位的脏腑病、头面五官病。腕踝针的12个刺激点均位于四肢肘膝以下的腕踝关节附近，相当于十二经脉的本部和根部，腕踝针的应用恰恰体现了标本根结理论。

2. 十二皮部理论 十二皮部是十二经脉功能活动反映于体表的部位，也是络脉之气散布之所在。《素问·皮部论》云："凡十二经络者，皮之部也。"十二皮部的分布区域是以十二经脉在体表的分布范围，即十二经脉在皮肤上的分属部分为依据而划分的，故《素问·皮部论》指出："欲知皮部，以经脉为纪者，诸经皆然。"由于十二皮部居于人体最外层，又与经络气血相通，故是机体的卫外屏障，起着保卫机体、抗御外邪和反映病证的作用。当机体卫外功能失常时，病邪可通过皮部深入络脉、经脉直至脏腑；反之，体内有疾病也可以反映到皮部。正如《素问·皮部论》所说："是故百病之始生也，必先客于皮毛，邪中之则腠理开，开则入客于络脉，留而不去，传入于经，留而不去，传入于腑，廪于肠胃。"腕踝针疗法将人体的胸腹侧和背腰侧分为阴阳两个面，属阴的胸腹侧划为1区、2区、3区，属阳的背腰侧划为4区、5区、6区，并以胸膈为界，将人体分为上下两段，符合十二经脉及皮部的分布规律。腕踝针在腕踝部特定刺激点皮下进针，不深入肌层，针尖所达部位的皮下，正是络脉之气散布之所在，刺之可调整相应经脉之气及与之相联属脏腑的功能，起到祛邪扶正的治疗作用。

3. 十二经脉理论 腕踝针各针刺点正好位于相应的十二经脉循行路线上，如上1区正是手少阴心经循行所过处，上2区是手厥阴心包经循行所过，上3区是手太阴肺经循行所过，上4区是手阳明大肠经循行所过，上5区是手少阳三焦经循行所过，上6区是手太阳小肠经循行所过，下1区是足少阴肾经循行所过，下2区是足厥阴肝经循行所过，下3区是足太阴脾经循行所过，下4区是足阳明胃经循行所过，下5区是足少阳胆经循行所过，下6区是足太阳膀胱经循行所过。

4. 皮下浅刺理论 《难经·七十一难》曰："经言刺荣无伤卫，刺卫无伤荣。何谓也？然针阳者，卧针而刺之；刺阴者，先以左手摄按所针荣俞之处，气散乃内针。是谓刺荣无伤卫，刺卫无伤荣也。"所谓刺阳，指卫而言，卫在外，欲浅刺，故侧卧其针，则针锋横达，不及荣也；所谓刺阴，指荣而言，荣在内，针必过卫而至荣，然卫属气，可令得散，故摄按之，使卫气暂离其处，则针得直至荣而不犯卫也。"卧针而刺之"是腕踝针皮下浅刺的雏形。

（二）刺激部位及主治

1. 腕踝针身体分区
（1）纵行六区
1）头、颈和躯干六区
1区：前中线两侧。分别称之为左1区、右1区。临床常把左1区与右1区合称为1区，以下各区亦同。头面部在前正中线至以眼眶外缘为垂直线之间的区域，包括前额、眼、鼻、唇、前牙、舌、咽喉、扁桃体、颏；颈部包括气管、食管；胸部自前中线至胸骨缘，包括胸肋关节、气管、食管、乳房近胸骨缘、心前区（左侧）；腹部自前中线至腹直肌区域，包括胃、胆囊、脐部、下腹之膀胱、子宫、会阴部。
2区：从1区边线到腋前线之间所形成的区域，左右对称。头颈部包括颞前部、面颊、后牙、颌下、甲状腺；胸部沿锁骨中线向下区域，包括锁骨上窝、上胸部、乳中部、前胸、肺、肝（右侧）、侧腹部。

3区：从腋前线至腋中线之间所形成的区域，左右对称。包括沿耳郭前缘、腮腺、腋前缘垂直向下的狭窄区域、乳房近腋前缘部分。

4区：腋中线至腋后线之间所形成的区域，左右对称。包括自头顶经耳向下至颈，肩部沿斜方肌缘，胸腹部自腋窝至髂前上棘的胸侧壁及腹侧部区域。

5区：腋后线至6区边线之间所形成的区域，左右对称。与前面的2区相对。包括颞后部、颈后外侧靠斜方肌缘、肩胛冈上窝及肩胛中线垂直向下区域的背和腰。

6区：后中线两侧，与1区相对。包括枕、颈后部、颈椎棘突至斜方肌缘、胸椎棘突至肩胛骨内缘、腰椎与骶正中嵴至尾骨两侧、肛门。

（2）肢体六区　以臂干线和股干线分别为躯干与四肢的分界线。臂干线环绕肩部三角肌附着缘至腋窝；股干线自腹股沟至髂嵴。当两侧的上下肢处于内侧面向前的外旋位置，即四肢的阴阳面和躯干的阴阳面处在同一方向并互相靠拢时，以靠拢处出现的缘为分界，在前面的相当于前中线，在后面的相当于后中线，这样四肢的分区就可按躯干的分区类推。

（3）上下两段　以胸骨末端和两侧肋弓的交接处为中心划一条环绕身体的水平线，称横膈线。横膈线将身体两侧的六个区分成上下两段。横膈线以上各区分别叫做上1区、上2区、上3区、上4区、上5区、上6区；横膈线以下的各区分别叫下1区、下2区、下3区、下4区、下5区、下6区。如需标明症状在左侧还是右侧，在上还是在下，又可记作右上2区或左下2区等。

2. 腕踝针进针点

（1）腕部进针点　左右两侧共6对，在腕横纹上2寸（同身寸，相当于内关穴或外关穴）位置上，环前臂做一水平线，从前臂内侧尺骨缘开始，沿前臂内侧中央、前臂内侧桡骨缘、前臂外侧桡骨缘、前臂外侧中央、前臂外侧尺骨缘顺序，依次取上1、上2、上3、上4、上5、上6进针点（图1-13）。

上1：在小指侧的尺骨缘与尺侧腕屈肌腱之间。

上2：在腕掌侧面的中央，掌长肌腱与桡侧腕屈肌腱之间，相当于内关穴处。

上3：在桡骨缘与桡动脉之间。

上4：在拇指侧的桡骨内外缘之间。

上5：在腕背的中央，桡骨与尺骨两边缘之间。

上6：在腕背侧，距小指侧尺骨缘1分处（同身寸）。

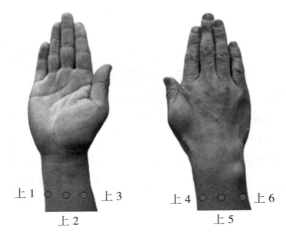

图 1-13 腕部进针点

（2）踝部进针点 左右两侧共 6 对，在内踝高点上 3 寸或外踝上 3 寸（同身寸，相当于三阴交穴或悬钟穴）位置上，环小腿做一水平线，从小腿内侧跟腱缘开始，沿小腿内侧中央、小腿内侧胫骨缘、小腿外侧腓骨缘、小腿外侧中央、小腿外侧跟腱缘顺序，依次取下 1、下 2、下 3、下 4、下 5、下 6 进针点（图 1-14）。

下 1：靠跟腱内缘。

下 2：在踝部内侧面中央，靠内侧胫骨后缘。

下 3：在胫骨前嵴向内 1 分（同身寸）处。

下 4：在胫骨前嵴与腓骨前缘之间的胫骨前肌中点。

下 5：在踝部外侧面中央，靠腓骨后缘。

下 6：靠跟腱外缘处。

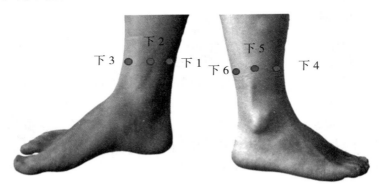

图 1-14 踝部进针点

3. 主治

上 1：前额痛、面神经麻痹、面肌痉挛、三叉神经痛、眼睑瞤动、近视、白内障、麦粒肿、结膜炎、鼻炎、花粉症、前牙痛、耳鸣、冠心病、心律失常、胸痛、自主神经功能失调、失眠、嗜睡、烦躁、梅核气、肢体麻木、荨麻疹、遗尿、甲状腺功能亢进症、抽动秽语综合征、呃逆、高血压、肠易激综合征等。

上2：颞前痛、三叉神经痛、后牙痛、麦粒肿、白内障、面肌痉挛、颞颌关节紊乱症、甲状腺疾病、胸痛、胁痛、乳腺炎、冠心病、心律失常、梅尼埃病、手指疼痛、麻木等。

上3：偏头痛、耳前痛、腮腺肿痛、肩周炎、面神经麻痹、颞颌关节紊乱症、颈肩综合征、胁痛等。

上4：颠顶痛、梅尼埃病、耳痛、耳鸣、三叉神经痛、面神经麻痹、面肌痉挛、颞颌关节紊乱症、颈椎病、上肢运动性损伤、颈肩综合征、肩关节前侧痛、中风偏瘫等。

上5：头痛、枕神经痛、眩晕、梅尼埃病、颈椎病、落枕、颈肩综合征、肩背肌筋膜炎、肩关节痛、中风偏瘫、小儿舞蹈症、帕金森病等。

上6：后头痛、落枕、颈椎病、肩关节后侧痛、上肢运动性损伤、三叉神经痛、颈痛、胸椎小关节紊乱、甲状腺疾病等。

下1：胃痛、脐周痛、下腹痛、遗尿、尿潴留、带下异常、痛经、宫颈糜烂、睾丸炎、腰椎骨质增生、肥胖、自主神经功能失调、腓肠肌痉挛、足跟痛等。

下2：肝区痛、侧腹痛、肠易激综合征、阑尾炎、带下异常、痛经、腿内侧痛、内踝关节痛等。

下3：胁痛、髋关节屈伸不利、膝关节痛、踝关节痛等。

下4：侧腰痛、膝关节痛、股外侧皮神经炎、下肢感觉及运动障碍、坐骨神经痛、足背痛等。

下5：腰背痛、腰椎间盘突出症、第三腰椎横突综合征、腰椎骨质增生、坐骨神经痛、股外侧皮神经炎、腿外侧痛、外踝关节痛等。

下6：腰椎间盘突出症、腰椎骨质增生、腰肌劳损、坐骨神经痛、痔痛、便秘、腓肠肌痉挛、足前掌痛等。

（三）选穴原则

1. 根据病位选择进针点

（1）上病选上，下病选下，上下同选　根据疾病的症状和体征所在的上下两段不同的身体分区，选编号相同的腕部进针点或踝部进针点。病变部位位于横膈线附近时，则上下同选。

（2）左病选左，右病选右，左右同选　以前后中线为界，选病变所在同侧的进针点；如症状和体征位于中线附近，则两侧同选。

（3）病位不明，选双上1　不能定位的症状或全身性病证，选两侧上1进针点。

（4）肢体感觉或运动障碍　发生在上肢者选上5进针点，发生在下肢者选下4进针点。

2. 根据穴位主治病证选择进针点

上1区的病证选择上1点，上2区的病证选择上2点，上3区的病证选择上3点，上 4 区的病证选择上 4 点，上 5 区的病证选择上 5 点，上 6 区的病证选择上 6 点。如左颈夹脊疼痛选择左上 6。

下 1 区的病证选择下 1 点，下 2 区的病证选择下 2 点，下 3 区的病证选择下 3 点，下 4 区的病证选择下 4 点，下 5 区的病证选择下 5 点，下 6 区的病证选择下 6 点。如右侧第三腰椎横突综合征疼痛选择右下 5。

（四）操作方法及注意事项

1. 操作方法（视频：腕踝针）

（1）针具　根据病情和进针点选择 28 ～ 30 号 1 寸毫针。

扫一扫，看课件

（2）体位　根据病情选择患者舒适、医者便于操作的施术体位，如针腕部用坐位，针踝部取卧位。针刺时肢体肌肉尽量放松，以免针刺方向发生偏斜。

（3）常规消毒　医者一手固定进针部位，另一手拇、示、中指持针，针身与皮肤成 15° ～ 30° 角快速刺入真皮下，然后压平针身，使针身循肢体纵轴沿真皮下缓慢刺入，以针下松软、无针感为宜。刺入长度以露出针身 2mm 为宜，不提插捻转。针刺方向一般朝向近心端，病变部位位于四肢末端时针刺方向朝向远心端，此时进针点位置可沿纵轴向近心端移动，以不妨碍腕踝关节活动为宜。

（4）留针　一般留针 20 ～ 30 分钟。可依病情延长留针时间，但不宜超过 48 小时。

（5）出针　一手用无菌干棉球轻压进针点，另一手将针拔出。

（6）治疗间隔　可选择每日 1 次或隔日 1 次。

2. 注意事项

（1）针刺时，以医者感到针下松软，患者无任何特殊感觉为宜。若针下有阻力或患者出现酸、麻、胀、沉、痛等感觉，则表示针刺太深。应将针退出，使针尖到达皮下，重新刺入更表浅的部位。

（2）注意不要刺伤血管，避免皮下出血。针身通过的皮下若有较粗的血管或针尖刺入的皮肤处有显著疼痛时，进针点要沿纵线方法适当移位。

（3）留针时，不做提插或捻转等行针手法；留针期间可用医用胶布固定针柄。注意晕针的预防及处理。孕妇慎用。精神病患者不宜长时间留针。

（4）腕踝部位肌肉挛急者及针刺部位有血管怒张、瘢痕、伤口、严重溃疡及肿物者禁用。

（五）适应证

腕踝针疗法适用范围广、见效快，每个区主治病证大致包括两方面，一是治疗同名区域内所属脏腑、组织、器官等所引起的各种病证。二是主要症状反应在同名区域内的各种病。腕踝针广泛用于内科、外科、妇科、耳鼻喉科、眼科、皮肤科等各多种疾病，尤其用于各种急慢性疼痛，如急性扭伤引起的疼痛、手术后疼痛、换药疼痛、慢性腰痛、癌症疼痛等，因腕踝针止痛效果确切，起效迅速。还可用于神经精神疾病如失眠、焦虑、抑郁、应激反应、创伤后应激障碍等。

九、平衡针法

平衡针法是以中医心神调控学说和西医神经调控学说为理论基础，以"凡刺之真，必先治神"理论为核心，主要通过针刺外周神经靶点，在大脑中枢神经调控下，达到病变靶位新的平衡，从而形成了针灸与心理、生理、社会、自然相适应的整体医学调节模式。

该疗法是由陆军总医院王文远教授在继承传统医学的基础上，吸收现代医学的理论体系，经过半个世纪的临床探索提出的。该法曾用于全军10万多官兵的训练伤防治，经过全军平衡针灸中心60多万门诊患者的验证，在全国4000多家医院进行了临床推广。

（一）理论基础

平衡针突出以心理平衡为理论核心，心理平衡是生理健康的基础，生理健康又是心理健康的标志。

1. 中医心神调控学说 来源于2000多年前的《内经》的理论体系。中医讲的"心"不仅代表了我们生理上的心，更是代表了我们"生命中的大脑"。"心神"在脏腑中具有统帅作用，因而主宰生命。

2. 中枢神经调控学说 通过针刺外周神经靶点，利用传入神经通路至大脑中枢靶位，使失调紊乱的中枢系统瞬间恢复到原来的平衡状态，通过传出信息通路完成对靶向病变部位的应急性调整，使机体恢复新的平衡。中枢调控学说实质上就是传统医学提出的心神调控学说，是从两个不同的角度来阐述一个生命的核心定位问题。《内经》在2000多年前提出"心神"定位，就是现代医学的大脑中枢神经定位。因为大脑中枢神经系统是我们心理遗传基因所在地，也是我们心理活动的重要场所。心理的平衡与否也标志着大脑中枢神经管控系统是否正常。

3. 神经交叉理论 神经系统包括了周围神经和中枢神经，是调节机体适应内外环境的最高组织结构，在功能和形态上是完全不可分割的整体，对人体的各个器官、系统功能的整体起着重要的支配作用。两者在机能上互相协调、相互依赖，共同完成人体接受对侧肢体的感觉冲动和管理对侧肢体的运动。平衡针主要取决于神经交叉支配原理和神经反馈信息原理，达到机体的自身调整、完善、修复、自我治愈疾病的目的。

平衡针的作用原理，主要通过针刺神经干、神经支特定靶点，同时刺激了皮神经、肌神经、血管神经、骨膜神经等，从而产生综合效应。

（二）常用平衡穴位

1. 头颈部常用穴位

（1）升提穴

取穴定位：位于头顶正中，距前发际正中直上10cm（5寸），后发际直上16cm（8

寸）处，双耳尖连线的中点上 2cm（1 寸）处。

取穴原则：定位取穴。

针刺方法：三步到位平刺法。针尖沿皮下骨膜外向前平刺 4cm（2 寸），一只手向前进针，另一只手摸着针尖不要露出体外。

针感：强化性针感。以局部强化性针感出现的麻、胀、紧、沉为主（30 分钟左右自动解除）。

主治：脱肛、子宫脱垂、胃下垂等中气下陷性疾病。临床还用于治疗阳痿、早泄、遗精、肠炎等。

（2）腰痛穴

取穴定位：位于前额正中。将前额人为地划一个"十"字，中间"十"字交叉点即为此穴。

取穴原则：定位取穴。

针刺方法：三步到位直刺法。单侧腰痛用三步到位平刺法，针尖向下平刺 3cm（1.5 寸）。

针感：以局限性、强化性针感出现的酸、麻、胀为主。

主治：腰部软组织损伤、腰椎间盘脱出、强直性脊柱炎、急性腰扭伤、腰肌劳损、坐骨神经痛，及不明原因的各种腰痛。

（3）急救穴

取穴定位：位于鼻唇沟与鼻中隔连线的中点。

取穴原则：定位取穴。

针刺方法：一步到位针刺法。斜刺 1～2cm（0.5～1 寸）。

针感：强化性针感。

主治：休克、昏迷、晕厥、晕船、晕机，临床还可用于治疗中暑、小儿急惊风、癔症、癫痫、精神分裂症、急性腰扭伤、痔疮、低血压、高血压、冠心病和心绞痛。

（4）胃痛穴

取穴定位：位于口角下 1 寸或下颌正中点旁开 3cm（1.5 寸）处。

取穴原则：男左女右取穴。

针刺方法：三步到位针刺法。针尖向对侧平刺 2～4cm（1～2 寸）。

针感：局限性针感或强化性针感。

主治：急慢性胃炎、消化性溃疡、急性胃痉挛、膈肌痉挛、痛经等。

2. 上肢部常用穴位

（1）臀痛穴

取穴定位：位于肩关节腋后线的中点，即肩峰至腋皱襞连线的 1/2 处。

取穴原则：交叉取穴。

针刺方法：三步到位针刺法。针尖向腋窝中心方向斜刺 4～5cm（2.5 寸）。

针感：以局限性针感出现的酸、麻、胀为主或向肘关节、腕关节放射。

主治：臀部软组织损伤、腰椎疾患引起的坐骨神经痛、梨状肌损伤综合征、原发性坐骨神经痛、腰椎间盘脱出、急性腰扭伤、腰肌劳损。临床还可用于治疗同侧网球肘、对侧颈肩综合征、偏瘫。

（2）膝痛穴

取穴定位：肩关节与腕关节连线的中点，相当于曲池穴外1寸处。

取穴原则：交叉取穴。

针刺方法：三步到位针刺法。直刺3～4cm（1～2寸）。

针感：以局部性针感出现的酸、麻、胀为主。

主治：膝关节软组织损伤、膝骨关节炎、髌骨软化症、风湿性关节炎等。

（3）痔疮穴

取穴定位：位于前臂背侧，尺桡骨之间，腕关节至肘关节连线的上1/3处。

取穴原则：男左女右，左右交叉。

针刺方法：三步到位针刺法。针尖向上斜刺2～4cm（1～2寸）。

针感：以局限性针感出现的酸、麻、胀为主。

主治：内痔、外痔、肛裂、便秘。临床还可用来治疗嗜睡、中风失语、急性腰扭伤、肋间神经痛、胸部软组织损伤、爆震性耳聋。

（4）颈痛穴

取穴定位：位于手背部，半握拳，第四掌骨与第五掌骨之间，即掌指关节前凹陷中。

取穴原则：交叉取穴。

针刺方法：三步到位针刺法。平刺2～4cm（1～2寸）。

针感：局限性针感。

主治：颈椎病、颈部软组织损伤、落枕、颈肩综合征、颈性头痛等。

（5）胸痛穴

取穴定位：位于前臂伸侧面，尺桡骨之间，腕关节与肘关节连线的下1/3处。

取穴原则：交叉取穴。

针刺方法：三步到位针刺法。针尖向上斜刺2～4cm（1～2寸）。

针感：局限性针感。

主治：胸部软组织损伤、肋间神经痛、胸膜炎、心绞痛等。

（6）踝痛穴

取穴定位：位于前臂掌侧，腕横纹正中央，即桡侧腕屈肌腱与掌长肌腱之间。

取穴原则：交叉取穴。

针刺方法：两步到位针刺法。平刺2～3cm（1～1.5寸）。

针感：局限性针感或放射性针感。

主治：踝关节软组织损伤、踝关节扭伤、跟骨骨刺、足跟痛、足底痛、足趾痛。

（7）肺病穴

取穴定位：位于前臂掌侧，腕关节至肘关节上1/3处，掌长肌腱与桡侧腕屈肌腱之间。

取穴原则：男左女右取穴。

针刺方法：三步到位针刺法。针尖向上斜刺 2～4cm（1～2 寸）。

针感：局限性针感。

主治：支气管炎、支气管肺炎、过敏性哮喘、上呼吸道感染等肺部相关疾病。

（8）降糖穴

取穴定位：位于前臂掌侧，腕关节至肘关节的下 1/3。

取穴原则：左右交替取穴，双侧同时取穴。

针刺方法：三步到位针刺法。针尖向上斜刺 2～4cm（1～2 寸）。

针感：局限性针感。

主治：糖尿病，临床还可以治疗高血压、高脂血症、冠心病、心绞痛等。

3. 胸腹部常用穴位

（1）痛经穴

取穴定位：位于胸骨柄正中线中点处，平第 4 肋间隙。

取穴原则：定位取穴。

针刺方法：三步到位针刺法。平刺 2～4cm（1～2 寸）。

针感：以局部酸、麻、胀为主，并向腹部和下腹部放射。

主治：原发性痛经、继发性痛经、经前期紧张综合征。临床还可用于盆腔炎、阴道炎、附件炎、非特异性结肠炎、泌尿系感染。

（2）面瘫穴

取穴定位：位于肩部，锁骨外 1/3 处斜向上 2 寸。

取穴原则：面瘫、乳突炎以交叉取穴为主；胆囊炎以同侧取穴为主。

针刺方法：两步到位针刺法。斜刺 1～2cm（0.5～1 寸）。

针感：放射性针感向颈部、面部放射，或局部酸、麻、胀。

主治：面神经麻痹、面瘫后遗症、面肌抽搐，及乳突炎、流行性腮腺炎、胆囊炎。

4. 脊背部常用穴位

（1）痤疮穴

取穴定位：位于第七颈椎棘突与第一胸椎棘突之间。

取穴原则：定位取穴。

针刺方法：点刺放血技术，局部常规消毒，采用三棱针快速点刺，挤出 2～3mL 后，无菌棉球压迫即可。①中心点刺法，即在相对的中心点进行快速针刺或用拇指、示指将部分肌肉捏起，再点刺放血；②一线三点点刺法，即在中心点两侧 1cm 处各点刺一针；③二线五点点刺法，即在中心点左、右、上、下 1cm 处各点刺一针。

针感：局限性针感。

主治：痤疮、脂溢性皮炎、面部疖肿、面部色素沉着、毛囊炎、湿疹、荨麻疹、急性结膜炎、口腔炎、副鼻窦炎、扁桃体炎、急性淋巴炎、上呼吸道感染。

（2）疲劳穴

取穴定位：位于肩部，大椎至肩峰连线的中点。

取穴原则：双侧同时取穴。

指针方法：采用双手拇指指腹放于相应的穴位上。根据不同病情、年龄、性别、体质而选择轻、中、重手法。

指感：局部酸、胀、沉。

主治：旅游综合征、老年前期综合征、围绝经期综合征、腰背部综合征、神经衰弱、自主神经功能紊乱，临床还可用于慢性疾病的辅助治疗。

（3）乳腺穴

取穴定位：位于肩胛骨中心处，肩胛内上缘与肩胛下角连线的上 1/3 处。

取穴原则：前后对应取穴。

针刺方法：一步到位针刺法。针尖向下平刺 1 ～ 2 寸。

针感：以针刺肩胛上神经后出现的针感为宜。

主治：急性乳腺炎、乳腺增生、产后缺乳、乳房胀痛、胸部软组织损伤。

5. 下肢部常用穴位

（1）肩背穴

取穴定位：位于尾骨旁开 4 ～ 5cm（2 寸）处。

取穴原则：交叉取穴。

针刺方法：提插手法。直刺 4 ～ 6cm（2 ～ 3 寸），待出现相应的针感后即可出针。

针感：放射性针感。

主治：颈肩综合征、颈肩肌筋膜炎、关节周围炎、精神分裂症、癫痫、癔症性昏厥、偏瘫、梨状肌损伤、坐骨神经痛、腓肠肌痉挛。

（2）耳聋穴

取穴定位：位于股外侧，髋关节与膝关节连线的中点。

取穴原则：交叉取穴。

针刺方法：两步到位针刺法，对外耳道的化脓性炎症可配合滞针技术。直刺至骨膜，约 4 ～ 6cm（2 ～ 3 寸）。

针感：局限性针感。

主治：神经性耳聋、爆震性耳聋、梅尼埃病、神经性耳鸣，以及股外侧皮肌炎、急性荨麻疹、丹毒。

（3）过敏穴

取穴定位：位于股骨内侧 1/2 处。屈膝位髌骨上角上 2 寸处，股四头肌内侧隆起处。

取穴原则：双侧同时取穴。

针刺方法：两步到位针刺法。上下提插，对体虚患者可配合捻针滞针。

针感：局限性针感或强化性针感。

主治：支气管哮喘、急性荨麻疹、风疹、湿疹、皮肤瘙痒、牛皮癣、神经性皮炎、月经不调、痛经、闭经、功能失调性子宫出血、泌尿系统感染、慢性肾炎。

（4）头痛穴

取穴定位：位于足背第一、二趾骨结合之前凹陷中。

取穴原则：交叉取穴，双侧同时取穴。

针刺方法：三步到位针刺法。平刺 2 ～ 4cm（1 ～ 2 寸）。

针感：局限性针感或放射性针感。

主治：偏头痛、神经性头痛、紧张性头痛、外感头痛等各种头痛。

（5）腹痛穴

取穴定位：位于腓骨小头前下方凹陷中。

取穴原则：双侧同时取穴。

针刺方法：直刺 2 ～ 2.5cm（1 ～ 1.5 寸）。提插手法。

针感：触电式针感。

主治：高脂血症、急性胃炎、急性胃痉挛、急性肠炎、急性阑尾炎、急性胰腺炎、急性胆囊炎、急性肠梗阻。

（6）肩痛穴

取穴定位：位于腓骨小头与外踝高点连线的中上 1/3 处点。

取穴原则：交叉取穴。

针刺方法：直刺 2 ～ 3cm（1 ～ 1.5 寸）。提插针刺手法。

针感：触电式针感。

主治：肩关节软组织损伤、肩周炎、神经根型颈椎病、颈肩肌筋膜炎、落枕。

（7）肘痛穴

取穴定位：位于髌骨与髌韧带两侧的凹陷中，即外膝眼处。

取穴原则：交叉取穴。

针刺方法：三步到位针刺法。斜刺 2 ～ 4cm（1 ～ 2 寸）。

针感：局限性针感或强化性针感。

主治：肘关节软组织损伤、肱骨外上髁炎、肱骨内上髁炎、不明原因的肘关节疼痛。

（8）腕痛穴

取穴定位：位于足背踝关节的横纹的中央，为取穴方便，在旁开 1 寸处取穴。

取穴原则：交叉取穴。

针刺手法：三步到位针刺法。直刺 2 ～ 4cm（1 ～ 2 寸）。

针感：局限性针感或放射性针感。

主治：腕关节软组织损伤、腕关节扭伤、腕关节腱鞘炎等。

（9）降压穴

取穴定位：位于内踝中点下 4cm 处（2 寸）。

取穴原则：左右交叉取穴或双侧同时取穴。

针刺方法：直刺 1 ～ 2cm（0.5 ～ 1 寸）左右。提插手法。

针感：局限性针感或放射性针感。

主治：高血压。临床还可用于治疗休克、昏迷、高热等。

（10）抑郁穴

取穴定位：位于委中穴与足跟连线的中点，腓肠肌肌腹下正中之凹陷的顶端。

取穴原则：交替取穴或双侧取穴。

针刺方法：直刺 2～4cm（1～2 寸）。提插针刺手法。

针感：放射性针感。

主治：抑郁症、焦虑症、精神分裂症等。

（三）取穴原则

1. 特异性取穴原则 指全身性疾病不能从某个或某几个脏器部位来定位特定的靶点（图 1–15）。特定的靶点实质上是通过刺激外周神经，将信息传导到中枢靶位，依靠自身调控达到治疗疾病的目的。如感冒穴、过敏穴、降压穴、降脂穴、降糖穴、调神穴等。

2. 区域性取穴原则 是指不同区域病变选择相应的干预靶点。如腹部病变取腹痛点，胸部病变取胸痛点。

3. 交叉取穴原则 主要是指左右、上下交叉的一种取穴方法（图 1–16）。上肢的疾病选取下肢对侧相应的平衡穴位。如治疗臀部疾病取对侧臂丛神经支配的肩关节部位的臀痛穴，治疗膝关节病变取对侧桡神经支配的肘关节部位膝痛穴，治疗踝关节病变取对侧腕部的踝痛穴，治疗肩关节病变取下肢对侧坐骨神经支配的肩痛穴，治疗肘关节病变的穴位取下肢对侧膝部的肘痛穴，治疗腕关节病变取下肢对侧踝部的腕痛穴等。

4. 对应取穴原则 主要指左右对应取穴、上下对应取穴、前后对应取穴（图 1–17）。实质上针刺对侧的病变部位的中心点可以达到治疗对侧疾病的目的。如右侧肩关节、肘关节、腕关节病变取对侧肩关节、肘关节、腕关节相应平衡靶点；髋关节、膝关节、踝关节病变取对侧髋关节、膝关节、踝关节相应部位靶点；乳腺病变取背面的位于肩胛骨上的相应部位靶点；胸痛可从腰胸对称取相应部位靶点。

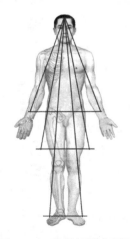

图 1–15 特异性取穴原则

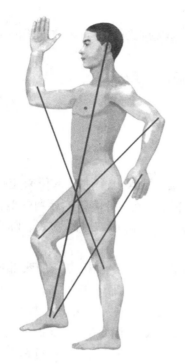
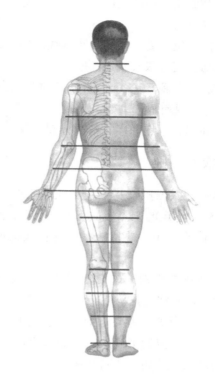

图 1-16　交叉取穴原则　　　　　　1-17　对应取穴原则

（四）操作方法与注意事项

1. 操作方法（视频：平衡针）

（1）针具选择　选用 0.35mm×40～50mm 不锈钢一次性针灸针，可根据不同病情、针刺部位和手法选择不同规格的针具。

（2）体位　正确的体位是保证针刺安全有效的关键。是防止发生滞针、弯针、折针、晕针的有效措施。体位一般不受限制，为防止晕针最好采用坐位或卧位。临床常用的体位如下：

扫一扫，看课件

1）正坐膝直位：主要用于下肢部的平衡穴位，如降脂穴、过敏穴、肩痛穴、癫痫穴、腕痛穴等。

2）仰卧位：主要用于头面部、胸腹部、上肢部、下肢部正侧面的平衡穴位，如急救穴、痛经穴、胸痛穴、头痛穴、降压穴等。

3）俯卧位：主要用于头颈部、脊背部、下肢部的背侧面平衡穴位，如臀痛穴、调神穴、乳腺穴等。

4）仰靠坐位：主要用于针刺头面部平衡穴位，如腰痛穴、胃痛穴等。

5）俯伏坐位：主要用于针刺头后部及颈后部的平衡穴位，如臀痛穴、乳腺穴等。

6）侧伏卧位：主要用于针刺头部侧位上肢及下肢侧位的平衡穴位，如耳聋穴等。

7）正坐位：主要用于针刺上肢、头顶部平衡穴位，如颈痛穴、感冒穴、偏瘫穴、提免穴。

8）正坐肘直位：主要用于针刺前臂部位的平衡穴位，如胸痛穴等。

9）正坐屈膝位：主要用于膝关节部位的平衡穴位，如肘痛穴等。

（3）消毒 穴区定位后，常规消毒局部穴区皮肤，医者手指用酒精棉球消毒。

（4）进针 对平衡穴位的针刺角度、方向、深度，主要根据针刺神经的定位而合理选择。

1）针刺角度：将针刺入穴位，有以下三种进针方向：

直刺：适用于局限性、定位性和深部疾病的治疗。

斜刺：适用于骨骼边缘和不宜深刺的穴位。

平刺：适用于肌肉浅薄处的穴位。

2）针刺深度：作为平衡针灸强调的针刺深度要求主要针对神经的定位要求。神经的定位要求和每个人的年龄、体重、高矮、胖瘦有一定关系。

①神经位于较浅部位，进针的深度亦浅，如降压穴（足底内侧神经），进针深度 0.5 ～ 1cm 左右。

②神经位于深部组织，进针的深度亦深，如膝痛穴（桡神经），进针深度 2 ～ 3cm，调神穴（胫神经）进针深度 5 ～ 6cm。

（5）针刺手法

1）提插法：是指上下提插寻找正确的针感而采用的一种针刺方法。其中包括上提和下插两个部分，即进针达到一定深度后为了取得理想的针感，术者采取的一种不断改变针体的方向、角度、深浅、节律，使之达到或产生要求的酸、麻、胀、痛等针感。因为针刺时不可能马上就能达到所要求的针感，所以需运用提插手法，以期达到不同的针感要求。主要适用于需要特殊针感的穴位，如降压穴、降脂穴、肩痛穴等。

2）强化性针刺手法：主要是指针刺达到要求深度以后采用的一种捻转针刺方法。通过拇指与示指按顺时针方向旋转捻动发生滞针，然后再按逆时针方向将针体退出。主要适用于病情较重、穴位针刺较深而采取的一种通过滞针起到强化性针感的手法，如颈痛穴、腰痛穴、膝痛穴、臀痛穴等。

3）一步到位针刺手法：是对针刺穴位的深度在 2cm 以内的穴位采取的一种针刺手法。主要适用于比较表浅的穴位，如明目穴等。原则上要求不提插，不捻转，进针后即可出针。

4）两步到位针刺手法：是对深度在 4cm 以内的穴位采取的一种针刺手法。两步到位针刺法第一步将针尖刺入体内，第二步将针体推到要求的深度。原则上要求不提插，不捻转，进针后即可出针。如耳聋穴、过敏穴、牙痛穴、胸痛穴等。

5）三步到位针刺手法：是针对深度在 6cm 以内的穴位采取的一种针刺手法。第一步将针尖刺入体内，第二步将针体推入 3 ～ 4cm，第三步再将针体刺入 5cm 左右。原则上要求不提插，不捻转，进针后即可出针。如偏瘫穴等。

（6）出针 押手用无菌干棉球压在针尖旁，刺手快速地将针拔出，待针尖将要脱出时，急以干棉球按压防止出血。

2. 注意事项

（1）针刺前应对针尖、针体、针柄进行检查，对有弯曲或针柄松动的针具，应立即停止使用。

（2）在针刺时还应根据患者年龄、性别、体质、病情、胖瘦、针刺部位来选择不同型号的针具。对体质肥胖的患者、肌肉丰满部穴位可选用稍粗稍长之针，相反则取稍短稍细之针。为了安全起见，刺入 1.5cm 可选用 2cm（平衡针 1 号）针具，刺入 7cm 可选用 8cm（平衡针 4 号）针具。

（3）当针刺伤血管时，患者会有烧灼痛样感觉。起针时，要用无菌干棉球轻压揉按针眼。

（4）极个别患者畏针，或体质虚弱，如针刺手法过强，也有晕针现象。对于晕针患者，一般令卧位休息片刻即会好转。

（5）下列情况禁止用平衡针：有严重内脏疾病患者；有自发出血倾向的患者；精神过于紧张，不能配合治疗的患者；婴儿颅骨囟门未闭，局部病灶禁止针刺。

（五）适应证

平衡针适用范围广泛，可用于中枢调控下的运动系统常见病，如颈椎病、肩周炎、腰椎间盘突出症、坐骨神经痛等；中枢调控下的内科系统疾病，如高血压、高血脂、冠心病、急慢性胃炎等；中枢调控下的男科常见病，如前列腺炎、急慢性附睾炎等；中枢调控下的妇科常见病，如痛经、乳腺增生等；中枢调控下的儿科常见病，如消化不良、小儿近视等。

十、神经干电刺激法

神经干电刺激法是用毫针直接刺激神经主干、分支或运动神经末梢（肌肉运动点），并通以微弱的脉冲电流来治疗疾病的一种方法。该疗法兴起于 20 世纪 60 年代。

（一）理论基础

周围神经干多数是混合性的（运动、感觉、自主神经纤维同时存在），它是感觉冲动上传至中枢及运动冲动由中枢下达至效应器的联络干线。因此刺激神经干，既可以通过感觉冲动影响脑的活动（以干促脑），又可以通过运动神经影响到末梢（以干带梢），还可以通过周围神经与内脏神经的间接联系或直接刺激脊髓影响内脏活动（以干调脏），从而治疗中枢神经、外周神经和内脏的疾患。

电针疗法是在毫针刺入腧穴得气后，应用电针仪输出接近人体生物电的微量脉冲电流，通过毫针作用于人体一定部位，用针和电两种刺激激发并调整经络之气以防治疾病的一种方法。而神经干电刺激疗法则是将神经干刺激疗法与电刺激疗法结合，既能减少行针工作量，又能提高神经干刺激疗法的治疗效果，扩大神经干刺激疗法的治疗范围，并能准确地控制刺激量，从而达到止痛、镇静、改善血液循环、调整肌张力等作用。

（二）常用的神经干电刺激方法及其作用

常用的神经干电刺激方法有低频、中频脉冲电疗法和调制中频电疗法。

1. 中频脉冲电疗法　是指应用频率为 1000 ～ 100000Hz 的脉冲电流治疗疾病的方法。目前临床常用的有干扰电疗法、调制中频电疗法和等幅正弦中频（音频）电疗法 3 种。其中，调制中频电疗法在神经干刺激时常用。中频电流具有镇痛、锻炼骨骼肌、软化瘢痕和松解粘连等作用。

2. 低频脉冲电疗法　是应用频率 1000Hz 以下的脉冲电流治疗疾病的方法，常用于神经干电刺激治疗。低频电流具有兴奋神经肌肉组织、锻炼肌肉、促进局部血液循环和消肿、镇痛等作用。

3. 调制中频电疗法　调制中频电流是一种低频调制的中频电流。其中频载波频率为 2000 ～ 8000Hz，低频调制波频率为 0 ～ 150Hz，调制深度 0% ～ 100%。

调制中频电流主要有 4 种形式：连续调制波，简称连调，即调制波连续出现；交替调制波，简称交调或等调，即调制波和未调制波交替出现；间歇调制波，简称间调，即调制波间歇出现；变频调制波，简称变调，即两种频率不同的调制波交变出现。

调频中频电流具有止痛、改善局部血液循环、促进淋巴回流、锻炼肌肉等作用。其中，不同波形的主要特点也不尽相同。如连调波有止痛和调整神经功能作用，适用于刺激自主神经节；间调波适用于刺激神经肌肉；交调与变调波有显著的止痛、促进血液循环和促进炎症吸收的作用。

（三）神经干刺激点

1. 头面部刺激点

（1）视神经刺激点

定位：内眼角内上 0.3cm 处。

刺法：向眼球后部中央（外后方）缓缓刺入 3 ～ 4cm。针刺时，不要紧靠眶缘，切忌提插捻转，以免伤及内眦静脉，引起出血。

（2）三叉神经刺激点

1）眶上神经刺激点

定位：眶上孔或眶上切迹处。可按以下方法确定：

①两眉之中点旁开 2.5cm。

②将眶上缘三等份，在内 1/3 与外 2/3 交界处。

③两目正视，黑眼珠之内侧缘（黑白眼珠交界处），向上引线与眶上缘相交处。

④按时钟部位计时算法，左眼相当于 11 点处，右眼相当于 1 点处。

刺法：针尖方向朝后、微向下，直刺 1cm。刺中眶上神经时，患者有明显的酸胀感。针刺时，医者用手顶住眶上缘，以免伤及眼球，且不宜过深，以免伤及视神经。

2）滑车上神经刺激点

定位：眉毛内侧端，鼻背根部与眉弓部交汇点。

刺法：向下斜刺 1cm。

3）睫状神经节刺激点

定位：眼眶下缘外 1/4 与内 3/4 交接处。

刺法：沿眼眶下壁向后稍向内上方刺入 3～4cm。

4）眶下神经刺激点

定位：眶下孔处。可按以下方法确定：

①自眼眶外缘至上唇中点做一连线，再经直视瞳孔做一垂线，两线的交点即为针刺点。

②眼眶下缘中点下 0.8cm 稍内方凹陷处。

③在前正中线将鼻子的全长分为三等份，在其中、下 1/3 处旁开 2～3cm。

④鼻翼外下缘与外眼角连线的中点。

⑤两目正视，瞳孔垂直线下，眶下缘下 0.8cm。

⑥眶上切迹与第二前磨牙连线，在此线的轨迹上，眶下缘下 0.8cm。

⑦眶下缘下 0.8cm，鼻中线旁开 3cm 处。

刺法：针向后上方，微微偏外侧刺入 1～1.5cm，刺入眶下孔内。刺中眶下神经时，局部有酸胀或触电感，有时放射至上颌牙齿。

5）上颌神经刺激点

定位：下颌切迹上，近髁突前缘处。于下颌切迹中间，颧弓下缘下方 1cm，外耳门前方 3cm 处。

刺法：向前上方，与冠状面成 25°，与矢状面成 115°，即对着对侧眼球方向缓慢进针，深度约 5.5cm。刺中上颌神经时，其分布区（上唇、鼻、上牙等）有发麻或疼痛感。

针刺时应注意：①如果在 5cm 处遇到骨质，可能是刺中翼突，表明方向过分向后下，可将针拔至皮下，再略向前上方刺入。②如果在 5cm 内遇到骨质，可能是刺中上颌骨后壁，表明方向过分向前，可将针尖稍朝后，即减少与冠状面所成的角度，如从 25°减为 20°。③如果深度超过 5cm 仍未遇到骨质，这种情况可能是：针已刺入翼上颌裂，此时将针再推进 0.5cm 即刺中上颌神经；针尖过于朝后，可适当地调整向前。④如果眼球感到疼痛，是针刺得过深，误入眶裂，应立即拔针，改方向重刺。⑤翼腭窝除有神经外，又有上颌动脉和静脉，针刺时切忌捣针，以免损伤血管。

6）颧神经刺激点

定位：外眼角外 2cm 处。

刺法：直刺或斜向后刺 1～3cm。

7）上齿槽神经后支刺激点

定位：外眼角垂线与上颌骨颧突下缘相交处。

刺法：沿上颌骨外侧面，直刺 3～4cm。

8）下颌神经刺激点

定位：颧弓下方，下颌切迹中点。

刺法：基本上是垂直进针，针尖向对侧的外耳门，成 85°向下后方直刺 3 ～ 4cm。针刺深度因头的宽窄而异，约为两侧下颌关节结节间距的 1/3。当刺中下颌神经时，患者有触电感，或下唇、下颌牙齿等处有麻木、疼痛感。

针刺时应注意：①如果针刺深度超过 5cm，仍未触及颅底结构，表明针刺方向太低，这时针尖大多进咽部，应将针稍偏上方刺入。②如果引起耳深部疼痛，则为针刺方向太靠后，刺入咽鼓管的结果，应将针稍偏前方。③如果引起耳前方疼痛，乃是针的方向太向前，触及耳颞神经所致，应将针稍偏后。

9）耳颞神经刺激点

定位：耳屏上切迹前方的沟中，颞浅动脉的后侧。

刺法：先在耳屏前摸及颞浅动脉的跳动，在其后侧缘进针，平刺 1.5 ～ 2cm。刺中时，耳前、颞部有麻胀感，有时有鼓膜向外鼓胀感。

10）颏神经刺激点

定位：颏孔处。可按以下方法确定：

①第二前磨牙的垂线上，下颌骨体牙槽缘至下颌底的中点凹陷处。

②在下颌骨体的上下缘之间，距前正中线 2.5 ～ 3cm。

③口角下一横指处。

④从下颌骨颏结节至下颌角连线，分为 3 等份，其前、中 1/3 交界处，在下颌骨体上下缘间。

以上为成人颏孔的位置，其位置常因年龄而异。七八岁的儿童，颏孔较成人略靠下，正对第一磨牙的下面。已经脱牙、下颌骨萎缩的老人，颏孔多靠下颌体的上缘。

刺法：先确定颏孔的位置，在刺激点的后上方 0.5cm 以 45°向前下方斜刺 1.5cm。刺中时，下唇、下颌切牙、尖牙有触电感。

（3）面神经刺激点

1）面神经点

定位：可选取以下刺激点针刺面神经：

①乳突前点：a. 耳垂后方的凹陷（翳风穴）处。b. 耳垂后方，下颌骨髁状突与乳突尖连线的中点。c. 下颌角与乳突连线的中点。d. 乳突尖前方 0.5cm 处。

②乳突后点：乳突尖后上方 0.4 ～ 0.8cm 处。

③耳前点：由耳珠前缘向前外眼角及口角各引一条线，由两线构成角的等分线上鼻侧 1 ～ 2cm 处。

刺法：

①乳突前点：针刺方向是从前面看与正中线成 30°，侧面看与额中央至人中线平行，刺入 1.5 ～ 3cm。当针尖触及面神经干时，引起耳深部和面部疼痛，有时发生面部痉挛。

②乳突后点：沿乳突的内侧面刺入，针尖向内前上方，对着眉间（印堂穴），刺入深达 2.5 ～ 3cm 时，针尖可触及茎突的基底部，将针拔出少许，略斜向上方，即可到达茎乳孔，刺中面神经干。针刺不宜过深，以免伤及颈内静脉。

③耳前点：按个体差异直刺 0.5 ～ 1.5cm。

2）额肌点

定位：额部，眉毛中点直上 1.5 ～ 2.5cm。

刺法：平刺 1.5cm。

3）皱眉肌点

定位：两眉头的中点。

刺法：向患侧眉弓方向平刺 1cm。

4）眼轮匝肌点

定位：①睑部：眼睑正中央，上、下眼睑各一点。②眶部：眼眶上缘中点上 0.5cm 和眼眶下缘中点下 0.5cm 处各一点。

刺法：睑部平刺 0.5 ～ 0.8cm，眶部平刺 1 ～ 1.5cm，切勿伤及眼球。

5）笑肌点

定位：眼眶外缘直下，与口角相平处。

刺法：向耳垂方向平刺 1 ～ 1.5cm。

6）颧肌点

定位：眼眶外缘直下，与上唇缘中点相平处。

刺法：向耳尖方向斜刺 1 ～ 1.5cm。

7）上唇方肌点

定位：可在以下部位针刺上唇方肌。

①内眦点：眼眶下缘外 3/4 与内 1/4 交点直下，平鼻翼外缘中点处。

②眶下点：眼眶下缘中点直下，与鼻翼下缘相平处。

③颧点：眼眶下缘内 3/4 与外 1/4 交点直下，平人中沟中点处。

刺法：

①内眦点：向鼻根方向斜刺 1 ～ 1.5cm。

②眶下点：向眼眶下缘中点方向斜刺 1 ～ 1.5cm。

③颧点：向眼眶外缘方向斜刺 1 ～ 1.5cm。

8）颊肌点

定位：眼眶外缘直下，平口角处。

刺法：向耳垂方向斜刺 1.5 ～ 2cm。

9）口轮匝肌点

定位：唇周，距上、下唇缘中点 0.8cm 处，上、下各一点。

刺法：向患侧方向平刺 1 ～ 1.5cm。

2. 颈项部刺激点

（1）舌咽神经刺激点

定位：下颌角与乳突连线的中点。

刺法：直刺 2.5 ～ 3cm。当针刺深达 2 ～ 2.5cm 时可刺中茎突，将针稍改变方向，从茎突前缘或后缘再进 0.5cm，即可刺中舌咽神经和迷走神经，局部酸胀并传导至咽部。

（2）迷走神经刺激点

定位：下颌角与乳突连线的中点。

刺法：直刺 2.5 ～ 3cm。与舌咽神经刺激点刺法相同。

（3）喉返神经刺激点

定位：喉结下一横指，环状软骨两旁。

刺法：成 75° 向后稍向内刺入 2cm。

（4）副神经刺激点

定位：可选取以下任何一处：

1）胸锁乳突肌后缘中点上 1cm 处。

2）乳突尖直下 3cm，胸锁乳突肌前缘处。

3）斜方肌前缘中、下 1/3 交接处（即斜方肌附着于锁骨上 5cm 处）。

刺法：针向内，直刺 1.5 ～ 2cm。当刺激到副神经时，出现耸肩动作和触电感。针刺时，要避免伤及颈内动、静脉和肺尖。

（5）舌下神经刺激点

定位：下颌角与舌骨大角连线的中点。

刺法：向舌根方向直刺 2cm。刺中舌下神经时，舌根有麻胀感或触电感。

（6）枕大神经刺激点

定位：可按以下方法确定：

1）两乳突连线与后正中线相交点旁开 1.5 ～ 2.5cm。用手指触摸枕动脉，在其搏动点之内侧缘。如枕动脉之搏动摸不到，可令患者俯卧，使动脉搏动更为明显。

2）枕骨外粗隆与乳突连线的中点。

3）乳突与寰枢关节连线中点向上 1cm。

4）第 2 颈椎棘突与乳突后缘连线中点向上 1cm。

5）枕外隆突中点旁开 2.5cm 的上项线上。

刺法：向枕骨面垂直进针 2cm。刺中神经时，局部有明显的酸麻感并向头顶放散。

（7）颈丛刺激点

定位：胸锁乳突肌后缘中点。

刺法：直刺 2 ～ 3cm。若针尖向后上方可刺激到枕小神经，针尖向前上方可刺激到耳大神经，针尖向前可刺激到颈横神经，针尖向后下方可刺激到锁骨上神经，针尖向前下方可刺激到膈神经。

（8）颈神经根刺激点

定位：自乳突尖至第 6 颈椎横突前结节做一连线，各椎之横突结节均落在此线上。胸锁乳突肌后缘，乳突尖下 1.5cm（平下颌角）处相当于第 2 颈椎横突结节，为第 2 颈神经刺激点。颈外静脉与胸锁乳突肌后缘交叉水平（平甲状软骨上缘）为第 4 颈椎横突结节，为第 4 颈神经刺激点。第 2、4 颈椎横突结节在胸锁乳突肌后缘连线的中点（平舌骨）为第 3 颈椎横突结节，为第 3 颈神经刺激点。第 6 颈椎横突结节紧靠锁骨上方

（平环状软骨），为颈椎中最明显、最易扣及的横突，此处为第 6 颈神经刺激点。第 4、6 颈椎横突结节在胸锁乳突肌后缘连线的中点为第 5 颈椎横突结节，为第 5 颈神经刺激点。

刺法：头转向对侧，垂直进针至横突后结节，退针 2 ～ 3mm，再沿颈椎后结节向前成 15°～ 30°进针 5mm，总深度 2 ～ 3cm。

（9）枕小神经刺激点前支

定位：可按以下方法确定：

1）两侧乳突的连线上，后正中线旁开 4cm 处。

2）枕外隆突中点旁开 5cm 的上项线上。

刺法：向枕骨面垂直进针 2cm。

扫一扫，看课件

（10）耳大神经刺激点

定位：乳突后缘。

刺法：直刺 1 ～ 2cm，局部酸胀或向头部传导。

（11）颈横神经刺激点

定位：胸锁乳突肌中央，与其后缘中点下 1cm 相平处。

刺法：直刺 1cm，针感向颈前部放散。

（12）锁骨上神经刺激点

1）锁骨上神经总干刺激点

定位：胸锁乳突肌后缘中点下 1cm 处。

刺法：垂直进针 1cm。

2）锁骨上神经分支刺激点

定位：可在以下部位针刺锁骨上神经分支。

①前支：锁骨表面，内 1/3 处。

②中支：锁骨表面，中 1/3 处。

③后支：锁骨表面，外 1/3 处。

刺法：在锁骨表面横刺 1cm。局部有酸胀感，要防止伤及胸膜和肺。

（13）膈神经刺激点

定位：胸锁乳突肌的胸骨头和锁骨头之间，锁骨上 2.5cm 处。

刺法：有以下两种针刺方法：

1）头转向对侧，直刺 2 ～ 3cm。

2）头转向对侧，在胸锁乳突肌的锁骨头外侧缘，距锁骨 2.5 ～ 3cm 处进针，用押手拇指、示指相对捏住并上提胸锁乳突肌，刺手持针沿胸锁乳突肌和前斜角肌的肌间沟平行刺入，针尖达内侧手指间深层，深度 2.5 ～ 3cm。

（14）颈交感神经干刺激点

定位：胸锁关节上 1 横指，气管外缘向外旁开 1 横指，胸锁乳突肌内缘，第 7 颈椎横突的腹面。

刺法：押手示指或中指指尖紧贴胸锁关节上缘，沿气管侧壁轻轻下扣将胸锁乳突肌及其深面的颈总动脉鞘拉向外侧。指尖下压，可触及第 7 颈椎横突，手指固定不动。刺手持针，沿示指或中指甲缘垂直刺入，深度达第 7 颈椎横突表面。针刺时，要避免患者呛咳，谨防气胸。为了安全，临床治疗时常于环状软骨水平按上法进针至第 6 颈椎横突，亦可取得同样的疗效。

3. 躯干部刺激点

（1）胸神经根刺激点

扫一扫，看课件

定位：后正中线旁开 4～6cm，平胸椎棘突上缘。

刺法：于平胸椎棘突上缘，后正中线旁开 4～6cm 处进针，刺入 3.5～4cm，针尖可触及横突，然后稍退针，再向内、向上倾斜 20°～25°进针，即朝椎间孔方向，再进针 1.5～2cm，便可达椎间孔附近。刺中时，出现放射性针感。

（2）肋间神经刺激点

定位：肋间神经走行线上的压痛点。可选取以下点针刺。

1）肋角点：在骶棘肌外侧缘与肋骨下缘相交处。

2）腋后线点：在腋后线与肋骨下缘相交处。

3）腋前线点：在腋前线与肋骨下缘相交处。

刺法：肋角点采用直刺法，进针达肋骨背面后，将针尖滑至肋骨下缘，再进针 0.2～0.3cm。腋后线点和腋前线点采用平刺法，触及肋骨下缘骨面后将针尖下滑，继续进针 0.2～0.3cm。

需要注意的是：自第 9 肋起，肋间神经不再位于肋沟内，而位于下一肋骨上缘内侧。因此，针刺第 9、10 肋间神经时，应在下一肋骨上缘进针。

（3）胸神经后支刺激点

定位：平胸椎棘突上缘，后正中线旁开 1～1.5cm。

刺法：直刺 2～3cm。针尖达胸椎关节突关节后，紧贴其外缘和横突根部的上缘再进针 0.5cm。

（4）腰神经根刺激点

定位：后正中线旁开 2.5～4.5cm（外口点）或 0.5～1cm（内口点）平腰椎棘突间隙处。

刺法：从腰椎间孔的外口和内口两种入路都可以刺激到腰神经根，刺中时，出现同侧臀部或下肢放射性异感。一般多用外口入路。

1）腰椎椎间孔外口点：于平腰椎棘突间隙，后正中线旁开 2.5～4.5cm（上腰椎为 2.5～3cm，下腰椎为 3～4.5cm）处进针，刺入 3.5～4cm 针尖可触及横突，然后稍退针，再向内倾斜 20°，向上或向下倾斜 25°，沿横突的上缘或下缘进针 1.5～2cm，即达到椎间孔外口附近，针尖可触及上位或下位的神经根。

2）腰椎椎间孔内口点：于平腰椎棘突间隙，后正中线旁开 0.5～1cm 处，针尖向外倾斜 15°～30°进针，刺入 3.5～4cm，针尖可触及关节突关节，然后稍退针，再向内倾斜 5°～10°，针尖紧贴关节突关节内缘进针 1～1.8cm，即达到椎间孔内口附近，针尖可触及神经根，进针深度 5～6.8cm。

（5）腰神经后支刺激点

定位：平腰椎棘突间隙，后正中线旁开 2.5 ～ 3cm。

刺法：针尖稍向内直刺 3 ～ 4cm，达腰椎关节突关节后，紧贴其外缘和横突根部的上缘再进针 0.5 ～ 1cm。

（6）腰丛刺激点

定位：两髂嵴最高点连线（腰 4 棘突水平）下 3cm，后正中线旁开 5cm 处。

刺法：在刺激点处垂直进针至腰 5 横突，调整方向使针尖滑过横突上缘，再进针 0.5 ～ 1cm。针刺腰丛刺激点时，不必刻意寻求特异针感。

适应证：腰痛、坐骨神经痛、下肢麻痹。

（7）骶丛刺激点

定位：坐骨结节上缘中点。

刺法：俯卧，向前上方第 2 骶后孔前方斜刺 7 ～ 10cm，稍深达骶骨前面。进针深度约等于坐骨结节上缘至髂后上棘的距离。针尖勿向内侧倾斜，以免刺入直肠。

（8）骶神经后支刺激点

定位：骶后孔及骶管裂孔处。第 1、2、3、4 骶后孔和骶管裂孔分别是第 1、2、3、4、5 骶神经后支刺激点的位置。

1）骶后孔定位：先找出两髂后上棘，其连线下 1.3cm，后正中线旁开 2cm 处的凹陷为第 2 骶后孔。第 2 骶后孔上 2.5cm，后正中线旁开 2.5cm 处的凹陷为第 1 骶后孔。第 2 骶后孔下 2cm，后正中线旁开 1.8cm 处的凹陷为第 3 骶后孔。第 3 骶后孔下 1.5cm，后正中线旁开 1.5cm 处的凹陷为第 4 骶后孔。或者医生以示指按在患者第 1 骶椎棘突旁开 2.5cm 处，小指按在骶骨角的上方，中指与环指等距离分开放，示指、中指、环指和小指指尖处分别为第 1、2、3、4 骶后孔。

2）骶管裂孔定位：先摸出骶角，在两骶角之间即为骶管裂孔所在。有的人骶管裂孔不明显，可摸及尾骨尖，在其上约 5cm 处为骶管裂孔所在。或者以两髂后上棘连线为底边画一倒等边三角形，其顶点（女性）或顶点偏下（男性）的凹陷处即骶管裂孔。

刺法：第 1 骶后孔直刺 2.5cm，第 2 骶后孔直刺 2cm，第 3 骶后孔直刺 1.5cm，第 4 骶后孔直刺 1cm，骶管裂孔处先以 60°～ 70°进针，突破骶尾韧带后改为 15°～ 20°，进针 3.5 ～ 4cm。

（9）阴部神经刺激点

定位：坐骨结节的后内侧处。

刺法：患者取截石位，先摸出两侧坐骨结节，在其下方进针，针尖朝坐骨棘的下方，略偏外侧，刺入 5cm。针刺时，为了避免伤及直肠，可将示指插入肛内，用示指做引导进行针刺。

（10）腹腔丛刺激点

定位：第 1 腰椎棘突中点左侧 2.5 ～ 3cm。

刺法：直刺 5 ～ 6cm。一般针刺左侧，右侧相应部位深处有下腔静脉，不宜深刺。

（11）胃丛刺激点

定位：胸骨剑突与肚脐连线的中点。

刺法：直刺 3 ～ 4cm。肝脾大者不宜深刺。

（12）膀胱丛刺激点

定位：耻骨联合上 1cm 处。

刺法：向下斜刺 3 ～ 4cm。针刺前要排空小便，尿潴留患者不宜深刺，孕妇禁针。

（13）脊髓刺激点

定位：第 2 腰椎以上的各脊椎棘突之间的间隙。临床多选用下颈段及胸段，选取脊髓刺激点时，须按照脊髓节段与脊椎棘突之间的位置关系确定。

刺法：患者取侧卧位，屈颈弯腰。针尖稍向上斜刺，缓慢进针，深度为 4 ～ 6.5cm。当出现触电感后，不再深刺，迅速退针。针刺脊髓有一定风险，要慎用，能选用其他神经干刺激治疗的疾病，尽量先选用其他刺激点。针刺时，不做提插捻转手法，行电刺激治疗者，可将针退至硬膜外腔通电。

4. 上肢部刺激点

（1）臂丛刺激点

定位：可选择以下刺激点针刺臂丛。

1）肌间沟刺激点：胸锁乳突肌后方，平环状软骨（或第 6 颈椎横突）水平，前斜角肌和中斜角肌之间的凹陷。

2）锁骨上刺激点：锁骨中点上 1.5cm。

3）喙突下刺激点：肩胛骨喙突直下 1.5 ～ 2.5cm 处。

4）腋窝刺激点：腋窝顶部，腋动脉搏动处的外方。

刺法：

1）肌间沟刺激点：取仰卧位，头稍偏向对侧，手臂贴体旁，手尽量下垂。针尖向内下方（对侧足跟方向），进针 2 ～ 3cm。

2）锁骨上刺激点：取仰卧位，头略后仰并向对侧转 45°。医者押手在患者的胸锁乳突肌锁骨头的外侧缘、锁骨上方触及锁骨下动脉的搏动，将其下按，于其外侧进针，针尖向患者的内、下、后方（相当于患者第 3 胸椎棘突），进针深度约 1.5cm，即触及第 1 肋骨。针刺不可过深，以免伤及胸膜和肺尖。

3）喙突下刺激点：针尖稍向外倾斜，朝肩胛颈方向进针，针尖达胸小肌与肩胛下腔时，患者可出现不适感，即为刺中的表现。针刺时，要避免刺入胸腔。

4）腋窝刺激点：取仰卧位，头偏向对侧，上肢外展 90°，肘屈曲，前臂外旋，手背靠近头部，先触及腋动脉的搏动，在搏动最高点的外侧进针，直刺 2.0 ～ 3cm。

（2）腋神经刺激点

1）腋神经点

定位：肱骨头后下凹陷处。可按以下方法定位。

①肩胛冈中点与三角肌止点连线的中点。

②垂肩，肩后腋后纹端与肩胛骨肩峰连线的中点。

③肩峰背侧下方约 4cm 处。

④大圆肌与肱三头肌长头的交点和肩峰连线的中、下 1/3 交点处。

刺法：直刺 4cm。

2）三角肌点

定位：三角肌肌腹中央，分前、中、后三点。前点：锁骨外 1/3 与内 2/3 交点和三角肌止点连线的中点；中点：肩峰与三角肌止点连线的中点；后点：肩胛冈外 1/3 与内 2/3 交点和三角肌止点连线的中点。

刺法：直刺 2 ～ 3cm。

（3）肩胛上神经刺激点

定位：可按以下方法定位。

1）将肩胛冈分为 3 等份，在其中、外 1/3 交点处上 1cm。

2）由肩峰至肩胛骨内缘在肩胛冈上划一直线，再过此横线中点划一条与脊柱平行的直线，在其外上角的角平分线上距交点 1.5 ～ 2cm 处。

3）在肩胛冈中点与肩胛下角做一直线，此线在肩胛冈上缘 1 ～ 2cm 处。

4）肩胛冈与锁骨间用手触之有三角形凹陷处。

刺法：针尖向内下成 45°，对准肩胛上切迹进针，深度约 3cm。要防止针刺过深造成气胸。

（4）肌皮神经刺激点

1）肌皮神经点

定位：可按以下方法选取。

①喙突下方 2cm 处。

②三角肌止点水平线上，肱二头肌长、短头之间。

刺法：直刺 2.5 ～ 3cm。刺中时，有麻胀或触电感向前臂外侧放射。

2）肱二头肌点

定位：上臂屈侧肌腹隆起的中点。

刺法：直刺 2 ～ 3cm。

（5）桡神经刺激点

1）桡神经点

定位：可选取以下刺激点针刺桡神经。

①臂后点：上臂后正中线中点。

②肘上点：锁骨肩峰端至肱骨外上髁连线上 2/3 与下 1/3 交点。成人约在上臂外侧肱骨外上髁上方 10cm 处。

③肘窝点：肘横纹上外 1/4 与内 3/4 的交点，相当于肱二头肌腱止点外侧 1cm 处。

刺法：直刺 2 ～ 3cm。

2）肱三头肌点

定位：长头在上臂背侧上 1/3 与下 2/3 交点近腋后缘处，外侧头在上臂背侧同一平面桡侧缘处，内侧头在上臂背侧上 2/3 与下 1/3 交点近尺侧缘处。

刺法：直刺 2cm。

3）旋后肌点

定位：前臂伸侧桡侧缘上 1/4 与下 3/4 交点。

刺法：向下斜刺 2cm。

4）指伸肌点

定位：约在肘部桡侧缘至腕背中央连线中点稍上处。

刺法：向下斜刺 2 ～ 2.5cm。

5）拇长伸肌点

定位：前臂伸侧腕横纹上 4cm 近桡侧缘。

刺法：向下斜刺 1 ～ 2cm。

6）拇长展肌点

定位：约在前臂伸侧桡侧缘的中点。

刺法：向下斜刺 2cm。

（6）正中神经刺激点

1）正中神经点

定位：可选取以下刺激点针刺正中神经。

①肘上点：上臂内侧肱二头肌内侧沟上、中 1/3 交点。

②肘窝点：a. 肘横纹上，肱动脉内侧，约在肘横纹中、内 1/3 交界处。b. 于肱骨内、外上髁做一连线，在该线上肱二头肌腱内侧缘与内上髁之间的中点。

③肘下点：肘横纹中点与腕横纹中点连线的中点。

④腕上点：腕横纹中点上 4cm，两大筋（掌长肌腱和桡侧腕屈肌腱）之间。

刺法：肘上点和肘下点直刺 2 ～ 3cm，肘窝点和腕上点直刺 1.5 ～ 2cm。

2）旋前圆肌点

定位：肘横纹内 1/3 与外 2/3 交点的下方 2.5cm 处，相当于肱二头肌止点的内侧。

刺法：直刺 2cm。

3）指深屈肌点

定位：肘部尺侧缘至腕横纹中点连线上 1/3 与下 2/3 交界处。

刺法：直刺 2 ～ 3cm。

4）指浅屈肌点

定位：前臂屈侧上 2/3 与下 1/3 交界近桡侧缘处。

刺法：直刺 2cm。

5）拇长屈肌点

定位：腕上约 5cm 近桡骨缘处。

刺法：直刺 1 ～ 2cm。

（7）尺神经刺激点

定位：可选取以下刺激点针刺尺神经。

1）肘上点：上臂肱二头肌内侧沟中点，肱动脉搏动内侧缘处。

2）肘后点：肘尖与肱骨内上髁之间的沟中，即尺神经沟内。

3）腕点：腕横纹上，尺动脉尺侧，豌豆骨桡侧缘。

刺法：肘上点直刺 2 ～ 3cm，肘后点和腕点直刺 0.5 ～ 1cm。针刺肘后点时，患者取屈肘位，但角度不宜小于 90°，因为当肘关节屈曲超过一定限度时，部分人的尺神经并不在肱骨内上髁的后面而在其前面。

5. 下肢部刺激点

（1）坐骨神经刺激点

1）坐骨神经点

定位：可以选取以下刺激点针刺坐骨神经。

①臀点：a. 髂后上棘与坐骨结节下缘连线的上 1/3 与下 2/3 交点。b. 髂后上棘与股骨大转子上缘连线中点的垂直下方 3cm 处。c. 骶尾关节与股骨大转子上缘连线的中点。d. 髂后上棘与尾骨尖做连线，该线中、上 1/3 交点与股骨大粗隆连线中点下方 1cm 处。

②股上点：坐骨结节和股骨大转子上缘连线的内 1/3 与外 2/3 的交点。

③股中点：股后正中线中点，即臀横纹中点与腘横纹中点连线的中点。

④股前点：从髂前上棘与耻骨结节连一直线，其中、内 1/3 交点向下做垂线，再从股骨大转子与第一条线做平行线，第一条线的垂线与此平行线的交点为刺激点。

刺法：臀点直刺 6 ～ 10cm，避免针刺过深穿过坐骨大孔伤及盆腔内脏；股上点直刺 5 ～ 7cm；股中点直刺 4 ～ 6cm；股前点直刺 5cm，沿股骨干内侧面刺入。

2）股二头肌点

定位：股二头肌有上、下两个刺激点，在坐骨结节与腓骨小头的连线上，其上、中 1/3 交点为上点（长头肌点），中、下 1/3 交点为下点（短头肌点）。

刺法：直刺 2 ～ 3cm。

3）半腱肌点

定位：股后上 1/3 与下 2/3 交点近内侧缘。

刺法：直刺 3cm。

4）半膜肌点

定位：股后内侧缘的中点。

刺法：直刺 3cm。

（2）臀上神经刺激点

1）臀上神经点

定位：坐骨神经刺激点股上点直上 7.5cm。

刺法：直刺 5 ～ 7cm。

2）臀中肌点

定位：可按以下方法定位。

①髂前上棘后三角区：将示指指尖置于髂前上棘（由后向前，右侧用左手，左侧用右手），中指尽量与示指分开，中指尖紧按髂嵴下缘，在示指、中指及髂嵴围成的三角区内。

②髂前上棘后三横指处

刺法：直刺 2.5 ～ 3.5cm。

（3）臀下神经刺激点

1）臀下神经点

定位：坐骨神经刺激点股上点内上 5cm。

刺法：直刺 6~8cm。

2）臀大肌点

定位：臀部肌肉隆起处的最高点。

刺法：直刺 5 ～ 6cm。

（4）胫神经刺激点

1）胫神经点

定位：可选取以下刺激点针刺胫神经。

①腘上点：腘横纹上方，股二头肌内缘与半腱肌外缘上部形成三角形的顶角处。

②腘点：腘横纹的中点。

③小腿点：小腿后正中线上、中 1/3 交点。

④内踝点：跟腱与内踝连线的中点。

刺法：内踝点直刺 2cm，其余点直刺 3 ～ 4cm。

2）腓肠肌点

定位：小腿后侧上 1/3 与下 2/3 交点旁开 3cm 肌腹隆起处，内、外侧各一个，分别为内侧头和外侧头刺激点。

刺法：直刺 2 ～ 3cm。

3）胫骨后肌点

定位：小腿后侧上 2/3 与下 1/3 交点近胫侧缘。

刺法：直刺 2 ～ 3cm。

（5）腓总神经刺激点

定位：腓骨小头后下方。先确定腓骨小头，在体表最突出之下方一横指，即腓骨小头与腓骨颈之间。

刺法：直刺 0.5 ～ 1cm 或向下斜刺 2cm。

（6）腓深神经刺激点

1）腓深神经点

定位：可选取以下刺激点针刺腓深神经。

②胫前点：胫骨粗隆下 5cm，胫骨前嵴外 2cm 处。

②足背点：足背横纹上，𧿹长肌腱内缘。

刺法：直刺 3cm。

2）胫骨前肌点

定位：小腿前侧上 1/3 与下 2/3 交点，胫骨前嵴外约 2cm 处。

刺法：直刺 2 ～ 3cm。

3）踇长伸肌点

定位：小腿前侧中线上，踝关节上方 5 ～ 6cm 处。

刺法：直刺 2cm。

（7）腓浅神经刺激点

1）腓浅神经点

定位：可按以下方法选取。

①腓骨小头与外踝连线的中点前 1 ～ 2cm 处，相当于腓骨中点前缘。

②外踝上方 10cm 左右，先嘱患者足背屈以显示趾长伸肌外侧缘，再令足趾跖屈外翻，确定腓骨长肌，刺激点位于两肌间隙中。

刺法：直刺 2cm 或向下斜刺 2 ～ 3cm。

2）腓骨长肌点

定位：腓骨小头与外踝连线的上 1/3 与下 2/3 交点。

刺法：向下斜刺 2 ～ 3cm。

3）腓骨短肌点

定位：腓骨小头与外踝连线的上 2/3 与下 1/3 交点。

刺法：向外踝方向斜刺 2cm。

（8）股神经刺激点

1）股神经点

定位：腹股沟韧带中点下方 2.5cm 处，股动脉搏动处的外缘。

刺法：直刺 2cm。

2）股直肌点

定位：大腿前方中点处。

刺法：直刺 3 ～ 4cm。

（9）隐神经刺激点

定位：可选取以下刺激点针刺隐神经。

1）股点：大腿内侧中、下 1/3 交点处，股内侧肌与缝匠肌之间隙中。

2）胫后点：足内踝上 7cm 处，紧贴胫骨内缘后面。

刺法：直刺 3 ～ 4cm。

（10）闭孔神经刺激点

1）闭孔神经点

定位：可按以下方法选取刺激点。

①耻骨结节下方和外侧各 1.5 ～ 2cm 处。

②腹股沟韧带内 1/5 与外 4/5 交点下方 5cm 处。

③耻骨联合外缘旁开 2.5cm 处的下方。

刺法：取仰卧位，大腿外展 15°，垂直刺入至针尖触及耻骨水平支的骨面，再稍退针，针刺方向改为向上和向外侧与皮肤约成 80°，使针尖滑过耻骨水平支下缘，针刺深度较触骨面时约深 2.5cm，总深度为 3 ～ 4cm。

2）大收肌点

定位：约在股内侧上 1/3 与下 2/3 交点附近。

刺法：直刺 3 ～ 4cm。

（11）股外侧皮神经刺激点

定位：髂前上棘内下方 2.5 ～ 3cm 处。

刺法：直刺 2 ～ 3cm。

（12）臀上皮神经刺激点

定位：髂嵴中点下方 2 ～ 3cm 处。

刺法：直刺 3 ～ 5cm。

（四）刺激点的临床选用原则

1. 根据脊髓神经节段分布选点　同一脊髓节段支配的内脏与体表存在着密切的联系，当某一内脏病变时，在相应脊髓节段所支配的肌肉出现紧张或压痛点，刺激这些点可以通过中枢和有关神经的反向作用，治疗相应脊髓节段所支配的内脏疾患。

2. 根据周围神经支配关系选点　机体的所有组织和器官都分布着神经，并受神经所支配，直接针刺与病变部位有支配关系的神经，可以促进疾病向愈。

3. 根据神经系统的间接联系选点　外周神经可以通过脊髓节段之间以及交感神经节之间的联络与内脏发生间接联系，通过刺激外周神经可以影响内脏活动，从而达到治疗内脏疾病的目的。

（五）操作方法与注意事项（视频：神经干电刺激）

扫一扫，看课件

1. 操作方法

（1）选刺激点　选择刺激点宜成对，一般选择同侧机体的 1 ～ 3 对刺激点为宜，当选择单个刺激点进行治疗时，应加无关电极。无关电极一般用同侧神经干刺激点附近的点进行针刺。

（2）电刺激方法　刺激点局部常规消毒，按照所选神经干刺激点刺法中的要求，用毫针刺入神经干刺激点，注意针刺方向、深度和所要达到的针感。针刺后，连接脉冲电刺激仪。将刺激仪输出电位调至"0"位，两根导线分别接在两个针柄上。打开电源开关，选好波型，慢慢调高至所需输出电流量。根据病情决定留针电刺激时间，一般为 5 ～ 20 分钟，用于镇痛则一般在 15 ～ 45 分钟之间。如感觉减弱，可适当加大输出电流量，或暂断电 1 ～ 2 分钟后再行通电。当达到预定时间后，先将输出电位器退至"0"位，然后关闭电源开关，取下导线，最后按毫针起针常规将针取出。

2. 注意事项

（1）电刺激仪在使用前须检查性能是否良好，调节旋钮是否回零，输出是否正常。治疗后须将输出调节旋钮全部退至零位，随后关闭电源，撤去导线。

（2）调节输出电流量时，应由小到大，切勿突然增强，以防引起肌肉强烈收缩，致患者不能忍受，或造成弯针、断针、晕针等意外。

（3）一对电极的两极在上半身应放在同侧，避免电流回路通过心脏。在接近延髓、脊髓部位使用电针时，电流输出量宜小，切勿通电太强，以免发生意外。孕妇慎用，腰骶部及下腹部禁用。带有心脏起搏器和骨科内固定的患者应禁用电刺激。

（4）温针灸用过的毫针，针柄因氧化而不导电，应弃之不用。

（5）在神经刺激点针刺时，手法要轻，不宜提插捻转，以免损伤神经干。

（6）本节所描述刺激点的定位和进针深度，均以中等身材成人为标准，对小儿、身材过高或过低，体形过胖或过瘦的患者，临床应用时须酌情变化。

（7）本节所载的神经刺激点并非绝对，只要是在神经的走行线路上，任何一点均可以作为神经干治疗的刺激点，即"宁失其点，不失其干"，正如针灸选穴治疗一样，"宁失其穴，勿失其经"。

（六）适应证

周围瘫、中枢瘫、感觉障碍、内脏神经功能障碍等。

十一、筋针法

筋针，遵循《灵枢·经筋》"燔针劫刺"之意，由古代九针之一的毫针改良而成。筋针法是在经筋理论指导下，遵循《灵枢·经筋》"治在燔针劫刺，以知为数，以痛为输"的治则，采用"以痛为输"为主法选取筋穴，应用筋针，浅刺皮下，无感得气，导气布津，舒畅经筋，取效快捷，适用于治疗经筋病的一种独特的经典针法。筋针疗法是刘农虞在研习《灵枢·经筋》等有关经典理论的感悟中，结合30多年针灸临床经验而研发的。该法具有取穴简捷、微痛无感、速效安全、简便易学的特点。

毫针，在古代应用最广，主要用于治疗寒热痛痹。《灵枢·九针十二原》曰："毫针者，尖如蚊虻喙，静以徐往，微以久留。正气因之，真邪俱往，出之而养，以取痛痹。"古人对针刺痛痹针法非常重视，《灵枢·官针》中根据病位、病情提出了治疗五体（皮、肉、筋、骨、脉）痹等的刺法，如治疗皮痹的"半刺""毛刺"，治疗肉痹的"分刺""合谷刺""浮刺"，治疗筋痹的"恢刺""关刺"，治疗脉痹的"络刺""赞刺""豹文刺"，治疗骨痹的"短刺""输刺"，以及根据不同病情的"偶刺""报刺""齐刺""扬刺""直针刺""旁针刺"等法。《灵枢·经筋》还进一步阐明了针刺治疗筋痹的方法，即"燔针劫刺，以知为数，以痛为输"。筋针综合了"恢刺者，直刺傍之，举之前后，恢筋急，以治筋痹也"与"浮刺者，旁入而浮之，以治肌急而寒者也"等刺法特点而研制的一种新型针具。

筋针一般采用不锈钢制成，为环柄短柄（20mm，便于活动），针尖较一般毫针钝些（避免刺伤皮下血管），规格有0.30×30mm、0.40×30mm两种最为常用，包装为单支针管的筋针。

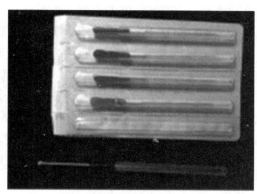

图 1-18 筋针

（一）理论基础

1. 经筋理论 筋针疗法源于《灵枢·经筋》。《灵枢·经脉》《灵枢·经筋》篇分别记载了经脉、经筋的循行、病候及治法，导出了经脉、经筋各自不同的生理、病理与诊疗原则，指明了经脉、经筋是既有联系更有区别的两大网络系统。由此提出了"筋脉系统假说"，将脉道中空、循行营血的十二经脉、奇经八脉、十五络脉称为脉络系统，而将禀受卫气而用的十二经筋、十二皮部称为筋皮系统。临证将疾病分为三类，即脏腑病、脉络病与经筋病。将经筋病从经络病中分离出来，根据《素问·调经论》"其病所居，随而调之。病在脉，调之血；病在血，调之络；病在气，调之卫；病在肉，调之分肉；病在筋，调之筋；病在骨，调之骨"辨位施治的原则，专病专治，提高疗效。

2. 经筋含义 筋有广义与狭义之分，狭义主要指肌腱、筋膜和韧带，广义则包括了肌肉与部分神经。十二经筋主要是指与十二经脉密切相关的肌腱、韧带、筋膜、肌肉与部分神经等组织。这些组织大体按十二经脉的体表循行路线分布，外联缀四肢百骸，内布散体腔九窍，相互联系，在卫气的濡养下发挥主司运动、稳固脏器等作用的一个网络系统。

3. 病因病机 经筋病的病因：气虚是筋病的内在病因，劳损是筋病的主要外因，寒热是筋病的诱发因素。经筋病的病机：卫气不足，腠理空虚，风夹寒热，乘机侵袭，入腠袭筋为病。因风邪善行速变，侵袭人体没有常处，只要卫气与之相应，邪气得以入腠袭筋，就能致病，加之经筋"中无有孔"，不能传输病邪，故其病变部位就是邪气侵入，"风气留其处"，即入腠袭筋之处，故经筋病位局限、病情轻浅、不易传变。其病机为卫气与邪气相合。

4. 经筋病候 《灵枢·经筋》曰："经筋之病，寒则反折筋急，热则筋弛纵不收，阴痿不用。阳急则反折，阴急则俯不伸。"直接指明了筋病的寒热之性，主症为筋急、筋纵，并提示阴阳经筋间在生理上相互协调、在病理上互相影响的关系，如阳急则阴不制阳而反折，阴急则阳不制阴而俯不伸。其症候主要以机体运动障碍有关，体现了《内经》"筋为刚""主束骨而利机关"的思想精髓。

通过整理有关《灵枢·经筋》的病候，大体将筋病分为三类，即筋性痹病（类似于软组织损伤等运动神经系统疾病）、筋性腔病（类似于脏腑病证）与筋性窍病（类似于五官九窍病证）。筋性痹病，有寒则筋急所致的痹病（肌肉关节疼痛、运动障碍等）与热则筋纵所致的痿病（肌肉松弛甚则萎缩）；筋性腔病分为胸腔筋病（胸闷、心悸、咳喘——类似呼吸心血管系统）、腹腔筋病（腹痛、胃痛、呕吐、腹泻——类似消化系统）与盆腔筋病（尿便异常、不孕不育——类似泌尿生殖系统），其虽临证表现为脏腑病候，但其原发病并不在体腔脏器，而是由体腔周围筋膜病变所致的各脏器的病证；筋性窍病，表现为头面五官病与前阴病（尿便异常、阳强阳痿——泌尿生殖系统），其虽临证表现为五官九窍病候，但其原发病并不在九窍器官，而是由九窍周围筋肉病变所致的五官九窍病证。

5. 筋针刺法 遵循《灵枢·经筋》"治在燔针劫刺，以知为数，以痛为输"之旨，综合"恢刺者，直刺傍之，举之前后，恢筋急，以治筋痹也"与"浮刺者，旁入而浮之，以治肌急而寒者也"（《灵枢·官针》），"取分肉间，无中其经，无伤其络，卫气得复，邪气乃索"（《素问·调经论》）"等刺法特点，结合自身的临床实践而研发的一种独特的经典刺法。

（二）取穴原则与方法

1. 取穴原则 循筋取穴，即通过经筋六向评估确定病筋，遵循"以痛为输"，在相应的病筋上循筋寻找病理反应点作为筋穴进行施治。

2. 取穴方法

（1）以痛为腧 经筋十二痹病以疼痛为主要的临床表现，为此《灵枢·经筋》提出了"以痛为输"之治疗筋病的取穴大法，是临证简捷有效的取穴方法。循筋取穴时，用拇指指腹或示、中、环指指腹，由轻而重，用力均匀按压，注意与本筋上下及伴行之左右经筋比较，深在痛点不显时可配合特定方向活动，或做该肌抗阻力主动收缩而诱发疼痛，有助暴露痛点而定取穴位。如肱骨外上髁炎（网球肘），痛点大多在肱骨外上髁处或配合肱桡肌肌力检查（患者前臂置于中立位与旋后位之间，嘱其前臂旋前并屈肘，医生对此动作给以阻力），有助暴露肱桡肌肌腹处病变部位而定取穴位。

（2）以舒为腧 《内经》中除了"以痛为输"外，还有"按之痛解"或"按之快然"的取穴法，如《灵枢·五邪》"邪在肺……取之膺中外输，背三节五脏之旁，以手疾按之，快然，乃刺之"，与《灵枢·背腧》"则欲得而验之，按其处，应在中而痛解，乃其腧也"等，这种以按之"痛解"或"快然"之患者舒适感为主的取穴法，称为"以舒为腧"。舒适痛减点大多在病变附近或局部，一般不超过上下关节，可循筋按压寻取，其方法同"以痛为输"。如颈肩综合征或颈性颈椎病患者大多按压同侧肩井穴附近筋穴有痛减舒适之感。

（3）以结为腧 筋痹病机为卫气不足，腠理空虚，风邪夹寒湿乘机侵袭，入腠袭筋，或经筋反复劳损，筋急而挛为结，犹如"横络"卡压经脉的粘连结节。正如《灵枢·刺节真邪》所说："用针者，必先察其经络之实虚……一经上实下虚而不通者，此必有横络盛加于大经，令之不通，视而泻之，此所谓解结也。"《灵枢·九针十二原》又曰："夫善用针者，取其疾也，犹拔刺也，犹雪污也，犹解结也，疾虽久，犹可毕也，言不可治者，未得其术也。"《内经》将这种"以结为腧"的针法称为"解结"。筋结是经筋病灶的阳性反应物，可表现为皮下结节或条索状物等。颗粒状结节，多见于肌腱起止点、肌肉的引力点、腱鞘及关节周围，其形状大小不等，有小如粟米、中如绿豆、大如蚕豆，触之坚硬，多有压痛；条索状结节，多见于丰满肌肉之肌腹部位，如腰背、臀腿及颈肩部。其形状不规则，有线条状、条索状、梭状等，长短不一，触之坚韧，拨之弹响，压之酸胀。"筋结"一般不超过上下关节，可循筋或循肌肉纤维走向寻取。循筋取穴时，用拇指指腹侧峰由轻而重用力均匀触按或弹拨，注意与本筋上下及伴行之左右经筋比较，有时需与对侧对比，"筋结"不显时可配合特定方向活动，或做该肌抗阻力主动收缩而显露"筋结"而定取穴位。

以上三种取穴方法既可单独运用，也可结合运用，如筋结按之压痛或痛减则定位正确率大大提高。

（三）诊察方法

1. 经筋诊查　通过望闻问切四诊合参，在辨病的基础上，区分筋病、脉病、脏病，当确定筋病后，分辨筋性痹病、筋性窍病、筋性腔病，对复杂病证还需辨明兼病：筋肉型、筋脉型、筋骨型等。

2. 经筋六向评估　经筋具有约束骨骼、屈伸关节、维持人体正常运动功能的作用。古人根据阴阳、三才学说将经筋分为手足三阴三阳（太阳、少阳、阳明、太阴、少阴、厥阴）来协调人体的正常运动，即六向运动（前俯后仰、左右转侧、左右旋转）。筋病主要表现为筋急与筋纵。筋急，骨节活动度缩小、受限；筋纵，骨节活动度增大，移位。在掌握人体各关节的生理活动范围的基础上，测量关节的活动范围，有助了解筋伤性质与程度。

通过经筋六向评估，确定病筋，进而分清病在主动筋、拮抗筋，还是协调筋。为此要掌握十二经筋循行分布。

（四）操作方法与注意事项

1. 操作前准备　针具多选择一次性消毒、并在有效期内的筋针。穴区消毒与常规针刺稍有不同。筋针为皮下浅刺操作，操作时针身贴近皮肤平刺，有时针身会接触皮肤，故筋针操作时，除所刺穴位处消毒以外，可能接触的皮肤部位也要消毒，如向左平刺时，穴位右侧的皮肤也需消毒。其他参照《针灸学》毫针消毒要求（针具器械、医者手指、诊室消毒等）。

2. 管针进针法　使用带针管的一次性筋针，操作时从包装中取出筋针，拿下固定栓，刺手拇示指捏持针管与针柄，固定筋针在管内而不滑落，然后将针管置于所刺穴位皮肤表面，押手持管固定，用刺手示指叩击或中指弹击针尾而使筋针进入皮下，取出针管即可。

进针后，将针稍退，有明显脱落感（针尖离开肌层或筋膜中的感觉），筋针平卧或斜卧于皮肤之上，根据病情需要，向病所沿皮下平刺 10 ～ 25mm。

3. 操作方法

（1）针刺方法　一般分为纵刺法、横刺法两种。

纵刺法（顺逆平刺）：一般治疗筋病，针刺方向对准病所，即针尖指向病所，可循经筋走向纵行浅刺或顺肌肉纤维方向平刺。适用于大多数筋病的治疗。

横刺法（垂直平刺）：筋病大多发生于关节部位，筋针的其中一个特点是留针时需配合活动，但有时纵刺法妨碍肢体运动，故将针向改为垂直于经筋循行方向或肌肉纤维走行方向沿皮平刺。这主要适用于关节部位病变之筋病的治疗。

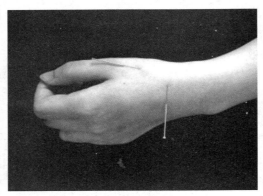

图 1-19　筋针操作方法

（2）动静结合　经筋在生理上发挥"主束骨而利机关"的功能，病理上表现为疼痛、关节运动障碍。诊断时肢体关节运动，显露病位有助诊断，并可协助定取筋穴；而当治疗时，更需配合适当的肢体关节运动，可增进疗效，还可检验筋针疗效。

筋针治疗时，根据病情、病变部位，选择相宜的运动方式，一般筋病大多表现为运动受限，可根据患者病情，留针期间采用主动运动，如四肢关节、颈椎、腰椎病变等，根据关节的生理活动范围，进行相应的俯仰转侧、屈伸旋转等活动，动则有助调气舒筋，增强疗效。如神经损伤不能主动运动者，可适当配合被动运动；如胸腔、腹腔脏器病变时，可配合呼吸运动，激发经气。一般当沿皮浅刺达到要求时，活动可判断筋针效果，如疼痛或扯痛减轻 50% 以上者，即可留针，嘱患者每隔 5 ～ 8 分钟做相应活动，如疼痛加重，可再行调整针刺方向，达到疼痛或扯痛减轻 50% 以上者，再留针；如无加重，则留针 10 ～ 20 分钟后，出针。

（3）皮下留针　筋针的皮下留针有两种，一是在诊室治疗期间的留针，留针期间配合活动，增强效果，一般留针 15 ～ 20 分钟，每隔 5 ～ 8 分钟活动关节，并检验筋针效果。二是对顽固性筋病，反复发作无定时，针后难以维持疗效者，可延长留针时间，皮下留针 8 ～ 24 小时，患者可带针离开诊室，到规定时间自行起针，或待下次针刺时起针。留针前必须与患者解释清楚，并得到患者同意，留针时用适当大小的胶布固定，并嘱患者活动，确认留针不影响肢体活动，并无任何不适，方可允许患者离开诊室。留针期间，患部不可着水，以免感染。对胶布过敏者，不可使用本法。留针期间，如有任何不适，及时与医生联系，以便及时处理。

4. 出针 留针达到规定时间即可出针，出针时首先轻捻或轻提针柄，无紧涩感则向外慢慢退出，用无菌干棉球按压针孔片刻即可。如针下紧涩，可能患者变动体位或体位不适，肌肉紧张所致，前者回复原来体位，后者用轻微循按拍打手法，放松肌肉，待针下空松感时即可退针。出针后要清点针数，避免筋针遗留体内发生意外。

筋针治疗一般隔 1 ～ 2 天 1 次，5 次为 1 疗程。

5. 注意事项

（1）筋针皮下浅刺时要避开血管，有时误伤血管而致皮下出血，可用无菌干棉球按压片刻止血。如出现皮下瘀斑者，一般不必处理，1 周左右自行消散，或用热毛巾热敷消瘀。

（2）筋针浅刺皮下，常被衣服或毛发遮盖，故出针时需清点针数，以免遗留。

（3）筋针留针期间带针活动，有时易致脱落，避免刺伤机体。

（4）有自发出血倾向或损伤后出血不止的患者，不宜使用筋针。

（5）年老虚证、初次筋针者，注意避免晕针。

（五）适用范围

筋针具有宣导卫气，舒经柔筋等作用。主要适用于治疗经筋病证，兼治其他痹病。临床上主要应用于：筋性痹病（如颈项痛、肩臂痛、肘腕痛、背腰痛、膝踝痛等肌肉关节病证）、筋性腔病（如胸闷心悸、咳嗽气喘、胃痛便秘、小便异常、不孕不育等）、筋性窍病（如头痛眩晕、眼花喑哑、嗅觉失常、耳鸣耳聋等），以及筋病影响肉、脉、骨、皮等病证。

十二、干针法

干针是相对"湿针"而言的一个新名词，干针法是运用注射针头或毫针等针具刺激激痛点以治疗肌筋膜疾病。激痛点属于中医"以痛为输""阿是穴"的范畴，属于腧穴的近治作用，这是腧穴普遍的基本作用。因此，干针法属于针刺疗法的一种。

（一）理论基础

干针的刺激点是激痛点，其理论基础是建立在对激痛点的认识上的。Travell 等于 1942 年首次提出肌筋膜"激痛点"的概念。激痛点是指在骨骼肌纤维中可触及的紧张性条索上高度局限和易激惹的点，也叫作激发点、扳机点、起发点等。按压可激发特征性的整块肌肉并扩散到周围或远隔部位的牵涉痛。激痛点根据是否伴有自发性疼痛，可以分为活性激痛点和隐性激痛点。一般认为，具有自发性疼痛或对运动有反应性疼痛的点称为活性激痛点，而仅在按压时有疼痛或敏感点称为隐性激痛点。

1977 年，提出疼痛"闸门控制"学说的 MelzackR 等比较了激痛点与传统针灸穴位的疼痛主治及感传路线，发现激痛点与传统针灸穴位具有高度的一致性，二者符合率达 71%。Dosher 利用解剖软件和解剖图谱，比较了 255 个激痛点与经穴（包括经外奇穴）

的符合程度，并比较了这些对应点的临床疼痛主治，以及相对应的激痛点的疼痛感传路线与相应的针灸穴位所在的经络分布，结果发现 95% 的激痛点与针灸穴位在解剖上相对应。针灸穴位中有 79.5% 的穴位所主治的局部疼痛与其对应的激痛点相似。针刺激痛点可以长时间地减轻疼痛，这点与针刺穴位的效应也相似。彭增福总结后认为：激痛点与包括阿是穴在内的传统针灸穴位相比，无论是针感、生理病理特征，还是临床主治均有一定的相似性，而且机械刺激激痛点也可以产生类似循经感传现象。

从其临床特征来看，激痛点与传统针灸学的"阿是穴"十分类似。与激痛点相比，针灸理论的腧穴包含的内容更丰富。中医腧穴不仅有病理属性，还有生理属性，而激痛点仅有病理属性。两者治疗疾病的范围也不同，激痛点主要用于治疗局部痛症，传统针灸除了治疗痛症，更注重对内脏功能的调节以及全身气血的调节。而且传统中医针灸根据穴位的特殊治疗作用，将其进行了归类，如五输穴、原穴、络穴、郄穴、八脉交会穴等，在临床应用时也有其配伍的方法和原则。肌肉激痛点的刺激部位局限，操作方法及理论基础也相对简单。

激痛点的形成与外周和中枢的敏化有关。在激痛点局部，SP、CGRP、BK、5-HT、NE、TNF-α、IL-1β 等生物活性物质的表达增加。激痛点伤害性信息持续性输入到背角，导致中枢敏化。中枢敏化参与很多疾病的形成过程，如慢性疼痛综合征、肠易激综合征、手术痛、纤维肌痛等。一个患者痛觉过敏和牵涉痛等症状越重，中枢敏化的程度越重。活性激痛点与隐性激痛点的区别可能就是敏化的程度不同。

（二）激痛点定位方法

激痛点多位于肌腹中央，肌肉、肌腱交界处，以及肌肉附着于骨骼处。医师主要通过触诊，再辅以检查时患者对于疼痛的感受，以及检查时肉眼观察到的局部抽搐反应（Local twitch response，LTR）可确定其部位。检查时，先轻触肌肉中的硬结，然后仔细查找硬结中剧烈的点状压痛，即激痛点。根据激痛点所处位置的不同，触诊定位的方法主要有 3 种：即平滑式触诊、钳捏式触诊与深部触诊。位于较为表浅的肌肉，如斜方肌、股直股、掌长肌等多用平滑式触诊，即以手指来回推动检查区的肌肉组织以便仔细地寻找其中的条索状物或硬结。身体体表游离缘肌肉中激痛点的定位采用钳捏式触诊，即在拇指与其他手指之间牢牢地钳捏住检查部位的肌肉组织，以推动的方式寻找其中的硬结。当确认这一硬结后，沿着其长度可定位出小结及其最大的压痛点，亦即激痛点。当平滑式触诊及钳捏式触诊无法触及激痛点时，便需要采用深部触诊法。即：将手指放在检查区的皮肤表面，然后朝特定方向施加压力，当引起局部性的压痛，且与患部感觉到的疼痛一致，并伴有相关的运动障碍时，它便可能是位于深部的激痛点。这一方法主要用于体内深层肌肉如腰大肌、腰方肌等部位激痛点的定位。

对于激痛点的确认也有一定的临床标准，即：可触摸的硬结，通常位于肌纤维中央；硬结上有剧烈的压痛小点；按压痛小点会再现患者的疼痛及感传痛等症状；关节的完全牵拉活动范围因疼痛受限。

（三）操作方法与注意事项

1. 操作方法

（1）针具选择 干针的针具最开始为注射针头，为了减轻对患者组织的损害，发展到采用肌电图的电极针，现在多采用针灸针。在干针疗法中，较粗的针具能对所穿透的组织密度与质感提供较好的触觉反馈。针具长度常以能足够碰到硬结中的激痛点为原则。一般而言，对于大部分表浅肌肉可用 22 ~ 26 号 40mm 针具。而对痛觉过敏的患者，则可用 28 号，甚至 30 号针。使用细针时，常常难以清楚地感觉到针尖所穿刺过的组织，而针尖也较易被致密的收缩结节所偏折。如果易出血，则选用 28 号针或 30 号针。30 号针更具弹性，其针尖更易被收缩结节所偏折，无法提供触觉反馈以做精确的刺激。在较厚的皮下肌肉里，如臀大肌或脊椎旁肌，则通常需要 22 号 50mm 的毫针。一般 22 号 70mm 的针具通常可到达最深部肌肉的激痛点，如臀小肌及腰方肌。对于肥胖患者，有时可能需要 90mm 长的毫针。

（2）针刺方向 进针与提插应该顺着肌纤维方向进行。这需要操作者对肌肉解剖相当熟悉。对于表浅的激痛点，针刺时，将激痛点固定在两手指之间，并在距其 1~2cm 处进针，针尖与皮肤约成 30°，顺着肌纤维的方向刺入皮肤。采用钳捏式定位并固定激痛点，针刺时，须将激痛点牢牢地握在拇指与其余手指尖端之间，针尖也沿着硬结中肌纤维方向直接刺入。

（3）针刺手法 操作者以拇指、示指持针，以中指、环指紧贴患者针刺部位的皮肤，为了预防针尖因患者突然的动作，如惊跳、打喷嚏、咳嗽等而刺入到不必要的组织或器官，干针疗法更强调刺手必须紧紧地倚靠在患者身上，尤其是在上背部及胸部或其他重要脏器表面针刺时，或当针尖朝向主要的动脉或神经时，这种方法尤为重要。干针疗法主要采用快速提插法。针刺提插速度以 20 ~ 30 次 / 分钟为宜。它既可避免因 LTR 引起的肌纤维损伤，又能轻易地刺透激痛点，从而彻底灭活激痛点。如果肌肉的某一部分里会存在多个激痛点，且都有其独自的硬结，则应对该区域做扇形针刺或围刺，以便灭活所有的激痛点。这种刺法便与传统的"合谷刺"及"围刺"法相似。对于深部激痛点，针刺时，对准其最大压痛处的表面皮肤进行深刺。注意判断针尖的位置，以免伤及不必要的深部组织与重要器官。

（4）刺激强度与效应 针刺时，针尖应完全穿透硬结区域，然后将针尖提至皮下组织，再第二次插进，如此反复。正因为如此，临床需要较粗的针具。如果针刺准确地刺入激痛点，常会出现 LTR，同时可能再现患者的疼痛等症状。而且一旦出现 LTR，出现症状便立即减轻。因此反复提插针刺后不再出现 LTR，才表明一区域不再存在激痛点。在有效地针刺后，激痛点的大部分特征会立即减轻或消失。如自发性疼痛及局部压痛，远端感传痛等均应减轻甚至消失。局部的硬结也会变得明显松弛，触诊时其硬结不再明显，更难诱发出 LTR。

（5）针刺后的辅助措施 激痛点针刺治疗后，强调通过活动关节的方法，对相关肌肉进行适当的牵拉，以恢复相关肌肉的功能。如果针刺后未予牵拉，则可能导致治疗的失败。一般在针刺之后，患者被针刺的每块肌肉应马上做 3 ～ 5 次最大范围的主动运动。首次牵拉时，其活动范围末端通常会有一定的僵硬感，但再次运动后，其僵硬感便会逐渐减轻。针刺后的牵拉，有助于使受累的肌纤维中的肌小节长度再度地均匀等长，以缓解其异常的张力，并解除其硬结。除这种肌肉伸展疗法外，还可同时应用局部冷喷疗法进行局部麻醉。以减轻针刺后疼痛及加强镇痛效果，或应用热敷疗法，促进局部血液循环，加强代谢，以清除局部致痛的炎性物质等。在针刺后常运用推拿按摩、灸疗、热敷与火罐其他辅助疗法，往往也能提高其疗效。

（6）疗程与疗效　一般来说疗程取决于患者的状况以及医生的技巧与判断。对于部分慢性激痛点，可能需要多次治疗，甚至长达数个月。在连续针刺期间，激痛点所致的疼痛与机能障碍会逐渐缓解。当肌腹与肌腱均存在激痛点时，两处均要加以针刺。当功能相关的肌肉群里出现许多活动性激痛点时，则应尽可能将它们全部予以灭活。但每次刺激部位不宜太多，一般每次可选取 5 ～ 10 个激痛点进行针刺。如果存在未被确认的持久性因素，如关节机能障碍等，可能会导致针刺疗效不佳，而且很快会复发。如果同时出现有纤维肌痛症，治病次数也会增加，一般每隔 6 ～ 8 周进行反复性针刺。对于病程不长的（急性的）肌筋膜疼痛综合征，如果没有持久性因素的作用及并发症状，激痛点针刺疗法一般 1 次即可明显缓解甚至消除疼痛，1 ～ 3 次即可痊愈。

2. 注意事项

（1）干针疗法所用针具较粗，易发生晕针，还易产生针刺后疼痛及不适感，并且有时可持续 24 小时以上，甚至 2 周。因此，应注意刺激强度适当，避免晕针，并提前告知患者针后反应。

（2）操作者注意熟练掌握解剖结构，避免出血。

（3）严重过敏性、感染性皮肤病者，以及患有出血性疾病者禁用。

（4）针刺时，通过系统的检查方法定位，牢牢地固定激痛点，以便针刺时能精确地灭活病灶。

（5）治疗后辅以相关的肌肉伸展运动，恢复肌肉的正常功能。

（四）适用范围

干针主要用于治疗肌肉、韧带、肌腱、皮下筋膜、瘢痕组织、外周神经、神经血管束等在内的各种神经肌肉骨骼疼痛综合征。广泛运用于治疗肌筋膜疼痛综合征，可以短期缓解疼痛，增强活动范围，提高生活质量。

十三、董氏奇穴法

董氏奇穴法是董景昌先生祖传针灸绝技，它以穴法、针法、诊法、心法、疗法为独门之功，其疗效迅速、易懂、易学，对治疗重症、急症、痛症有极佳效果，引起了针灸界的广泛关注。该奇穴的分布及应用，既源于传统的经络系统和针灸方法，又有所创新而独具特色，临床应用很广。

（一）理论基础

1.奇正相通 董氏称其奇穴为"正经奇穴"，其原著亦称《董氏正经奇穴学》。其用意即蕴含虽为奇穴，实与正经相通之义，故其疗效机理与十四经穴亦相通。

2.骨膜刺激 董氏奇穴多沿骨缘分布，进针时亦紧贴骨缘，并且达到骨膜。骨膜神经末梢分布较为丰富，刺之可以得到较强的针感，由此引起显著的神经反射及相应的机体反应，因而可以获得较好的治疗效果。

3.同气求求 董氏奇穴有以骨治骨、以肉治肉、以筋治筋、以脉治脉的特点，如治疗各种骨刺，必须贴骨扎针方有特效。

4.络病理论 其刺血针法，即以络病理论为依据，"久病必瘀""怪病必瘀""重病必瘀""痛症必瘀""难病必瘀"，董氏奇穴中很多穴位均可采用刺络放血，此与"菀陈则除之"的活血化瘀疗法一致。凡经数次针治，未见病情改善，必有瘀血阻滞气机，当在相关区域寻找瘀络，刺络放血。

5.生物全息 按生物全息理论，人体任一肢节都是整体的缩影，都有与整体相应的穴位，全息理论的出现深化了中医学的整体观念，董氏奇穴的穴位分布与全息亦有极其相似之处，认为任一局部皆能治疗全身疾病，将全身区分为十二治疗部位，每一部位均可独立治疗全身疾病，诸多特效奇穴的创立，均与此原理有关。

6.脏腑别通 "脏腑别通"之理论源于明代李梴之《医学入门·脏腑相通篇》："心与胆相通，肝与大肠相通，脾与小肠相通，肺与膀胱相通，肾与三焦相通，肾与命门相通。"此一原理在董氏奇穴中，有极其广泛的应用，如重子、重仙在肺经上，透过肺与膀胱通，主治膀胱经之背痛。

（二）穴位的定位及主治

1.还巢

部位：在环指中节外侧（偏向尺侧）正中央。（图1-20）

主治：不孕、月经不调、痛经、子宫瘤、小便过多、输卵管不通、胎动不安。

操作：针2～3分，禁忌双手同时取穴，本穴配妇科穴，左右交替，即针左妇科配右还巢，针右妇科则配左还巢。

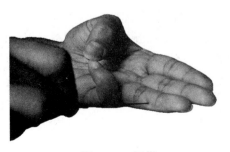

图1-20 还巢

2. 妇科

部位：在大指第一节之外侧赤白肉际。当大指背第一节之中央线外开3分，距前横纹1/3处一穴，距该横纹2/3处一穴，共二穴。（图1-21）

主治：子宫位置不正、子宫炎症、子宫肌瘤、小腹胀、不孕、月经不调、痛经。配内庭治痛经极有效。配还巢穴，治疗不孕症疗效极佳。

操作：贴于骨旁下针，针深1～2分，直刺，一次两针齐下，谓之"倒马针"。

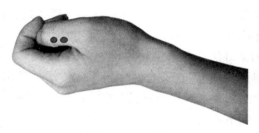

图1-21 妇科

3. 制污穴

部位：在大指背第一节中央线上。（图1-22）

主治：一切疮疡、刀伤、烫伤或手术后伤口溃疡出水，久不收口。

操作：以三棱针刺出黑血。

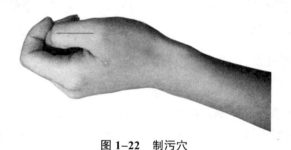

图1-22 制污穴

4. 五虎

部位：在大指掌面第一节之外侧（桡侧），每2分一穴，共五穴。自指尖向手掌顺数。依序为五虎一、五虎二、五虎三、五虎四、五虎五。（图1-23）

主治：五虎一治手指痛酸、腱鞘炎，五虎三治足趾痛酸，五虎四治脚踝、脚背酸痛，五虎五治脚跟酸痛皆极有效。五虎二则作为五虎一或五虎三之倒马针。五虎三尚可治头痛。

操作：于大指桡侧赤白肉际下针，每穴可下针2分左右。

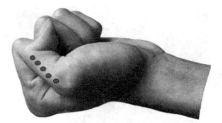

图 1-23　五虎

5. 重子

部位：手心向上，大指掌骨与示指掌骨之间，虎口下约 1 寸。（图 1-24）

主治：背痛、膝盖痛、肺炎（有特效）、感冒、咳嗽、气喘（小儿最有效。）

操作：针 3～5 分。

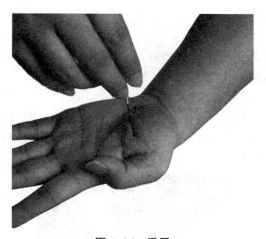

图 1-24　重子

6. 重仙

部位：在大指骨与示指骨夹缝间，离虎口两寸，与手背灵骨穴正对相通。（图 1-25）

主治：背痛、肺炎、高热、膝盖痛、子宫肌瘤。本穴接近肺经鱼际穴，对肺炎、支气管炎、支气管哮喘，痰稠不易咳出，针之有效。本穴治疗子宫瘤、卵巢炎亦有效。和重子两穴同时下针为倒马针，可以治疗各种急性痛证，为治背痛特效穴。重子、重仙、承浆三穴一起为治疗落枕特效穴。重子、重仙、下关治疗三叉神经痛。

操作：针深 1 寸。

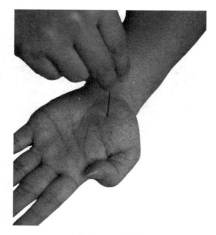

图 1-25　重仙

7. 大白

部位：在手背面，拇指弯曲抵示指第一节握拳，虎口底外开 5 分，第一掌骨与第二掌骨中间之凹处，即大肠经之三间穴。（见图 1-26）

主治：小儿气喘、发烧（特效）、气虚坐骨神经痛。

操作：用 2.5 寸针，针 0.5 ~ 1 寸深，治坐骨神经痛；除用三棱针治疗小儿气喘、发高烧及急性肺炎外，大白为灵骨之倒马针，两穴配合应用效果极佳，大白附近之青筋（血管）点刺出血。孕妇禁针。

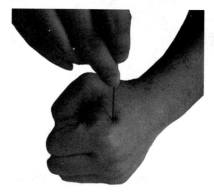

图 1-26　大白

8. 灵骨

部位：在手背拇指与示指叉骨间，第一掌骨与第二掌骨接合处，与重仙穴相通。（图 1-27）

主治：温阳补气作用极强，治疗气虚坐骨神经痛、腰痛、面神经麻痹、半身不遂、月经不调、经闭、难产、痛经、背痛、耳鸣、耳聋、偏头痛、头昏。

操作：用 1.5 ~ 2 寸针，针深可透过重仙穴，孕妇禁针。

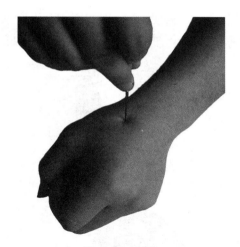

图 1-27　灵骨

9. 小节

部位：大指本节掌骨旁（手太阴肺经）赤白肉际上。握拳取穴，掌面斜朝上，第一掌骨外上髁与拇指第一节外下髁交接处凹陷。（图 1-28）

主治：踝关节扭伤。

操作：针尖向重仙方向进针，针深一寸半，左病取右，右病取左，即健侧进针。进针得气后，一面捻针，一面令患者活动患侧脚踝，一般病例留针 30 分，久病重病患者可留针 45 分钟或更久。

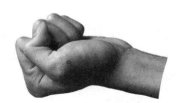

图 1-28　小节

10. 其门

部位：在桡骨之外侧，手阳明大肠经上，手腕横纹后两寸处。（图 1-29）

主治：月经不调、赤白带下、大便脱肛、痔疮痛、顽固性便秘及小腹胀气。

操作：臂侧放，针斜刺约与皮下平行，针入 2～5 分。

11. 其角

部位：在桡骨之外侧，手阳明大肠经上，手腕横纹后 4 寸处。（图 1-29）

主治：月经不调、赤白带下、大便脱肛、痔疮痛、顽固性便秘及小腹胀气。

操作：臂侧放，针斜刺约与皮下平行，针入 2～5 分。

12. 其正

部位：在桡骨之外侧，手阳明大肠经上，手腕横纹后 6 寸处。（见图 1-29）

主治：月经不调、赤白带下、大便脱肛、痔疮痛、顽固性便秘及小腹胀气。

操作：臂侧放，针斜刺约与皮下平行，针入 2 ～ 5 分。其门、其角、其正三穴同用（即一用三针）。

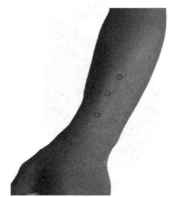

图 1–29 其门、其角、其正

13. 肠门

部位：手抚胸取穴，在尺骨之内侧与筋腱之间，距豌豆骨 3 寸。（图 1–30）

主治：肠炎、头昏眼花、腹痛里急后重或急欲如厕腹泻。

操作：针深 3 ～ 5 分。

14. 心门

部位：手抚胸取穴，约在小肠经上，在尺骨鹰嘴突起之上端，去肘 1.5 寸陷中。（图 1–30）

主治：心脏炎、心慌胸闷、呕吐、膝盖内侧痛、大腿内侧痛（含腹股沟）、坐骨神经痛、尾骶骨痛。

操作：针深 4 ～ 7 分，禁忌双手用穴。

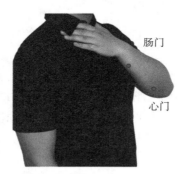

图 1–30 肠门、心门

15. 肩中

部位：当后臂肱骨之外侧，肩臂三角肌之中央，去肩骨缝 2.5 寸。（图 1–31）

主治：对膝盖痛（特效针）、荨麻疹、颈项皮肤病有特效，亦治鼻出血、肩痛、小儿麻痹、半身不遂、下肢无力。

操作：针深 0.5 ～ 1 寸。左肩痛扎右穴，右肩痛扎左穴。

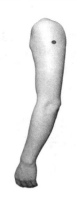

图 1-31 肩中

16. 正筋

部位：在足后跟筋中央上，距足底 3.5 寸，两踝尖连线与跟腱相交处。（图 1-32）

主治：闪腰岔气、腰脊椎痛、颈项筋痛及扭转不灵、脑骨胀大、脑积水。

操作：针深 5 ～ 8 分（针透过筋效力尤佳），体壮者可坐姿扎，体弱者应侧卧扎。

17. 正宗

部位：在正筋穴上 2 寸处。（图 1-32）

主治：闪腰岔气、脊椎骨闪痛、腰脊椎痛、颈项筋痛及扭转不灵、脑骨胀大、脑积水。

操作：针深 5 ～ 8 分（针透过筋效力尤佳），体壮者可坐姿扎，体弱者应侧卧扎。

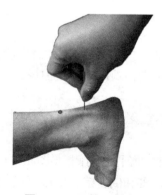

图 1-32 正筋、正宗

18. 四花上

部位：在外膝眼下 3 寸，胫骨前肌与趾长伸肌起始部之间陷中，与足三里平行，贴胫骨取穴进针。（图 1-33）

主治：哮喘、牙痛、心跳、口内生瘤、头晕、心脏病、转筋霍乱。

操作：针深 2～3 寸，针深 2 寸治哮喘，针深 3 寸治心脏病。点刺治疗久年胃病、胃溃疡等症亦极效，一般胃痛点刺后可立止疼痛，久年胃病更可加速治愈。

19. 侧三里

部位：在四花上穴向外横开 1.5 寸。（图 1–33）

主治：牙痛、面部麻痹、偏头痛、三叉神经痛、手腕扭伤疼痛、脚跟痛。

操作：针深 0.5～1 寸。

20. 侧下三里

部位：在侧三里穴直下 2 寸。（图 1–33）

主治：牙痛、面部麻痹、偏头痛、三叉神经痛、手腕扭伤疼痛、脚跟痛。

操作：针深 0.5～1 寸。

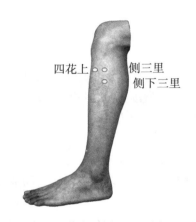

图 1–33　四花上、侧三里、侧下三里

21. 天皇

部位：在胫骨头之内侧陷中，去膝关节 2.5 寸，即脾经之阴陵泉穴。（图 1–34）

主治：胃酸过多，反胃，肾炎，糖尿病，蛋白尿，心脏病，高血压、心脏病所引起之头晕头痛、臂痛、失眠。

操作：针深 0.5～1 寸。不宜灸、孕妇禁针。

22. 天皇副（肾关）

部位：在天皇穴直下 1.5 寸，胫骨之内侧。（图 1–34）

主治：配天皇穴治疗胃酸过多和倒食症。对眼球歪斜、散光、贫血、癫痫病、神经病、前头痛、眉棱骨痛、鼻骨痛、头晕、两手发麻或疼痛、肩臂痛、五十肩尤为有效，眼球外斜及飞蚊症极效，治多尿、夜尿急特效。还可治胸口闷、胸口痛，有强心作用。

操作：针深 1～2 寸。

23. 地皇

部位：在胫骨之内侧，距内踝骨 7 寸，即脾经之郄穴漏谷，与肾关、人皇合称下三

皇。（图 1-34）

主治：肾炎、四肢浮肿、糖尿病、淋病、阳痿、早泄、遗精、滑精、梦遗、蛋白尿、小便出血、子宫瘤、月经不调、肾亏之腰痛。

操作：斜刺，针深 1 ～ 1.8 寸。孕妇禁针。

24. 人皇

部位：在胫骨之内侧后缘，距内踝上 3 寸，即脾经之三阴交穴。（图 1-34）

主治：淋病、阳痿、早泄、遗精、滑精、腰脊椎骨痛、颈痛、头晕、手麻、糖尿病、小便出血、肾炎、肾虚之腰痛及神经衰弱。

操作：针深 0.6 ～ 1.2 寸。孕妇禁针。

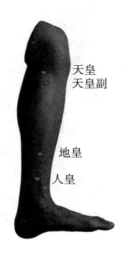

图 1-34　天皇穴、天皇副穴、地皇、人皇

25. 驷马中

部位：直立两手下垂，中指尖所至之处（风市穴，在股部，髌底上 7 寸，髂胫束后缘）向前横开 3 寸。（图 1-35）

主治：肋痛、背痛、坐骨神经痛及腰痛、胸部被打击后而引起之胸背痛、肋膜炎、鼻炎、结膜炎、甲状腺肿、耳聋、耳鸣、面部神经麻痹、哮喘、乳房痛（特效）、半身不遂、各种皮肤病。

操作：针深 0.8 ～ 2.5 寸。

26. 驷马上

部位：在驷马中穴直上 2 寸。（图 1-35）

主治：肋痛、背痛、坐骨神经痛及腰痛、肺病、胸部被打击后而引起之胸背痛、肋膜炎、鼻炎、结膜炎、甲状腺肿、耳聋、耳鸣、面神经麻痹、哮喘、乳房痛（特效）、半身不遂、牛皮癣、皮肤病。

操作：针深 0.8 ～ 2.5 寸。

27. 驷马下

部位：在驷马中穴直下 2 寸处。（图 1-35）

主治：肋痛、背痛、坐骨神经痛及腰痛、肺病、胸部被打击后而引起之胸背痛、肋膜炎、鼻炎、结膜炎、甲状腺肿、耳聋、耳鸣、面部神经麻痹、哮喘、乳房痛（特效）、半身不遂、青春痘、各种皮肤病。

操作：针深 0.8 ～ 2.5 寸。

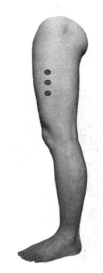

图 1-35 驷马中、驷马上、驷马下

28. 马金水

部位：在外眼角直下至颧骨之下缘凹陷处，即颧髎穴。（图 1-36）

主治：肾结石、膀胱结石、闪腰、岔气、肾脏炎、鼻炎。

操作：针深 1 ～ 3 分。下针后疼痛立即解除者，表示取穴正确；起针后出血，表示取穴不准。

29. 马快水

部位：在马金水穴之直下 4 分，约与鼻下缘齐处。（图 1-36）

主治：肾结石、膀胱结石、膀胱炎、小便频数、腰脊椎骨痛、鼻炎。

操作：针深 1 ～ 3 分。治疗肾结石及膀胱结石时马金水、马快水倒马针，效果甚佳。

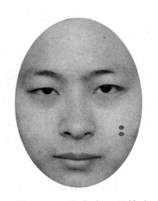

图 1-36 马金水、马快水

30. 水通

部位：在嘴角之下 4 分。（图 1-37）

主治：咳嗽，气喘，呃逆，腹胀，呕吐，风湿病，肾虚引起的疲劳、头晕、眼花、腰痛，闪腰，岔气。

操作：针由内向外斜刺，针深 1～5 分。主治肾病，取穴下针时应就发青处针之。

31. 水金

部位：在水通穴向里平开 5 分。（图 1-37）

主治：咳嗽，气喘，呃逆，腹胀，呕吐，风湿病，肾虚引起的疲劳、头晕、眼花、腰痛，闪腰，岔气。

操作：针由内向外斜刺，针深 1～5 分。主治肾病，取穴下针时应就发青处针之。

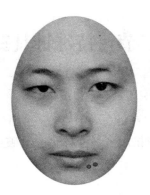

图 1-37 水通、水金

（三）操作方法与注意事项

扫一扫，看课件

1. 操作方法（视频：董氏奇穴）

（1）刺法 董氏奇穴针刺方法较多地采用"正刺""斜刺""皮下刺"等刺法。正刺为垂直进针，进针后深刺之或浅刺之。斜刺为针体与皮肤表面成 60°或 45°的角度进针。

皮下刺即沿皮进针。上述刺法于进针后可留针，亦可不留针，留针时间一般为 30 ～ 45 分钟。董氏奇穴不甚强调补泻刺法。

（2）动气针法　进针得气后，一面捻针，一面令患者活动患处，然后根据治疗效果决定出针和留针。如果病程短，治疗效果较好，则出针；如果病程较长，则宜留针，并可于留针期间一面捻针，一面令患者继续不停地活动患处。

（3）倒马针法　倒马针法也是董氏奇穴的特殊针法，其针刺方法为先在某一穴位施针，然后取同经邻近穴位再刺一针，如此刺之可加强疗效。在正经穴位的针刺中亦可仿用此倒马针法，如同时刺内关与间使。

（4）刺络法　董氏奇穴善于用三棱针刺络放血，董氏奇穴刺络方法的最大特点是远离患处放血，效果甚好，合乎古法正统之"泻络远针"。

（5）刺病象法　所谓"病象"，即身体内部病变在体表的异常形态或颜色反应，如瘀斑、斑块样色素沉着等。刺病象法即于体表异常颜色、异常感觉或异常形态处进针，刺络法有时也于病象处下针。

2. 注意事项　与毫针针刺注意事项相同。

（四）适用范围

各种痛症（包括各类骨质增生、颈肩背腰膝腿痛、腰椎间盘突出症、踝关节扭伤、坐骨神经痛、头痛、胃痛、牙痛、三叉神经痛、胸痛等）、偏瘫、面瘫、感冒、鼻炎、哮喘、胆囊炎、慢性胰腺炎、肠炎、便秘、耳鸣耳聋、妇科病（乳腺增生、不孕症、月经失调、痛经、围绝经期综合征）、阳痿、失眠、抑郁症、青春痘、带状疱疹及其他各种皮肤病以及各种疑难杂症等。

第二节　特殊针具针法

一、三棱针法

三棱针即古"九针"中的"锋针"。三棱针疗法则是以三棱针为主要工具刺破体表的一定部位，放出少量血液，或挤出少量液体，或挑破皮下组织、纤维等以治疗疾病的方法。

（一）作用

三棱针疗法具有活血通络止痛、醒神开窍泄热的作用。

1. 活血通络止痛　王怀隐的《太平圣惠方》中记载："若有肿处，先以三棱针刺破，除去上血。"罗天益的《卫生宝鉴》中记载："血实者宜决之。以三棱针数刺其肿上，血突出高二尺余，渐渐如线流于地，约半升许，其色紫黑，倾时肿消痛减。"从以上论述可知，用三棱针来取穴放血，可达到活血祛瘀、通络止痛的临床疗效。

2. 醒神开窍泄热　廖润鸿的《针灸集成》中记载："风丹及火丹毒：以三棱针，无间乱刺当处及晕畔，多出恶血，翌日更看赤气所在，如初乱刺，弃血如粪，神效。"王惟一的《铜人腧穴针灸图经》中记载："上星一穴以三棱针刺之，即宣泄诸阳热气，无令上冲头目。""攒竹一穴，针入一分，留三呼，泻三吸，徐徐出针，不宜灸。宜以三棱针刺之，宣泄热气，三度刺目大明。"龚信在《古今医鉴》中记载，治中风昏迷不醒急以三棱针刺"手中指甲角、十二井穴，将去恶血"。由此可见，三棱针在宋元明清时期就被用来醒神开窍泄热。

（二）操作方法与注意事项

扫一扫，看课件

1. 操作方法（视频：三棱针法）

（1）针具 根据病情需要和操作部位选择不同型号的三棱针。针身应光滑、无锈蚀，针尖应锐利、无倒钩。

（2）体位 取患者舒适，且医生便于取穴操作的卧位或坐位。

（3）选穴 根据病情选取适当的施术部位。

（4）消毒

1）针具消毒：应选择高压蒸汽消毒法。尽可能选择一次性三棱针。

2）部位消毒：可用 75% 乙醇或碘伏在施术部位消毒。

3）医者消毒：医者双手应用肥皂水清洗干净，再用 75% 乙醇擦拭。

（5）施术

1）三棱针点刺法：点刺前，可在被针刺部位或其周围用推、揉、挤、捋等方法，使局部充血。点刺时，用一手固定被刺部位，另一手持针，露出针尖 3～5mm，对准所刺部位快速刺入并迅速出针，进出针时针体应保持在同一轴线上。点刺后可放出适量血液或黏液，也可辅以推挤等方法增加出血量或出液量。

2）三棱针刺络法：刺络前，可在被刺部位或其周围用推、揉、挤、捋等方法，四肢部位可在被刺部位的近心端以止血带结扎，使局部充血。刺络时，用一手固定被刺部位，另一手持针，露出针尖 3～5mm，对准所刺部位快速刺入后出针，放出适量血液，松开止血带。

3）三棱针散刺法：用一手固定被刺部位，另一手持针在施术部位多点垂直点刺。

4）三棱针挑刺法：用一手固定被刺部位，另一手持针以 15°～30°角刺入一定深度后，上挑针尖，挑破皮肤或皮下组织，并可辅助轻按和挤压，放出少量血液或组织液。

（6）施术后处理 施术后，用无菌干棉球或棉签擦拭或按压。中等量或大量出血时，可用敞口器皿承接，所出血液应做无害化处理。

2. 注意事项

（1）操作部位应防止感染。

（2）孕妇及新产后慎用，患者精神紧张、大汗、饥饿时不宜刺。

（3）注意患者血压、心率变化，注意晕针或晕血的发生。

（4）勿伤及大动脉。

（5）出血较多时，患者宜适当休息后离开。

（6）医生应避免接触患者所出血液。

3. 禁忌证

（1）凝血机制障碍的患者禁用。

（2）血管瘤部位、不明原因的肿块部位禁刺。

（三）适用范围

三棱针主要用来治疗急证、热证、实证、瘀证以及疼痛性疾病。广泛应用于临床各科：

1. 内科疾病 如咳嗽、哮喘、眩晕、面痛、口眼歪斜、头痛、胁痛、腰痛、痹病、中风、癫痫等。

2. 外科疾病 如红丝疔、乳痈、痔、脱肛、落枕、静脉曲张、肘劳、坐骨神经痛、关节扭伤等。

3. 妇产科疾病 如月经不调、痛经、带下、围绝经期综合征等。

4. 儿科疾病 如小儿发热、小儿惊厥、小儿夜啼、小儿肺炎、婴幼儿腹泻、小儿疳积等。

5. 五官科疾病 如针眼、天行赤眼、胬肉攀睛、眼内障、暴发火眼（电光性眼炎），喉痹、乳蛾、舌炎、鼻衄、内耳眩晕等。

6. 皮肤科疾病 如疮、疖、隐疹、牛皮癣、蝴蝶斑、粉刺、油风、脱发、鸡眼等。

7. 传染性疾病 如流行性感冒、流行性乙型脑炎、痄腮等。

二、皮肤针法

皮肤针是由多支不锈钢短针集成一束，或均匀镶嵌在如莲蓬形的针盘上，固定在针柄的一端而成的针具。按其形制，又有梅花针、七星针、罗汉针之分。运用皮肤针叩刺人体一定部位或腧穴，以达到防治疾病目的的方法，叫皮肤针疗法。

皮肤针法属于丛针浅刺法。《内经》中就有"半刺""毛刺""扬刺"等浅刺皮肤的刺法记载。《灵枢·官针》说："半刺者，浅内而疾发针，无针伤肉，如拔毛状，以取皮气。""扬刺者，正内一，傍内四而浮之，以治寒气之博大者也。""毛刺者，刺浮痹皮肤也。"《素问·皮部论》说："凡十二经络脉者，皮之部也。是故百病之始生也，必先于皮毛。"说明了十二皮部与经络、脏腑的密切联系。运用皮肤针叩刺皮部，可激发、调节脏腑经络功能，达到防治疾病的目的。

（一）作用

1. 刺激皮部，整体调节，防治兼顾 皮肤针疗法可以通过刺激皮表，调整脏腑、经络之气，从而治疗疾病，其理论依据是经络学说中的皮部理论。皮部是按十二经脉的外行线为依据，将皮肤划分为相应的十二个区域。皮部是经脉功能活动反映于体表的特殊部位，也是络脉之气散布的所在。它位于体表，对机体有保卫的作用，同时能反映脏腑、经络的病变。反之，通过皮部的治疗亦可以调整脏腑、经络的功能，扶正祛邪。

2. 通过神经反射，调节各组织的生理功能　皮肤针法的形成取法于古代的半刺、浮刺和毛刺。从现代医学角度来看，当内脏病变时，常在体表的一定部位出现阳性反应点和阳性反应物，特别是脊柱两侧的皮部以及阳性反应与内脏密切联系，这便是皮肤针重点叩刺的部位。皮肤是人体的最大器官，分布有丰富的神经末梢。通过皮肤针叩刺皮肤，可以使末梢神经和中枢神经系统产生兴奋或抑制反应，进而影响体液、内分泌、免疫等系统，最终使人体产生局部或整体的良性调节效应，使各组织器官的生理功能趋向正常，从而达到治疗的目的。

（二）操作方法及注意事项

1. 操作方法

（1）叩刺　拟叩刺部位常规消毒后，将针柄末端置于掌心，拇指居上，示指在下，其余手指呈握拳状握住针柄末端（适用于软柄皮肤针）；或用拇指和中指夹持针柄两侧，示指置于针柄中段的上面，环指和小指将针柄末端固定于大小鱼际之间（适用于硬柄皮肤针）。叩刺时，主要运用腕力，要求针尖垂直叩击皮肤，并立即弹起，如此反复操作。

（2）刺激强度　叩刺强度因叩刺部位、患者体质和病情不同而定，一般分为弱、中等、强3个层次。

1）弱刺激：用较轻的腕力叩刺，局部皮肤略见潮红。适用于年老体弱妇儿、虚证患者，以及头面、五官及肌肉浅薄处。

2）中等刺激：叩刺的腕力介于弱、强刺激之间，以局部皮肤明显潮红，充血但不出血为度。适用于治疗一般疾病和多数患者，除肌肉浅薄处外的多数部位。

3）强刺激：用较重的腕力叩刺，局部皮肤明显潮红，可见出血。多用于年轻体壮和实证患者，以及背、肩、腰、臀部等肌肉丰厚部位。

根据刺激强度和患者情况，可每日或隔日治疗1次，10次为一个疗程，疗程间可间隔3～5日。

（3）叩刺部位　一般可分为循经叩刺、局部叩刺和穴位叩刺三种。

1）循经叩刺：沿着与疾病有关的经脉循行路线进行叩刺。主要用于项、背、腰、骶部的督脉和足太阳膀胱经，其次是四肢肘、膝关节以下的三阴经、三阳经。

2）局部叩刺：在病变局部叩刺。主要包括发病部位、压痛点、感觉异常区域以及阳性反应物（通过触摸所发现的皮下结节状、条索状物，或通过观察发现的色泽和形态变化的区域）等。

3）穴位叩刺：选取与疾病相关的穴位叩刺。主要用于背俞穴、夹脊穴、某些特定穴。

2. 注意事项

除遵循针灸技术的注意事项外，皮肤针法还应注意：

（1）施术前应检查针尖有无钩曲，针面是否平齐，滚刺筒转动是否灵活。

（2）为减轻患者痛感，叩刺时动作要轻盈，用力应均匀，避免斜刺或钩挑。

（3）医者勿接触患者所出血液。治疗过程中出血较多时，患者应适当休息后才能离开。

（4）凝血功能障碍、急性传染性疾病和急腹症患者，禁止使用本法。

（三）适用范围

皮肤针临床适用范围很广，各种病证皆可应用，如近视、视神经萎缩、急性扁桃体炎、感冒、咳嗽、慢性胃肠疾病、便秘、腰痛、头痛、失眠、肌肉麻木、痛经、牛皮癣、斑秃等。近年来用于治疗高血压、冠心病、中风后遗症等重大疾病，也取得了良好效果。

三、皮内针法

皮内针是一种特制小型针具，固定于腧穴皮下一段时间，以产生持续刺激作用。根据形制，可分为颗粒型皮内针和揿钉型皮内针两种。前者一般长 1cm，针柄形似麦粒，并与针身成一直线；后者长约 0.2～0.3cm，针柄呈环形并与针身垂直。

利用皮内针治疗疾病的方法，称为皮内针法，又称"埋针法"。使用本法，可以减少反复针刺的麻烦，并通过患者自己手压埋针以强化刺激。

（一）作用

1. 刺激皮部，抗御外邪　皮内针的治疗作用与十二皮部理论密切相关，皮部是经脉功能活动反映于体表的特殊部位，也是络脉之气散布的所在。通过对皮肤的刺激，调动皮部与经脉、络脉乃至脏腑气血的沟通和内在联系而发挥治疗作用，《素问·阴阳应象大论》曰："善治者，治皮毛。"皮内针即在十二皮部理论指导下的通过刺激皮毛而起到抗病防病之功。

2. 调节卫气，治疗疾病　皮内针作为一种颇具特色的浅刺方法，其作用与卫气理论密切相关。卫气有防御、营养、调节的功能，即卫气具有护卫肌表，抗御外邪，滋养腠理，启闭汗孔之功能。皮内针就是基于卫气理论，通过刺激人体表浅部分，调节卫气，激发机体卫外能力，从而达到治疗疾病的目的。

（二）操作方法及注意事项

1. 操作方法

皮内针、镊子和埋针部皮肤严格消毒后，进行针刺。宜使用一次性皮内针。

（1）颗粒型皮内针　一手将腧穴部皮肤向两侧撑开，另一手持镊子夹持针柄将针平刺入腧穴皮下 0.5～0.8cm，然后用医用胶布顺着针身进入的方向粘贴固定针柄。

（2）揿钉型皮内针　一手固定腧穴部皮肤，另一手持镊子夹持针柄直刺入腧穴皮内，再用医用胶布覆盖针柄，固定针具。也可将针柄贴在小块胶布上，手执胶布直压揿入所刺部位。

针刺部位多以不妨碍肢体正常活动、较易固定的腧穴为主，一般多选用背俞穴、四肢穴和耳穴等。留针时间应根据病情而定，一般为 3～5 天，最长可达 1 周。炎热天气，留针时间以 1～2 日为宜，以防感染。留针期间，每隔 4 小时左右可按压埋针处 1～2 分钟，以加强刺激，提高疗效。

2. 注意事项

除遵循针灸技术的注意事项外，皮内针法还应注意：

（1）关节、胸腹、颜面及体表大血管部位均不宜埋针。

（2）埋针部位持续疼痛时，应调整埋针深度和方向。调整后仍感疼痛，应予出针。

（3）埋针期间，针处不可着水，以防感染。若局部感染，应即出针，并做相应处理。

（4）金属过敏者禁止埋针。

（三）适用范围

多用于需要长时间留针的疼痛性疾病和久治不愈的慢性病证，如神经性头痛、面神经麻痹、胆绞痛、腰痛、痹病、神经衰弱、失眠、哮喘、小儿遗尿、痛经、产后宫缩疼痛等。

四、浮针法

浮针是在古代针具毫针基础上，改革创新的复式结构软套管针，浮针法是符仲华医生通过总结感悟《灵枢·官针》篇等有关经典理论，结合 20 多年针灸临床经验而研发的。主要用于局限性疼痛的治疗，具有操作简单、安全速效、适应证广的特点。浮针疗法是传统针灸学和现代医学相结合的产物，临床证明，该疗法对治疗局限性疼痛疾病确有较好的疗效。

（一）理论基础

1. 古代刺法 《灵枢·官针》记载："凡刺有九，以应九变。"故有"九刺"之称。九刺中的毛刺即类似浮针刺法。毛刺"刺浮痹皮肤"，应用浮浅的刺法，治疗浅部的病证。浮针疗法的最大特点是皮下进针、留针时间长、进针行针无疼痛、均匀柔和的扫散动作等。

2. 皮部理论 十二皮部是十二经脉功能活动反映于体表的部位，也是络脉之气散布之所在。浮针疗法在皮下进针，不深入肌层，进针点在病痛周围，力专效宏。

3. 以痛为输理论 《灵枢·经筋》所载十二经筋的各种痹病，如仲春痹、孟春痹、仲秋痹等，其治疗原则全部是"治在燔针劫刺，以知为数，以痛为输"。尽管浮针疗法进针点的选择并非如"以痛为输"阿是穴那样选在病痛局部，而是在痛点周围，但都是以病痛的部位为选择进针点的根据。

（二）取穴原则与方法

1. 选择体位 治疗时必须根据治疗所选进针点的具体部位，选择适当的体位，使患者放松，同时便于施术操作。临床上常用的体位主要有以下几种：

（1）仰卧位　适宜于取头、面、胸、腹部进针点和上下肢部分进针点。

（2）侧卧位　适宜于在身体侧面和上下肢部分部位治疗。

（3）俯卧位　适宜于在头、项、脊背、腰臀部和下肢背侧及上肢的一部分进针。

（4）俯伏坐位　适宜于项、背部痛点的进针治疗。

另外，对初诊、精神紧张或年老、体弱、病重的患者，应尽量采取卧位。

2. 明确疼痛点　在软组织伤痛的临床中，疼痛点指的是肌筋膜扳机点，不仅仅是病痛的所在，多数情况下也是病痛的原因。明确肌筋膜扳机点所在是浮针疗法不可或缺的重要方面。进针点的选择关系到进针顺利与否，关系到疗效的好坏。

（1）确定进针点　在选择进针点的过程中，要明确以下原则：

1）小范围病痛进针点近，大范围、多痛点的进针点远。

2）多数情况下，选择在病痛部位上、下、左、右处。特殊的如在肋间，不必拘泥上下左右，可以斜取进针点。

3）避开皮肤上的瘢痕、结节、破损、凹陷、突起等处，尽量避开浅表血管，以免针刺时出血。

4）进针点与病痛处之间尽量不要有关节，否则，效果相对较低。

（2）远端选取进针点的规律

1）头面部、上背部：前臂桡侧，上臂外侧。

2）胸、上腹部病痛：前臂内侧，上臂内侧前缘。

3）下腹部病痛：小腿内侧中央，大腿内侧前缘。

4）下背部病痛：小腿腓肠肌中央或外侧，大腿外侧。

5）前后二阴：小腿内侧中央，大腿内侧中央。

扫一扫，看课件

（三）操作方法（视频：浮针）

1. 进针　进针部位的局部皮肤要松紧适度。进针前严格消毒，以刺手拇指、示指、中指三指夹持针柄，状如斜持毛笔。初学者可以用押手拇指、示指夹持辅助针身，采用类似毫针刺法中的夹持进针法。熟练者可以直接斜刺入皮。进针发力时针尖搁置于皮肤上，不要离开皮肤。进针时针体与皮肤成 15°～ 25°刺入，用力要适中，透皮速度要快，不要刺入太深，略达肌层即可，然后松开押手，刺手轻轻提拉，使针身离开肌层，退于皮下，再放倒针身，做好运针准备。

2. 运针　运针是指针入皮下后到针刺完毕之间的一段操作过程。运针时，单用刺手，沿皮下向前推进。推进时稍稍提起，使针尖勿深入。运针时可见皮肤呈线状隆起。在整个运针过程中，刺手感觉松软易进，患者没有酸胀麻等感觉，不然就是针刺太深或太浅。运针深度一般掌握在 25mm ～ 35mm 之间。对范围大，病程长的病痛，运针深度可增加，反之，则缩短。达到相应深度，则做扫散动作。

扫散动作以进针点为支点，手握针座，使针尖做扇形运动。扫散动作是浮针疗法区别于其他疗法的重要特色。对临床疗效有着重要影响。操作时以刺手中指抵住患者皮肤，医者稍稍平抬浮针，使埋藏于皮下的针体微微隆起皮肤。操作时要柔和，有节律，操作时间和次数视病痛的情况而定。如果疼痛已经消失或不再减轻，则停止此动作。扫散是浮针疗法的核心，每一个动作都必须用心去完成。押手一定要密切配合，使进针点和病痛处之间的范围完全放松。扫散时间一般为 2 分钟，次数为 200 次左右。如果扫散后，疼痛依旧存在，可再选更靠近病痛点的进针点，重新进针。进针完毕，抽出针芯弃置安全处，务必放于人不易触摸的地方，防止刺伤。然后把胶布粘附于针座，以固定留于皮下的软套管。在进针点处，用一个小干棉球盖住针孔，再用胶布贴敷，以防感染。

3. 针刺的方向 浮针疗法对针刺的方向要求较为严格。针尖必须由远而近地直对病痛部位，偏差后效果不佳，如果由近而远地反方向对着病灶，效果则不理想。

4. 留针和出针 留针的目的是为了保持治疗效应。浮针疗法有较好的即刻疗效，临床上常常出现运针完毕疼痛即减或消失，但若随即起针，病痛常会复作，留针则可维持即刻疗效。在留针时多用胶布贴敷，把软套管的针座固定于皮肤表面即可，为安全起见，进针点处可用无菌干棉球覆盖一薄层后用胶布贴敷。若患者对针座放置于皮肤上反应过敏，可以在其间铺置薄层棉垫。留针时间的长短可根据天气情况、患者的反应和病情的性质决定。若气候炎热，易出汗，或患者因为胶布过敏等因素造成针孔口或局部皮肤瘙痒，时间不宜过长。若气候凉爽，不易出汗，患者未反映不适感，时间可适当延长。

（四）注意事项

1. 患者在过于饥饿、疲劳、精神紧张时，不宜立即针刺。

2. 常有自发性出血或损伤后出血不止者，不宜针刺。

3. 皮肤有感染、溃疡、瘢痕或肿瘤的部位，不宜针刺。

4. 浮针疗法留针时间长，相对传统针刺疗法而言，较易感染。浮针器具只能一次性使用，同时要注意消毒。特别是对容易感染的患者，如糖尿病患者，当加倍小心，慎防感染。

5. 留针期间，应注意针口密封和针体固定，嘱患者避免剧烈活动和洗澡，以免汗液和水进入机体引起感染。

6. 当肢体浮肿时，效果不佳，改用其他方法治疗。例如，系统性红斑狼疮、类风湿关节炎的治疗，大量的激素导致水肿，在这种情况下，浮针疗法镇痛效果差。

7. 对软组织伤痛，如果浮针疗法治疗后只有近期效果，病情反复发作，要考虑免疫系统疾病所致。

8. 没有明确痛点的位置性疼痛（只有关节处于某一位置时，疼痛才显现出来），浮针治疗效果往往不佳。

（五）适用范围

浮针主要用于缓解以下病证带来的疼痛症状：慢性头痛、颈椎病、肩周炎、网球肘、腱鞘炎、腕管综合征、腰椎间盘突出症、腰肌劳损、膝关节炎、踝关节陈旧性损伤等软组织伤痛。另外，浮针疗法对下列中医内科的杂病有很好的疗效，如胆囊炎、胆石症、慢性胃痛（慢性胃炎、胃溃疡）、泌尿道结石、慢性附件炎、宫颈炎、顽固性面瘫、哮喘发作等。

五、火针法

火针是以耐受高温，且不易折，硬度高，并对人体无伤害的金属为材料的针具。火针法是烧红火针针体，按一定刺法迅速刺入人体特定部位以治疗疾病的方法。《黄帝内经》称火针针具为"大针""燔针"，将火针疗法称为"焠刺法""燔针法"。早在《灵枢·官针》中就记载有"焠刺者，刺燔针则取痹也。"火针疗法的治病机理在于借"火"之力刺激穴位或局部，对风、寒、湿痹等具有独特的治疗作用。

（一）作用

火针疗法的作用在于借"火"力刺激穴位和病变部位，以增加人体阳气，激发经气，调节脏腑机能，经络通而血气和，则百病消除。

1. 温壮阳气　火针借助火力，温补脾肾阳气、补益心肺宗气，调节脏腑机能。肾为先天之本，命门肾脏阳气衰弱则常可导致下焦脏腑以及全身各个脏器机能低下，出现腰膝酸软、阳痿遗精、水肿尿频、肢体逆冷以及妇女宫寒冷痛等症，用火针以助肾阳，则诸病得消。脾胃为生化之源，得阳气的温煦才能行使正常的运化功能，脾胃阳虚常可导致水湿内停、痰浊内壅、脘腹疼痛、肠鸣泄泻等症，用火针以助脾阳，使诸证得除。产生于肺，集于胸中的宗气是人体气血运行的原动力，宗气虚弱则胸阳不振、肺失宣降，出现胸闷、心痛、气短、喘促、肢体活动不便等，火针的阳热可助宗气走息道、行呼吸，诸症得解。

2. 散寒除湿　火针具有疏散外寒、驱散内寒、温化痰湿的作用。火针具有针与灸的双重作用，既可开泄腠理，使外感的寒湿之邪从表而出，又可温助人体内在阳气，驱散内寒，则阴邪自化。尤其是沉寒痼冷，寒痰瘀血凝滞而成的痼疾，火针常有奇效。

3. 祛风止痒　火针具有疏散外风，息灭内风，行血止痒的作用。中医认为"风动则痒"，而引起痒的风既可来源于外风，又可来源于体内的血虚燥风，火针依其开门祛邪之功，可直接疏泄腠理，使风邪从表面而出，又可借其温热之性，使血得热而行，血循正常，体表腠理得养而虚风内息，瘙痒自停。

4. 散结消肿　火针具有消散癥瘕、积聚、痞块，祛除肿胀的作用。火针的这一作用可被广泛用于人体各个部位、各种性质的肿块治疗，无论是生于体表，还是生于体内，无论是由于痰浊凝聚，还是气郁而结，抑或瘀血内停，都可用火针消散排除。

5. 生肌敛疮　火针具有促使新肉化生、生长，愈合疮口的作用。火针温热之性，可以激发人体的阳气，鼓舞脾（主肌肉）的功能，促进新肉组织化生、生长，治疗肢体痿证和各种溃疡病以及疮口不闭合者。

6. 祛瘀除腐排脓　火针具有祛除瘀血、排除脓肿、去掉腐肉的作用。瘀血、痈脓、腐肉不但是病理性产物，而且是重要的致病因子，一旦产生，如果不能及时祛除，将直接影响疾病的恢复，而用火针，依其开门祛邪之功，可以很容易除去这些瘀血、痈脓、腐肉，常用于乳痈、痈肿、血栓性静脉炎、痔疮、扭伤肿痛、瘀血头痛等病证的治疗。

7. 止痛缓急除麻木　　止痛，是指火针具有温通经脉，消除或缓解疼痛的作用。"不通则痛"，气滞、痰浊、血瘀、寒凝均可导致疼痛。火针善化痰、祛瘀、温阳、散寒，故可用治各种痛证，尤其适宜于那些"久病入络"，寒痰瘀重的顽固性疼痛。缓急除麻木，是指火针具有缓解筋脉拘急，消除皮肤与肢体肌肉麻木作用。挛急、麻木均由血不养筋或血不能润养肌肤或阳气不能温煦所致。火针借火助阳，既可温煦局部，又可促进气血运行，使筋脉肌肤得养，临床常用于治疗各种肌肤麻木，手足挛急等症。

8. 清热泻火解毒　　火针具有清泻火热之邪，解除局部热毒的作用，而用于治疗各种红、肿、热、痛之症，如热痹、痄腮、缠腰火丹、乳痈、疖肿等病。

（二）火针针具

1. 火针结构

（1）针尖　　火针前端尖利部分为针尖，由于火针在烧红状态下使用，针尖反复烧灼，易变脆折断，因此要求针尖利而不锐，稍圆钝为佳。

（2）针体　　针尖至针根的中间部分为针体，针体烧红时进针，容易变形弯曲，因此要求针体应坚硬、挺直、有弹性、表面光滑，使进出针顺畅。

（3）针根　　针体与针柄连接处为针根，是针体消毒的起始部位。

（4）针柄　　火针后部手指持针处为针柄。针柄宜用铜质材料缠制成环柄盘龙式针柄，使其具有隔热性，且便于施术操作。

2. 火针材质　　由于火针针具在高温下使用，要求制作火针针体的材料在高温灼烧条件下，应具备坚硬、不弯曲、有弹性、对人体无伤害的特点，理想的材质宜采用钨基高比硬质合金材料。

3. 火针规格　　火针疗效与针体的粗细长短有一定关系。临床上应根据不同病证、不同穴位，选择不同规格的火针。一般火针规格如下：

（1）针体直径　　0.3mm、0.4mm、0.5mm、0.6mm 等；

（2）针体长度　　可分为 20mm、30mm、40mm 等。

目前临床上应用较为广泛的火针针具有两类：贺普仁教授创制的钨锰合金火针，包括细火针、中粗火针、粗火针、平头火针、三棱火针五种型号；师怀堂教授创制的金属钨火针，包括细火针、中粗火针、粗火针、三头火针、火镵针、火铍针六种型号。

（三）操作方法与注意事项

1. 操作方法（视频：火针）

（1）施术前准备

1）针具选择：

针尖应圆利、无倒钩；针体应光滑、无锈蚀；针柄与针体缠绕应牢固，无松动。根据不同病证、不同穴位，选择不同规格的火针。

2）部位选择：根据适应证、病情可选取腧穴、血络、体表病灶或病灶周围等部位，并在选定的针刺部位上加以标记，以确保针刺的准确性。

3）体位选择：根据病情及针刺部位，可选择患者舒适安全，医者便于操作的体位。

4）环境要求：治疗环境应清洁卫生，远离易爆物，并注意避风。

5）消毒：医者双手应先用肥皂水清洗干净，再用 75% 乙醇擦拭。

针刺部位消毒：可用 75% 乙醇或 0.5%~1% 碘伏棉球在针刺部位消毒。

火针针体消毒：点燃酒精灯，从针根沿针体到针尖连续移动烧红，对施术前针体消毒。

（2）施术方法

1）针体加热：用酒精灯烧红针尖及针体，根据针刺深度，决定针体烧红长度。

2）进针：针体烧红后，应迅速、准确地刺入针刺部位。

3）火针常用刺法

点刺法：在腧穴上施以单针点刺的方法。包括经穴刺法和痛点刺法。

经穴刺法主要适用于内科疾病。通过火针对经穴的刺激来温通经脉，调节脏腑功能。多选用细火针或中粗火针，进针的深度较毫针浅。

扫一扫，看课件

痛点刺法主要适用于肌肉、关节病变和各种神经痛。压痛点是局部经气不通、气血阻滞的反应点，通过火针对压痛点的刺激来疏通局部经络，从而缓解疼痛。多选用中粗火针，进针可稍深一些。

散刺法：在体表病灶上施以多针疏散刺激的方法，每针间隔 2cm 左右。此法可改善局部气血运行，使经络畅通，达到祛风止痒、解痉除麻的功效。多选用细火针，进针较浅。

密刺法：在体表病灶上施以多针密集刺激的方法，每针间隔不超过 1cm。主要适用于增生、角化的皮肤病如神经性皮炎等。针刺时的密集程度取决于病变的轻重，一般间隔 1cm。如病重可稍密，病轻则稍疏。如病损部位的皮肤厚而硬，针刺时可选用粗火针，反之则用中粗火针。针刺的深度以刚接触到正常组织为好，太浅太深都不适宜。

围刺法：围绕体表病灶周围施以多针刺激的方法，针刺点在病灶与正常组织交界处。主要适用于皮科与外科疾患。多选用中粗火针。每针间隔 1 ～ 1.5cm 为宜。针刺的深浅视病灶深浅而定，病灶深则针刺深，病灶浅则针刺浅。

刺络法：用火针刺入体表血液瘀滞的血络，放出适量血液的方法。主要用于治疗静脉曲张、丹毒等。

4）出针：针体达到治疗深度后，即可出针。

（3）施术后处理

1）消毒针具：为避免由针体产生的交叉感染，应重新用酒精灯从针根沿针体到针尖连续移动烧红，消毒备用。

2）处置针孔：为减轻疼痛，促进愈合，应妥善处置针孔。可用无菌棉球或棉签按压针孔；针孔如有出血或渗出物，可用无菌棉球擦拭按压；火针刺络出血后，可用敞口器皿承接，待出血停止后，再用无菌棉球擦拭按压。

2. 注意事项

（1）施术时应注意安全，防止火灾等事故的发生。

（2）针刺要避开动脉及神经干，勿损伤内脏和重要器官。

（3）孕妇、产妇及婴幼儿慎用。

（4）糖尿病患者、瘢痕体质或过敏体质者慎用。

（5）精神过于紧张、饥饿、疲劳的患者不宜用。

（6）施术后，医者应向患者说明术后针刺部位的护理事项。包括：

1）针孔局部若出现微红、灼热、轻度疼痛、瘙痒等症状属正常现象，可不做处理；

2）应注意针孔局部清洁，忌用手搔抓，不宜用油、膏类药物涂抹；

3）针孔当天不宜着水。

（四）禁忌证

1. 不明原因的肿块部位。

2. 大失血、凝血机制障碍的患者。

（五）适用范围

1. 内科 头痛、眩晕、不寐、痹病、发热、面肌痉挛、面痛、面瘫、哮喘、中风、高血压、痛风、痿病、脘腹痛、胁肋疼痛、肠炎、呃逆等。

2. 外科、骨伤科 扭伤、腰腿痛、腰椎病、关节炎、腱鞘囊肿、网球肘、筋膜炎、颈椎病、代偿性骨质增生、疖腮、静脉曲张、胎记、痔疮等。

3. 妇科 乳腺炎、乳腺增生、痛经、月经不调、子宫肌瘤、卵巢囊肿、外阴白斑等。

4. 皮肤科 湿疹、皮炎、带状疱疹、黄褐斑、痤疮、银屑病、荨麻疹、神经性皮炎、白癜风等。

5. 五官科 麦粒肿、牙痛、舌肿、咽喉肿痛、鼻息肉、过敏性鼻炎等。

六、芒针法

芒针是由古代九针之一的"长针"演变而来。其长度分5寸、7寸、8寸、10寸、15寸等数种，临床应用一般以5～8寸长较多，8寸以上应用较少。现代芒针是一种特制的长针，一般用极细而富有弹性的优质不锈钢丝加工而成，因其形状犹如麦芒，故称之为芒针。

芒针法是在中医学基本理论指导下，对机体进行辨证选穴，运用芒针治疗疾病的治疗方法。

（一）作用

《灵枢·九针十二原》："九针之名，各不同形……八曰长针，长七寸……长针者，锋利身薄，可以取远痹。"芒针多用于深刺和沿皮下横刺法。因针体长、刺入深，可治疗病位较深的疾病或神经、肌肉、筋膜疾病。且一针多穴透刺，穴少而精，配穴灵活。对于疼痛，可迅速缓解症状，特别适用于可以深刺的疾病，如神经系统疾病中的神经根炎、瘫痪、胃肠疾病，以及运动系统、精神系统、妇科等方面的疾患。

扫一扫，看课件

（二）操作方法与注意事项

1. 操作方法（视频：芒针）

（1）芒针的选择 根据病情需要和操作部位选择型号不同的芒针。

（2）体位 取患者舒适，且医生便于取穴操作的卧位或坐位。

（3）选穴 根据病情选适当的施术部位。

（4）消毒

1）针具器械消毒：应选择高压蒸汽灭菌法。

2）接触物品消毒：直接和芒针接触的针盘、针管、针盒、镊子等，用2%苏尔溶液浸泡1～2小时。

3）医者手指消毒：医者双手应先用肥皂水清洗干净，再用75%乙醇棉球擦拭。

4）针刺部位消毒：可用75%乙醇或碘伏在施术部位消毒。

（5）进针

1）捻转进针法：进针时，押手切按腧穴表面部，刺手持针身下端，露出针尖1~2分，对准腧穴迅速刺入皮下组织内。然后，刺手移至针柄部，拇、示二指持针柄做左右等幅度的捻转动作。刺手在捻转针柄的同时，还要将针身向进针的相反方向拉直；这时，押手又代替刺手，用拇、示二指夹持针身的接近穴位表面的部位，做节律性刺入。

2）节律进针法：进针时，押手按压于腧穴表面部，刺手紧捏针身下端，露出针尖1～2分，对准腧穴做快速而节律性的刺入。

（6）基本行针手法

1）提插法：将针刺入腧穴一定深度后，将针向上引退为提，将针向下刺入为插。

2）捻转法：将针刺入腧穴后，用拇指与示、中指指腹持针柄或用拇指指腹与示指桡侧（示指尖向后）持针做左右交替捻转（捻转角度要小于90°）。

（7）留针 指进针以后，将针留置在穴位内。在留针过程中还可做间歇行针，以加强针感和针刺的持续作用。留针与否和留针时间的长短，主要依据病情而定。一般病证，只要针下得气，施术完毕即可出针，或酌情留置10～20分钟。对于一些慢性、疼痛性、痉挛性病证，可适当延长留针时间，或在留针中做间歇行针。对一些急腹症或顽固性疼痛者，必要时可留针数小时之久。对针感较差者，留针还可起到候气和催气的作用。

（8）出针 在施行针刺手法或留针后达到一定的治疗要求时，便可出针。出针是芒针疗法操作规程中的最后一道程序。出针时，先以押手拇、示两指用无菌干棉球按于针孔周围，刺手持针做轻微捻转并慢慢将针尖提至皮下，然后退出，用干棉球按压针孔，防止针孔出血。

2. 注意事项

（1）芒针针身细长而柔软，进针比较困难，临床施术时，刺手和押手要紧密配合，才能在进针时得心应手。

（2）废针处理参照《医疗垃圾管理办法》。

（3）施术过程中，如某些刺法需要触及针体时，应当用无菌棉球作间隔物，术者手指不宜直接接触针体。

（4）行针时，提插幅度和捻转角度的大小、频率的快慢、时间的长短等，应根据患者的具体情况和术者所要达到的目的而灵活掌握。

（5）头、目等部位应注意针孔的按压。对于头皮、眼周等易出血的部位，出针时尤应注意，出针后急用干棉球按压，此时按压要适度着力，切勿揉按，以免出血。对于留针时间较长的，出针后亦应按压针孔。

3. 禁忌证

（1）饥饿、饱食、醉酒、大怒、大惊、过度疲劳、精神紧张者，不宜立即进行针刺；体质虚弱，气血亏损者，其针感不宜过重，应尽量采取卧位行针。

（2）针刺时应避开大血管，腧穴深部有脏器时应掌握针刺深度，切不可伤及脏器。

（3）小儿囟门未闭合时，囟门附近的腧穴不宜针刺。由于小儿不易配合，所以一般不留针。

（4）孕妇不宜刺下腹部、腰骶部以及三阴交、合谷、至阴等对胎孕反应敏感的腧穴。

（5）皮肤有感染、溃疡、瘢痕或肿瘤部位，除特殊治疗需要外，均不应在患部直接针刺。

（6）有凝血机制障碍的患者，应禁用芒针针刺。

（三）适用范围

芒针疗法的适应证广泛，如神经系统的中风、失眠、癫痫、癔症、精神分裂症、神经症、瘫痪、共济失调、震颤麻痹、重症肌无力、小舞蹈病、肌肉痉挛、神经根炎、多发性神经炎、神经痛；运动系统的风湿性关节炎、类风湿关节炎、肩周炎；消化系统的胃下垂、急慢性胃炎、胃痉挛、急慢性肠炎、阑尾炎、胆管蛔虫症、胆囊炎与胆石症；呼吸系统的慢性支气管炎、哮喘；泌尿生殖系统的遗尿、尿潴留、男性性功能障碍（阳痿、早泄）、泌尿系感染、痛经、闭经、子宫脱垂；眼科的视神经萎缩、视神经炎；耳鼻喉科的鼻炎、咽炎、聋哑；内分泌系统的单纯性甲状腺肿、甲状腺功能亢进、糖尿病等。

七、针刀法

针刀法是在传统针灸技术的基础上融合了现代医学知识发展而成的新疗法，由朱汉章教授首创。操作的特点是在治疗部位刺入深部到病变处进行轻松的切割、剥离等不同的刺激，以达到止痛祛病的目的。针刀疗法的优点是治疗过程操作简单，治疗时切口小，治疗时间短，疗程短，患者易于接受。

（一）理论基础

针刀是以"针"的方式进入人体，发挥"刀"的松解、切割、剥离等作用，其本质是微创的软组织松解术。针刀刀刃具有切、割、削和分离作用，而针刀体前部参与了针刀分离的功能。针刀的治疗原理主要是通过在非直视条件下进行的闭合性松解术，切开瘢痕、分离粘连与挛缩、疏通堵塞，从而破坏疾病的病理构架，恢复软组织和骨关节的力平衡，使疾病得以治愈。同时针刀还可以发挥刺激穴位、疏通经络、调节人体气血的作用。

（二）操作方法与注意事项

1. 操作方法

（1）施术前准备

1）刀具选择：根据治疗点，选用适宜的针刀，所选刀具应光滑、无锈蚀，刀刃应锐利、无卷刃，刀柄应牢固、无松动。

2）部位选择：根据病情，选择相应针刀治疗点。如：各种慢性软组织损伤性疾病，选取损伤部位相应肌肉、韧带、筋膜在骨面起止点的体表投影点；神经卡压综合征，选取卡压部位 Tinel 征阳性点旁开 0.5cm 处；脊柱相关性疾病，选取相应脊柱棘突、棘间、两侧关节突关节囊及横突部位的体表投影点。

3）体位选择：根据病情，选择医者便于操作、患者适宜的体位。

4）环境要求：应建立针刀专用治疗室并定期进行环境消毒，宜使用紫外线消毒法或臭氧消毒法。工作人员应按规定着装，戴一次性口罩和手术帽。

5）消毒：刀具可采用高温消毒法，推荐使用一次性针刀。在施术部位，用0.5%碘伏纱块或棉球消毒2遍，后铺无菌洞巾，治疗点应在洞巾中间。医者戴一次性口罩、手术帽，双手肥皂水清洗干净后戴无菌手套。

6）局部浸润麻醉：每个针刀治疗点注射 1% 利多卡因 1mL，每人每次利多卡因用量控制在 100mg 以内。

（2）施术方法

1）持针刀姿势：术者以示指和拇指捏住针刀柄，中指在针刀体的中上部位托住针体，环指和小指置于施术部位的皮肤上，作为针刀在刺入时的一个支撑点，以控制针刀刺入的深度。

2）进针刀方法：①定点：在确定病变部位、准确掌握该处的解剖结构后，在进针刀部位用记号笔做一标记。②定向：将刀刃压在进针刀点上，刀口线与重要血管、神经及肌腱走行方向平行。③加压分离：持针刀手的拇、示指捏住针刀柄，其余三指托住针刀体，稍加压力不使刀刃刺破皮肤，使进针刀点处形成一个线形凹陷，将浅层神经和血管分离在刀刃两侧。④刺入：继续加压，快速刺破皮肤，匀速推进，到达病灶部位。

3）常用针刀刀法：①纵行疏通法：针刀体以皮肤为中心，刀刃端在体内沿刀口线方向做纵向的运动。②横行剥离法：针刀体以皮肤为中心，刀刃端在体内垂直刀口线方向做横向的运动。③提插切割法：刀刃到达病变部位以后，切割第 1 刀，然后针刀上提 0.5cm，再向下插入，切割第 2 刀，如此提插 3 刀为宜。④骨面铲剥法：针刀到达骨面，刀刃沿骨面或骨崤将粘连的组织从骨面上铲开，感觉针刀下有松动感时为度。⑤通透剥离法：针刀刺破囊壁，经过囊内，刺破对侧囊壁。

4）出针刀：出针刀时，宜快速将针刀取出，压迫止血 3 分钟，用无菌敷料或创可贴覆盖针刀施术部位。

（3）施术后处理　针刀术后患者卧床 30 分钟，防止施术部位出血。密切观察患者生命体征，如出现异常变化，及时对症处理。针刀术后施术部位保持清洁、干燥、防止局部感染，24 小时后去除无菌敷料或创可贴。

2. 注意事项　除遵循针灸施术的注意事项外，运用针刀疗法还应注意：

（1）严格掌握禁忌证。凝血机制异常者；施术部位有红肿、灼热、皮肤感染、肌肉坏死或在深部有脓肿者；心、肝、肾衰竭者；患有糖尿病、皮肤破溃不易愈合者；患有高血压病并且血压不易控制者；患有严重的代谢疾病，如肝硬化、活动性结核患者。

（2）熟练掌握施术部位的解剖。要深入了解和熟练掌握针刀施术处的解剖特点、动态改变，主要血管、神经的体表投影，体表标志和体内标志。在胸背部、锁骨上需要避免刺入胸膜腔；在颈部、腰部及四肢要注意不要损伤大血管、神经干及内脏器官。

（3）严格无菌操作。要求所有物品必须达到高压灭菌的要求。消毒要正规，操作要符合无菌规范。

（4）患者精神紧张、劳累后或饥饿时，妇女月经期、妊娠期及产后，瘢痕体质者慎用本疗法。

（5）针刀治疗部位有毛发者宜备皮。

（三）适用范围

针刀疗法的适用范围比较广泛，主要用于各种慢性软组织损伤性疾病；骨质增生性疾病与骨关节疾病；神经卡压综合征；与脊柱相关的慢性支气管炎、功能性心律失常、慢性胃炎等内科疾病；先天性斜颈、"O" 形腿、"X" 形腿等儿科疾病；鸡眼、胼胝、带状疱疹后遗症等皮肤科疾病。

八、内热针法

内热针法是将内热针刺入机体治疗部位，连接内热式针灸治疗仪，使针体温度均匀可控，以治疗疾病的一种方法。

内热针法是在传统银质针疗法的基础上发展而来的。传统银质针疗法采用的艾叶加热针具有很多不足之处，如烟雾对治疗环境的影响、艾团从针尾脱落而烫伤皮肤、治疗后易出现瘢痕引起医疗纠纷等问题。内热式针灸治疗仪运用现代最新工艺及计算机技术，可以控制温度，使针尖到针体在 38℃～60℃范围内恒温加热，具有恒温控制、操作简便、安全性高等优点。从根本上解决了点燃艾团的烟雾和皮肤易烫伤问题，使内热针的应用更加科学、安全、环保。2014 年 11 月，内热针疗法成为国家中医药管理局科技成果推广项目，临床广泛应用于慢性疼痛的治疗。

（一）理论基础

内热针疗法是在银质针的原理上改进而来。我国软组织外科学的创始人宣蛰人在研究人体软组织松解治疗严重腰腿痛病例的基础上，提出了对软组织损伤性压痛点分部规律的认识。宣老严格按照人体软组织解剖学，对陆云响医师家传银质针密集型针刺疗法进行了改进，在传统"循经取穴""以痛为输"及"功能运动中的痛点"相结合的陆氏银质针疗法的基础上，结合他的软组织外科松解入路，形成了密集型银质针疗法，成为了软组织疼痛治疗的三大手段之一。

内热针法是根据肌筋膜损伤的病理特点，参考了软组织外科松解治疗、心肌激光打孔治疗、银质针疗法、针灸和针刀治疗等方法的优点，而形成的一种治疗方法。内热针通过整个针体均匀可控的温度，传达到骨膜等深部软组织末端，起到消除肌筋膜无菌性炎症的作用。与毫针相比内热针较大的直径（常用直径为 1.1mm），能造成软组织不同程度的创伤，通过创伤 - 愈合的病理过程，改善变性的肌肉病变。也有研究发现其能够促使骨骼肌再生和再血管化，达到解除痉挛、恢复功能、效果持续的作用。

（二）作用机制

1. 消除炎症反应 人体发生机体功能障碍和疼痛的部位没有微生物感染，而是由物理、化学等因素引起的炎症反应，称为无菌性炎症。如：四肢扭伤引起的局部红肿，主要是因肢体受到过度牵拉时，部分肌肉、血管、淋巴、末梢神经等被刺激，造成血液、淋巴液和组织液渗出形成水肿或血肿，肿胀的组织压迫神经产生胀痛。在病理学上，光学显微镜和电子显微镜观察下均证明了无菌性炎症是软组织病变的主要病理改变，软组织损伤早期仅有充血、水肿等反应，以后逐渐形成不同程度的炎性粘连、炎性纤维组织增生，最后形成不同程度的炎性组织变性和挛缩。而现代医学也证实，软组织损伤后的疼痛正是体内无菌性炎症反应所导致。

软组织损伤的部位多在肌肉、筋膜、韧带、关节囊、骨膜等骨骼附着点或筋膜间的连接处，其中以肌肉附着处和筋膜附着处比较重要和常见。因为，这些部位的软组织多是牵拉应力的集中区，容易发生损伤，引起创伤性无菌性炎症反应；这些部位又具有丰富的神经末梢，受到创伤性炎症刺激后更易引起疼痛。如果这些软组织损伤部位继续受到持续性牵拉和重复的损伤，日益积累、量变到质变，就使局部软组织逐渐形成无菌性炎症反应、炎性粘连、炎性纤维组织增生、炎性组织变性和挛缩，从而引起不同程度的疼痛，并且还会在局部形成有规律的和无菌性炎症病理变化的压痛点。

通过密集型内热针的作用，使被压迫的神经及血管组织得到松解，阻断化学性刺激对神经末梢的传导，有效地改善局部微循环，加速代谢，缓解代谢产物的堆积，解除肌肉挛缩或痉挛，缓解肌张力，从而达到止痛效果。

2. 松解肌肉痉挛 内热针治疗在尝试进行软组织松解手术治疗认识基础上，以严格按照人体软组织外科解剖为特点，进行密集型针刺，以针代刀。此疗法通过将针刺入损伤组织内，针尾通过发热电极将热量通过针体的传导性，从针尾传至针尖，使热量导入深部组织，引起组织局部血液循环加速，痉挛的肌肉组织松解，具有消除局部炎症反应、促进受损组织修复和再生的作用。初步的临床和基础研究发现，凡经针刺的部位均产生较为持久的肌肉松弛效应，既有即时的镇痛作用，又有远期的治痛效果，发现软组织损害性压痛点分布规律，人们难以对付的因疼痛而导致的肌痉挛获得解除。

3. 增加局部血供　内热针疗法是一种治疗骨骼肌慢性劳损的新方法，通过用针体在缺血的组织区域内打数个小孔造成创伤，并进行局部加热，从而减轻组织痉挛变性，降低张力和无菌性炎症，促使细胞再生和再血管化，增加血流量，从而改善缺血情况，以达到治疗和预防的目的。

4. 调节力学平衡　人体机体的生物力学稳定性，包括静态平衡和动态平衡。主要取决于肌肉的状态，肌肉是维持机体平衡和稳定的重要因素，当机体软组织受到刺激伤害时会出现肌肉痉挛，而肌痉挛是机体为了减少关节活动、减少对损伤部位的刺激，从而达到减轻疼痛的一种反射性和保护性反应。但是如果较长时间的肌痉挛，其肌肉和筋膜本身因供血不足和新陈代谢障碍，使肌肉出现不同程度的病理变化，造成肌挛缩。肌痉挛或肌挛缩会破坏机体动态和静态平衡，为了重新维持平衡，相应的肌群会出现代偿性收缩而进行调节。因此，一组肌肉的痉挛，必将引起相应肌肉发生与其相适应的代偿变化，以达到补偿原发部位肌痉挛引起的功能障碍和失调，从而造成相应肌肉也同样出现损伤。例如，一侧腰部肌痉挛可以引起相应脊柱发生侧弯或扭转，使对侧腰部肌肉及腹部肌肉出现代偿调节，从而出现疼痛症状。腰部疼痛与肌痉挛的持久不愈，可以导致臀部或肩背部肌肉的代偿调节，这些调节同样会造成相应肌群或软组织的损伤而出现疼痛。密集型内热针软组织松解，通过解除肌痉挛或肌挛缩，恢复生物力学平衡达到治疗目的。

（三）内热针治疗仪和针具

1. 内热式针灸治疗仪　内热式针灸治疗仪一般由工作电源、控制部分、温度调节旋钮、显示部分、计时器和加热探头六个部分组成。主机采用多通道设计，可同时连接40个内热针探头，满足临床的多重需要。内热式针灸治疗仪可实现对针体温度在38℃～60℃之间任意调节，针体全段恒温发热，对浅层及深层病灶炎症兼顾治疗。仪器出厂时工作时间默认设置20分钟，医务人员可根据需要设定所需工作时间，仪器启动工作后的计时方式采用倒计时，工作时间完成后有报警提示音。

2. 内热针针具　内热针的原理是将一种特殊发热材料植入针体内，控制内热针恒温发热，既区别于传统针具又符合针的原理。

内热针由针柄、针体、针尖3部分构成，针体内置发热材料，可实现全段恒温发热（图1-38）。

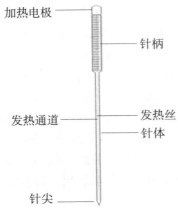

图 1-38　内热针结构示意图

内热针的规格，以针体的长度和直径予以区分。内热针针体的直径有三种规格，分别为 1.1mm、0.7mm 和 0.5mm。内热针针柄的长度 4cm，针体长度有 4 种型号，分别为 12cm、10cm、8cm 和 6cm，详细如表 1-6。临床上使用的内热针，为直径 0.7mm 和长度为 2～4 号（12～14cm）者最为常用。

表 1-6　内热针长度规格表

内热针规格	针体总长度	针柄长度	针体长度	发热段长度
1 号针	16cm	4cm	12cm	12cm
2 号针	14cm	4cm	10cm	10cm
3 号针	12cm	4cm	8cm	8cm
4 号针	10cm	4cm	6cm	6cm

（四）操作方法（视频：内热针）

扫一扫，看课件

1. 进针方法　常用的进针方法有单手进针法、双手进针法两种。

单手进针法即是用刺手拇、示指持针，中指指端紧靠穴位，指腹抵住针身中部，当拇、示指向下用力时，中指也随之屈曲，将针刺入，直至所需的深度。此外，还有用拇、示指夹持针身，中指指端抵触穴位，拇、示指所夹持的内热针沿中指尖端迅速刺入。

双手进针法即是刺手与押手相互配合，将针刺入穴位的方法。常用的双手进针法为夹持进针法，即用押手拇、示二指持捏针身下端，将针尖固定在拟刺痛点的皮肤表面，刺手向下捻动针柄，押手同时向下用力，将针刺入痛点皮肤。

2. 进针方向　根据针刺部位的不同可采取直刺、斜刺、平刺和钻刺。

直刺指针身与皮肤表面成 90°垂直刺入体内。一般用在肌肉比较丰满的部位，如腰部或臀部等。

斜刺指针身与皮肤表面成 45°左右刺入体内。此法适用于肌肉浅薄处或深部有重要脏器，主要用于颈椎或背部等。

平刺指针身与皮肤表面成 15°左右或以更小的角度刺入体内。此法适用于肌肉比较薄或膝关节部位。

钻刺指局部软组织变性、肌肉挛缩及筋膜增厚比较严重时，针刺破皮肤后难以进入肌肉层或筋膜层，需要针尖贴近皮肤，左右旋转针体加压刺入，抵达治疗部位。

3. 操作手法　针刺后，连接加热线时，一只手固定内热针，一只手安装连接线，避免安装连接线时针尖刺入危险部位。工作结束时会听到三声报警声，此时关闭电源，拔出内热针。

（五）适用范围

内热针法可以达到银质针、温针灸的临床疗效，成为治疗软组织疼痛的又一创新方法，内热针软组织松解治疗主要是针对那些肌肉变性僵硬比较严重，按摩牵引理疗等方法效果不佳或无效的患者。其治疗方法高效，治疗效果持久，具有不可替代的优势。目前在临床上广泛运用于局灶性或区域性慢性软组织疼痛、各种骨关节痛、骨性关节炎、股骨头坏死等病证的治疗，取得了显著疗效。

九、鍉针法

鍉针，古九针之一。《灵枢·九针十二原》："鍉针者，锋如黍粟之锐，主按脉勿陷，以致气。"鍉针法是用鍉针按压经脉和穴位以治疗疾病的方法。因操作时以推按穴位为主，故又称为推针。本法不刺入皮肤，操作简单，安全方便，无副作用。现代鍉针（图1-39）在古鍉针的基础上，在针具和技术方面都有了很大的发展，治疗疾病范围也更广。如电鍉针是鍉针结合电脉冲技术研制而成的一种针具，其针头端同鍉针，针尾通过导线连接于电脉冲治疗仪上，兼有鍉针和电脉冲的治疗作用。声电鍉针是将电鍉针的电信号用声频信号代替，在经络、腧穴上激发经气以治疗疾病。电鍉针和声电鍉针既保留了鍉针的治疗特点，又加强了经络的循经感传效应。

（一）理论基础

《灵枢·九针论》云："三曰鍉针，取法于黍粟之锐，长三寸半，主按脉取气，令邪出。"黍，球形或者椭圆形；粟也是卵圆形的。这种针"大其身而圆其末"，所以不能够刺入皮肤，而在体表产生按摩作用。皮肤位于人体的最外层，正常情况下有抗御外邪、保护机体、反映证候和协助诊断的作用。《素问·皮部论》曰："皮者脉之部也。邪客于皮则腠理开，开则邪入客于络脉，络脉满则注于经脉，经脉满则入舍于脏腑也。"通过刺激皮部可调整经络及其所属脏腑组织的失衡状态。

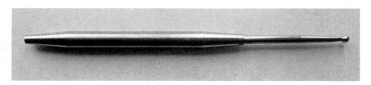

图 1-39　锟针

（二）操作方法与注意事项

扫一扫，看课件

1. 持针与操作（视频：锟针）

（1）持针法

四指持针：以拇指、中指和环指夹持针身，示指指腹押于针尾上。

执笔式持针：用拇指、示指、中指捏持针身中上部，环指抵住针身下部。

（2）操作方法　按四指持针法或执笔式持针法持锟针，拿持力度适中，将锟针针头垂直按压在所选经络或腧穴上（图 1-40），以得气为度。临床中根据患者的体质和病情，选用弱刺激或强刺激，并可配合捻转法、刮法或震颤法。本法每穴 2～5 分钟 / 次，每日或隔日治疗 1 次，10～15 天为 1 个疗程。由于操作简单，安全方便，可指导患者自己使用。

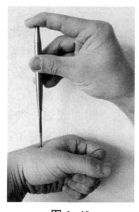

图 1-40

（3）刺激强度

弱刺激：按压用力较轻较小，形成的凹陷浅，局部有酸胀感，按压部位周围发生红晕，治疗时间较短。

强刺激：按压用力较重较大，形成的凹陷深，局部有胀痛感。或沿经脉上下传导，治疗时间较长。

2. 电锟针操作方法　使用前将各调节旋钮调至零位。将电锟针导线连接到脉冲电针治疗仪上，接通电源。将无关电极导线连接于所取经络腧穴的同侧肢体上（宜在腕踝上部）。在相应的经络腧穴部位涂以导电液或导电膏。将锟针针头按压于相应经络腧穴上，调节仪器输出旋钮，刺激强度以患者可耐受为度。治疗结束后将治疗仪器控制旋钮置回

零位，取下电极，关闭电源开关。

3. 声锟针操作方法　把音量及各参数开关调至零位。使用交流电者将声电针仪接通电源，使用直流电者安装好电池。将电锟针导线连接到声电治疗仪器上，接通电源（打开电源开关）。将无关电极导线连接于所取经络腧穴的同侧肢体上（宜在腕踝上部）。在相应的经络腧穴部位涂以导电液或导电膏。将锟针针头按压于相应经络腧穴上，调节仪器输出旋钮，选取相应的乐曲，打开播放乐曲开关，输出的刺激强度以患者耐受为度。治疗完毕，应先将输出功率调节旋钮转至零位，取下电极，关闭电源。

4. 注意事项

（1）患者过饥、过饱或过于疲劳时慎用锟针，避免刺激过强，以免发生晕针。

（2）针头应光滑圆钝，不宜过尖，否则易产生疼痛。操作时宜垂直按压，不宜斜按。注意压力要适度，过强易产生疼痛，过弱影响疗效，每穴按压的时间宜适度。

（3）出血倾向、骨折部位及高血压危象、心功能衰竭等严重疾病禁用。

（4）局部感染、溃疡的部位，孕妇的腹部及腰骶部不宜应用。

（5）皮肤对金属过敏者禁用。骨骼、脏器内有金属内置物及装有心脏起搏器禁用电锟针和声电锟针，并且要注意避免电伤、灼伤。

（四）适用范围

主要适应证：中风、面瘫、头痛、失眠、耳聋、心悸、脉痹、痿病、痹病、呃逆、胃脘痛、哮喘、甲亢、乳痈、崩漏、乳癖、绝经前后诸症、产后尿潴留、青少年近视、颈椎病、落枕、腰痛、过敏性鼻炎、面肌痉挛、斑秃、黄褐斑等。

第二章　灸法 ▷▷▷

第一节　艾条灸

一、悬灸

悬灸是将艾条一端点燃，悬于腧穴或患处一定高度之上，使热力较为温和地作用于施灸部位的艾灸疗法。

（一）分类

悬灸根据施灸方法不同，可分为温和灸、雀啄灸、回旋灸。

（二）选穴原则

悬灸的选穴以脏腑经络学说为指导，根据不同病证选取不同腧穴，具体包括：近部选穴、远部选穴、辨证选穴、对症选穴。

1. 近部选穴　是在病变所在局部或临近部位选取相关的穴位。是根据腧穴普遍具有近治作用的特点而选穴，反应了"腧穴所在，主治所在"的规律。一般病变部位较为局限或体表反应较为明显者多用近部取穴。

2. 远部选穴　是指选取病变部位所属和相关经脉上，距离较远处的腧穴。这是根据腧穴具有远治作用的特点来选穴，体现了"经脉所过，主治所及"的规律。远部选穴在临床应用较为广泛，特别是四肢肘膝关节之下的腧穴对头面、五官、躯干、脏腑等病证最为常用，体现了经络辨证的临床意义。

3. 辨证选穴　是通过四诊合参，根据疾病的证候特点，分析疾病的病因病机而辨证选取穴位。临床上有些疾病如失眠、发热、虚脱、盗汗、惊厥、抽搐、昏迷等疾病，没有明确的病变部位，表现为全身症状，此时应辨证选穴。

4. 对症选穴　是根据疾病的主要症状或特殊的症状而选取穴位。某些腧穴对某些病证具有特殊的治疗作用。如汗证可以选用合谷、复溜，哮喘可以取定喘，腰痛可以取腰痛点等。在对症选穴中，多用经外奇穴。

（三）操作方法和注意事项

扫一扫，看课件

1. 操作方法（视频：悬灸）

（1）艾条的选择　选用清艾条或药艾条。

（2）体位的选择　体位的选择应该便于医生正确取穴和操作，患者舒适自然，能够持久而不疲劳。

（3）穴位的选择　按照治疗方案选取穴位。

（4）温和灸　施灸时，将艾条点燃的一端对准应灸患处或穴位，距离皮肤2～3cm，使局部有温热感而无灼痛感为宜。一般可灸10～15分钟，以皮肤红晕为度。施灸的距离并不是绝对不变，可根据温热感受而调整距离。对于中风偏身感觉障碍或昏厥的患者，医者要将示、中二指分开置于施灸部位旁边，以测知局部的受热程度，以免灼伤患者或热力不够。

（5）雀啄灸　施灸时，艾条点燃的一端与施灸局部皮肤之间的距离并不固定，而是像鸟雀啄食般上下活动，以皮肤红晕为度。为了防止烫伤，医者可将小指置于艾条一侧，以固定艾条与皮肤之间的距离，不可太近，以免烫伤。也不可太远，以防热量散失。

（6）回旋灸　施灸时，艾条点燃的一端与施灸部位之间保持一定距离，但不固定，而是左右移动或反复旋转施灸。

2. 注意事项

（1）施灸顺序：先上后下、先阳经后阴经。但也有例外，如脱肛的灸治，先灸长强以收肛，后灸百会以升阳举陷。

（2）刺激量：灸治的时间先少后多，刺激量先小后大。面部穴位、乳头、大血管等处刺激量不宜太大，以免烫伤形成瘢痕。

（3）空腹、过饱、极度疲劳和对灸法恐惧者，慎用灸法。

（4）孕妇的腹部及腰骶部不宜施灸。

（5）施灸过程防止艾绒和艾灰脱落烫伤皮肤。

（6）灸后处理：施灸过量，或时间过长，局部可能会出现水疱。小水疱可不做处理，自行吸收。大水疱，可用消毒毫针刺破，放出水液，再涂以烫伤油或消炎膏等。

（四）适用范围

悬起灸适应证广，内、外、妇、儿、五官、皮肤各科多种常见疾病均采用悬起灸进行防治。

1.气滞血瘀或寒凝血滞所致的痛症，如胃痛、腹痛、痛经、风寒湿痹所致疼痛。

2.外感表证，见恶寒发热、鼻塞流涕、周身酸痛等。

3.中气下陷、脏器下垂之证，如胃下垂、阴挺、脱肛等。

4.脾肾阳虚、元气暴脱之证，如久泻久痢、阳痿遗精、早泄、遗尿、虚脱等。

5.外伤、扭挫所致瘀血肿痛，如腰扭伤、踝关节扭伤等。

6.乳痈初起未成脓者可用艾条温和灸。

7.虚劳羸瘦，体虚易感等。

一般温和灸多用于治疗慢性病，雀啄灸和回旋灸多用于治疗急性病。

二、实按灸

实按灸是将艾条点燃后，垫上纸或布，趁热按到穴位或患处，使热气透达深部的一种施灸方法。《灵枢·寿夭刚柔》中记载了用蜀椒、干姜、桂心、酒等浸渍复层布巾，生桑炭加热熨敷患处，以治疗寒痹的方法，为实按灸的形成提供了灵感和基础。到了明清时代，艾条中加入完整的配方用药，发展成为雷火神针、太乙神针。

（一）作用优势

实按灸是古代灸法发展过程中出现的一种独特灸治方法，拥有鲜明的特色和优势。

从温热形式而言，实按灸通过与皮肤的有效接触，灼热和药气直接作用于腧穴；较其他形式的隔物灸，操作更简易灵活；较直接灸，实按灸能持久维持灼热感，且损伤较小。

从作用机制而言，实按灸不仅能将持久的灼热刺激与药物燃烧生成物相复合，还能通过一定的外力作用于腧穴，更加有利于激发经气，发挥综合效应。

（二）取穴原则

选穴贵少而精。

1. 辨证选穴　脏腑功能失调的疾病，根据疾病具体情况辨证论治，选取穴位。

2. 辨痛选穴　痛症多选阿是穴。

3. 对症选穴　选取具有特殊功效的穴位，对某些病证进行针对性治疗，如痛经取十七椎。

（三）操作方法与注意事项

1. 操作方法（视频：实按灸）

扫一扫，看课件

将艾卷的一端在酒精灯上点燃，在穴位上覆盖5～7层白棉布并用押手固定，刺手持艾卷并将点燃的一端对准穴位按在白棉布上，当患者感觉到灼热时立即将艾卷提起，稍待片刻，再重新按下，若艾火熄灭，重新点燃，或用2～3支艾卷点燃轮流交替使用。每穴按灸5～7次，灸至局部皮肤呈现红晕，并使患者感觉到灸火的热力透达组织深部为度。

2. 注意事项

（1）晚期癌瘤，疮疡红肿，发高烧者禁灸。

（2）急腹症，如肠痈、胃穿孔、肠梗阻、孕妇等忌灸。

（3）阴虚火旺，伤阴耗血病证者慎灸。

（4）注意把握按的力度，"轻则布亦燃，重则火易灭"。

（四）适用范围

1. 扶助元阳，回阳固脱，培补元气，增强体力，有扶危济弱之能，可用于养生灸和治疗各科急、慢性病证。

2. 疏通经络，调和气血，温中逐寒，解郁散结，故多用于诸痹病及跌打损伤等病之治疗和预防。

三、热敏灸

热敏灸是采用点燃的艾材产生的艾热悬灸热敏穴位，激发透热、扩热、传热、局部不（微）热远部热、表面不（微）热深部热、非热觉等热敏灸感和经气传导，并施以个体化的饱和消敏灸量，从而提高艾灸疗效的一种新疗法，是江西中医药大学原始创新的灸疗技术。30 年前，江西中医药大学陈日新等在临床灸疗过程中发现了一组奇异的透热、扩热、传热现象，与常见的局部热、皮肤表面热完全不同，当这种现象出现时，临床疗效显著提高。以这一发现为突破口，陈日新带领的科研团队围绕"灸疗穴位敏感性"与"灸疗充足时间量"两个关键问题，沿着肯定现象、探索规律、提高疗效、创新理论的研究思路，系统地研究了灸疗热敏现象及其规律，发现了灸疗特异性穴位，即热敏穴位；创立了辨敏施灸新技术，即热敏灸技术；开展了热敏灸优势病证临床疗效的循证评价，证实了灸疗疗效的显著提高；提出了灸疗新概念，丰富与发展了灸疗理论，开创了一条治疗疾病的内源性热敏调控新途径。

（一）理论基础

1. 穴位有状态之别　穴位是疾病在体表敏化态的反应点与治疗点。穴位是在疾病过程中出现在身体表面的敏化部位，同时也是调控人体脏腑功能达到防病治病目的的针灸刺激部位。穴位有敏化状态与静息状态。穴位敏化的类型多种多样，穴位热敏是一种新发现的敏化类型。热敏穴位对艾热刺激产生"小刺激大反应"，是我们采用探感定位方法准确找到穴位的依据，也是辨敏选穴，提高疗效的突破口。

《灵枢·背腧》论述："胸中大俞在杼骨之端，肺俞在三焦之间，心俞在五焦之间，膈俞在七焦之间，肝俞在九焦之间，脾俞在十一焦之间，肾俞在十四焦之间，皆夹脊相去三寸所，则欲得而验之，按其处，应在中而痛解，乃其输也。"可知穴位具有"通过按压等方法会产生特殊感应"的敏感特征。《灵枢·五邪》再次列举临床病例论述穴位的敏感特征："咳动肩背，取之膺中外俞，背三节五脏之傍，以手疾按之，快然，乃刺之。"提示穴位具有"按之快然"的敏化特征。

现代临床研究表明，同一穴位在不同患者，穴位处的"特殊感应"（热敏灸感）未必全都出现，表明同一穴位不同患者，对外界刺激的敏感性不同，其功能状态有敏化态与静息态之别；同一患者同一穴位，在不同病程阶段，穴位处特殊反应（热敏灸感）的出现也会不同，随着病情的好转，其敏化态即朝着静息态转化。

2. 穴位热敏现象　当手持艾条悬灸患者某个穴位时，患者会产生一些特殊感觉，而艾灸患者这个穴位的邻近部位或另外某个体表部位时，患者没有这种特殊感觉产生，仅仅是局部与表面的热感。这些特殊感觉，又称热敏灸感，产生了热敏灸感的穴位称为热敏穴位。热敏灸感包括以下 6 类：

（1）透热　灸热从施灸点皮肤表面直接向深部组织穿透，甚至直达胸、腹腔脏器。

（2）扩热　灸热以施灸点为中心向周围扩散。

（3）传热　灸热从施灸点开始沿某一路线向远部传导，甚至到达疾病部位。

（4）局部不（微）热远部热　施灸部位不（或微）热，而远离施灸的部位感觉甚热。

（5）表面不（微）热深部热　施灸部位的皮肤不（或微）热，而皮肤下深部组织甚至胸腹腔脏器感觉甚热。

（6）其他　非热感觉施灸（悬灸）部位或远离施灸部位产生酸、胀、压、重、痛、麻、冷等非热感觉。

以上 6 类热敏灸感或单独出现或多种同时出现，因病位、病性、病情、穴位的不同，热敏灸感的类型不同。普查神经系统、运动系统、消化系统、呼吸系统、生殖系统等 20 种疾病患者进行艾灸穴位观察，上述 6 类热敏灸感均能出现。寒证、湿证、瘀证、虚证者居多，急性病和慢性病均可出现。

3. 穴位热敏特征　热敏穴位在艾热刺激下，会产生透热、扩热、传热、局部不（微）热远部热、表面不（微）热深部热以及非热觉等特殊反应，只要出现这六种感觉中的一种或一种以上，就表明该穴位已处于热敏化状态，该穴位即为热敏穴位。这是探查和判断热敏穴位的标志。临床研究发现，在疾病状态下，穴位发生热敏化有以下特征。

（1）穴位呈现对艾热刺激的高敏性　热敏穴位在艾热刺激下，呈现对艾热刺激的高敏性。表现为透热、扩热、传热、局部不（微）热远部热、表面不（微）热深部热以及非热觉等 6 类热感范围扩大的现象，即产生一个"小刺激大反应"。

（2）穴位热敏现象具有普遍性　通过对颈椎病、腰椎间盘突出症、膝骨关节炎、肌筋膜疼痛综合征、支气管哮喘、慢性支气管炎、非溃疡性消化不良、功能性便秘、肠易激综合征、排卵障碍性不孕、慢性盆腔炎、痛经、周围性面瘫等 20 种疾病以及健康人对照的穴位热敏普查的研究，结果表明，在疾病状态下，穴位热敏现象的出现率为 70%，明显高于健康人的 10%。寒证、湿证、瘀证、虚证中居多，急性病和慢性病均可出现。疾病痊愈后穴位热敏出现率降为 10% 左右。表明人体在疾病状态下，体表穴位发生热敏具有普遍性，与疾病高度相关。

（3）穴位热敏部位具有动态性　以周围性面神经麻痹（面瘫）、腰椎间盘突出症、膝骨关节炎、肌筋膜疼痛综合征、支气管哮喘、痛经、排卵障碍性不孕等 7 种疾病患者为研究对象，将 469 个热敏穴位与经穴做对比研究，结果表明，穴位热敏部位随病情变化而变化。动态的热敏穴位与部位固定的经穴重合率仅为 48.76%，与压痛点的重合率为 34.75%。表明热敏穴位的出现部位仅可以经穴或压痛点为参照坐标系来粗定位，而准确定位必须以热敏灸感为标准。

（4）穴位热敏的出现与分布具有病证相关性　穴位发生热敏有一定的分布规律，如周围性面瘫，热敏常发生在翳风穴；功能性便秘，热敏常发生在大肠俞；痛经，热敏常发生在关元；过敏性鼻炎，热敏常发生在上印堂。目前，我们已经研究和初步认识了神经系统、运动系统、消化系统、呼吸系统、生殖系统等20余种疾病穴位热敏分布部位的高发区，其分布规律与中医的病证高度相关。

（5）艾灸热敏穴位发动经气感传具有高效性　通过对面神经麻痹（面瘫）、三叉神经痛、颈椎病、腰椎间盘突出症、膝骨关节炎、肌筋膜疼痛综合征、慢性支气管炎、支气管哮喘、非溃疡性消化不良、功能性便秘、肠易激综合征、排卵障碍性不孕、痛经和勃起功能障碍共14种病证，540例患者艾灸热敏穴位激发经气感传研究，结果表明：艾灸热敏穴位的经气感传出现率达94.0%，而艾灸非热敏穴位的经气感传出现率仅约23.5%，二者有非常显著的统计学差异。

以上穴位热敏的特征与规律表明敏化态穴位对外界的适宜刺激呈现"小刺激大反应"，热敏穴位在艾热刺激下极易激发经气感传，气至病所，是实现治疗效果"四两拨千斤"的切入点。

4. 灸之要，气至而有效　《灵枢·九针十二原》曰："刺之要，气至而有效。"即激发经气、气至病所是针刺疗法的精髓。古代医家已把激发感传、促进气至病所作为提高针灸疗效的一种积极手段。正如《针灸大成》中所说，"有病道远者，必先使气直到病所"，强调行针治病时务必使气直达病所。但长期以来，灸疗学仅强调施灸过程中产生局部的热感和皮肤的红晕，并不强调治疗过程中产生传导活动。通过观察悬灸过程中的经气活动发现，热敏穴位经气感传出现率明显高于非热敏穴位，表明悬灸热敏穴位易激发经气感传，是实现"气至而有效"的切入点，因此，陈日新等提出"灸之要，气至而有效"，完善和发展了"刺之要，气至而有效"的针灸理论。热敏灸感与针刺产生的"得气感"与"气至"等经气活动一样，是人体经气激发与运行的表现，是人体内源性调节功能被激活的标志，因此，热敏灸感与疗效密切相关，重视热敏灸感是提高疗效的关键，艾灸能像针刺一样发动经脉感传，甚至气至病所，而且必须发动经气感传，才能提高灸疗疗效。

5. 辨敏施灸　"辨敏施灸"，即"辨证、选穴、择敏、施灸"的诊疗模式，倡导临床操作时不仅重视"辨证选穴"，更强调"择敏施灸"，显著提高了艾灸疗效。"辨敏施灸"包括探敏定位、好中选优的过程。探敏定位是根据热敏灸感来精准定位，探查中，只要出现热敏灸感中的一种或一种以上即可认为该部位为热敏穴位。好中选优是指在所有出现热敏灸感的穴位中选择最佳的治疗穴位。临床研究发现，不同热敏灸感携带着不同的信息，尽管这些穴位都表明是热敏穴位，但有首选与候选、主选与次选之分，需要进一步分析、辨别。如以出现热敏灸感经过或直达病变部位的热敏穴位为主选热敏穴位；以出现非热感觉的热敏穴位为主选热敏穴位，而非热灸感中又以痛感优于酸胀感；以出现较强的热敏灸感的热敏穴位为首选热敏穴位。

扫一扫，看课件

（二）操作方法

1. 热敏灸操作流程（视频：热敏灸）及方法

（1）探感定位　热敏灸以灸感定位法确定热敏腧穴。艾热距离体表约3cm，以传统腧穴定位为中心，在其上下左右范围内施以循经、回旋、雀啄、温和组合手法进行悬灸探查，热感强度适中而无灼痛，被灸者出现六类热敏灸感中的一类或一类以上的部位，即为热敏腧穴，不拘是否在传统腧穴的标准位置上。

（2）辨敏施灸　辨敏施灸是通过辨别热敏腧穴的灸感特点，从而选取最优热敏腧穴施灸。选优原则按下列顺序：以出现非热觉的热敏腧穴为首选热敏腧穴；以出现热敏灸感指向或到达病所的热敏腧穴为首选热敏腧穴；以出现较强的热敏灸感的热敏腧穴为首选热敏腧穴。

（3）量因人异　艾灸剂量由艾灸强度、艾灸面积、艾灸时间三个因素组成，在前两个因素基本不变的情况下，艾灸剂量主要由艾灸时间所决定。在施行热敏灸疗法时，每穴的施灸时间不是固定不变的，而是因人因病因穴不同而不同，是以个体化的热敏灸感消失为度。不同热敏穴位施灸时从热敏灸感产生至热敏灸感消失所需要的时间是不同的，为10～200分钟，这是热敏穴位的最佳个体化施灸剂量，达到这个剂量灸疗疗效明显提高，这时穴位的热敏状态转化为消敏状态（即非热敏状态）。

（4）敏消量足　热敏灸疗法强调每次艾灸要达到个体化的消除穴位敏化状态的饱和灸量，这是保证热敏灸临床疗效的关键之一。只要与疾病相关的热敏腧穴存在，就需要进行疗程施灸，直至所有与该病证相关的热敏腧穴消敏，这是治疗该病证的充足疗程灸量。

2. 热敏穴位的探查

（1）探查热敏穴位的二步骤　热敏穴位是疾病在体表的特定反应部位，它直接或间接地反映疾病的部位、性质和病理变化。不同疾病的热敏穴位出现部位是不同的，操作上可从粗定位到细定位二步法来探查。

1）热敏穴位的粗定位：是指疾病状态下，确定相关穴位发生热敏化的高概率大致区域。穴位发生热敏化是有规律的，即有其高发部位。如感冒、变应性鼻炎的热敏穴位高发部位在上印堂区域；支气管哮喘的热敏穴位高发部位在肺俞区域；面部神经麻痹（面瘫）的热敏穴位高发部位在翳风区域。

2）热敏穴位的细定位：用点燃的艾条，对准上述热敏穴位高发部位进行悬灸探查（距离皮肤3cm左右处），使患者局部感觉温热而无灼痛感。热敏穴位在艾热的刺激下，会产生透热、扩热、传热、局部不（微）热远部热、表面不（微）热深部热、其他非热感觉6种灸感，只要出现其中的一种或一种以上灸感就表明该穴位已发生热敏化，即为热敏穴位。因此，依据热敏灸感法就能进行穴位的准确定位。

（2）探查热敏穴的三要求

1）熟悉热敏灸感：灸感是指施灸时患者的自我感觉。对于艾灸疗法，艾热作用于体表，自然产生热感。但由于穴位的不同，穴位与非穴位的不同，穴位功能状态的不同，艾灸产生的热感也不同。健康人由于穴位处于静息态，艾灸通常产生皮肤局部和表面的热感，我们通常称之为普通灸感。人体在疾病状态下，当穴位处于热敏化状态时，艾灸即会产生热敏灸感。

2）选择合适的艾灸方式与舒适体位：热敏穴位的最佳刺激方式为艾条悬灸。探查时要求充分暴露被探查部位，肌肉放松。

3）保持环境与心神安静：环境温度应保持在 24～30℃为宜。患者注意力集中于施灸部位，体会艾灸探查过程中的感觉。

（3）探查热敏穴的四手法　常用的悬灸探查手法有回旋灸、循经往返灸、雀啄灸、温和灸 4 种。探查热敏穴位可以采用单一手法，灸至皮肤潮红为度，也可采用 4 种手法的组合。采用组合手法时，按上述顺序每种手法操作 1 分钟，反复重复，灸至皮肤潮红为度，一般 2～3 遍即可。

1）回旋灸：用点燃的艾条，与施灸部位皮肤保持一定距离，均匀地往复旋转施灸，以施灸部位皮肤温热潮红为度。回旋灸有利于温热施灸部位的气血，主要用于胸腹背腰部穴位。

2）雀啄灸：用点燃的艾条，对准施灸部位一上一下地活动施灸，如鸟雀啄食一样，以施灸部位皮肤温热潮红为度。雀啄灸有利于施灸部位进一步加强敏化，从而为局部的经气激发，产生灸性感传奠定基础。

3）循经往返灸：用点燃的艾条在患者体表，距离皮肤 3cm 左右，匀速地沿经脉循行方向往返移动施灸，以施灸路线温热潮红为度（图 2-1）。循经往返灸有利于疏通经络，激发经气。

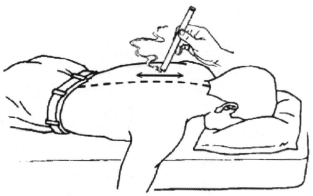

图 2-1　循经往返灸

4）温和灸：用点燃的艾条，对准施灸部位，距离皮肤 3cm 左右处施灸，使患者局部感觉温热而无灼痛感，以施灸部位皮肤温热潮红为度。温和灸有利于施灸部位进一步激发经气，发动感传。

有些慢性疾病患者处于疾病稳定期，穴位热敏化可能为迟发型，可采用强壮穴的温和灸激发方法来提高患者整体经气水平，然后采用上述手法再进行探查。常用的强壮穴位有神阙、关元、大椎、肾俞、足三里等，每次施灸时间为 40 分钟左右，每天 1 次，一般 4～6 次。

3. 热敏灸治疗的手法 热敏灸疗法采用艾条悬灸的方法，可分为单点温和灸、双点温和灸、接力温和灸、循经往返灸。

（1）单点温和灸 此手法既可用于探查穴位，同时也是治疗的常用手法。将点燃的艾条对准选择的一个热敏穴位，在距离皮肤 3cm 左右施行温和灸，每 2 分钟插入 30 秒钟的温和灸，以患者温热而无灼痛感为施灸强度（图 2-2）。每穴施灸时间以热敏灸感消失为度。

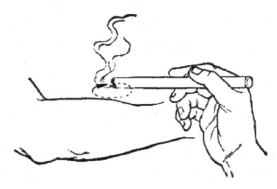

图 2-2 单点温和灸

（2）双点温和灸 同时对两个热敏穴位进行艾条悬灸操作，手法同单点温和灸（图 2-3）。每穴施灸时间以热敏灸感消失为度。双点温和灸主要用于左右对称的同名穴位或同一经脉的两个穴位。

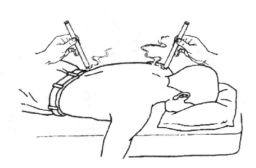

图 2-3 双点温和灸

（3）接力温和灸 如果经气传导不理想，在上述单点温和灸基础上，可以在经气传导路线上的远离施灸穴位的端点再加一单点温和灸，即双点温和灸，这样可以延长经气传导的距离（图 2-4）。每次施灸时间以热敏灸感消失为度。

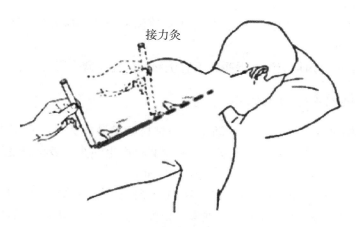

图 2-4　接力温和灸

（4）循经往返灸　此手法既可用于探查穴位，又是治疗的常用手法。用点燃的艾条在患者体表距离皮肤 3cm 左右，沿经脉循行方向往返匀速移动施灸，以患者感觉施灸路线温热而无灼痛感为施灸强度。每次施灸时间以热敏灸感消失为度。此法适用于正气不足，感传较弱的患者。

（三）注意事项

1. 施灸前　应详细告知被灸者施灸操作过程及六类热敏灸感，特别是首次接受热敏灸者。被灸者应以平静信任的心态进行治疗，消除对艾灸的紧张感。并告知被灸者在施灸过程中，应注意灸感的交流与沟通，以便施灸者判断疗效与调整施灸方案。

2. 施灸中

（1）不宜施灸部位　孕妇的腹部和腰骶部慎灸，以免发生流产；感觉障碍、皮肤溃疡处慎灸，以免灼伤。

（2）不宜施灸状态　过饥、过饱、过劳、酒醉等状态禁灸，以免晕灸；精神紧张、抑郁、亢奋等状态不宜施灸。

（3）不宜施灸对象　婴幼儿、灸感表达障碍者要慎灸，以免灼伤。

（4）不宜施灸病证　昏迷、脑出血急性期、大量吐（咯）血者不宜施灸，以免延误其他治疗。

（5）施灸艾条　应选择艾绒纯净、包裹松紧适宜的艾条，施灸时热力温和，不刚烈，有利于激发热敏灸感，促进气至病所。同时避免艾火掉落烫伤皮肤或烧坏衣物。热敏灸结束后，须将燃着的艾条熄灭，以防复燃。

（6）施灸环境　施灸时环境温度应保持在 24 ～ 30℃为宜，不宜过低（不宜低于22℃），以免受寒。艾灸治疗室应通风良好，或设有排烟、消烟装置，避免艾烟浓度过高，对人体产生不良影响。

（7）施灸的皮温　施灸皮温应在 40 ～ 42℃之间，温度过高易发生灼伤，温度过低，不易激发热敏灸感。

（8）施灸时间　每穴每次施灸时间以热敏灸感消失为度，热敏灸感消失后不宜继续施灸，以免出现上火反应。

3.施灸后　2小时内均应注意保暖，不宜洗澡，以免受寒。

（四）影响热敏灸疗效的因素

1.灸材　能够高效激发经气，发动感传的材料就是最佳灸材。我们研究了多种材料，比较它们激发经气的效率与临床疗效。发现艾材产生的艾热最易激发经气，发动感传，疗效最好。因此热敏灸的最佳热刺激为艾热刺激。

2.灸位　热敏穴位是最佳施灸部位。我们分别研究了艾灸热敏穴位与非热敏穴位治疗膝骨关节炎、肌筋膜疼痛综合征、颈椎病、腰椎间盘突出症、感冒、面神经麻痹（面瘫）、功能性消化不良、肠激惹综合征、男性性功能障碍、痛经、盆腔炎、支气管哮喘、脑卒中等病证的疗效差异，结果表明，由于热敏穴位最易激发经气，发动感传，因此疗效更好。

3.灸法　指施灸过程中的操作手法。选择合适的操作手法是高效激发经气、气至病所的关键因素之一。单点温和灸是最常用的一种操作手法；双点温和灸主要用于左右对称的同名穴位或同一经脉的两个穴位；接力温和灸可以延长经气传导的距离，促进气至病所；循经往返灸适用于正气不足，感传较弱的患者。

4.灸量　每次给予艾热刺激的量最终取决于热敏穴位的消敏或脱敏量，达到这个剂量灸疗疗效明显提高，这时穴位的热敏状态转化为消敏状态（即非热敏态）。

（五）热敏灸与传统艾灸之异同

热敏灸疗法与传统悬灸疗法都是对准穴位"悬空"而灸的艾灸疗法，但具有灸感不同、灸位不同、灸法不同、灸量不同及灸效不同（表2-1）。

1.灸感不同　对于艾灸疗法，艾热作用于体表，自然产生热感。热敏灸强调要求施灸过程中产生透热、扩热、传热、局部不（微）热远部热、表面不（微）热深部热、非热觉等6种热敏灸感和经气感传，气至病所；而传统艾灸仅有局部和表面的热感。

2.灸位不同　热敏灸是在热敏穴位上施灸，热敏穴位对艾热异常敏感，最易激发经气感传，产生"小刺激大反应"；而传统艾灸由于未认识到穴位有敏化状态与静息状态之别，不要求辨别与选择热敏穴位施灸，因此激发经气感传的效率很低。

3.灸法不同　热敏灸的最大特点是高效激发经气、气至病所从而提高疗效。由于热敏穴位有阻性穴位与容性穴位的不同，因此热敏灸在施灸过程中的操作手法均是动静手法的组合。因为动灸手法（如雀啄灸、循经往返灸）容易激发容性穴位的经气，静灸手法（温和灸）容易激发阻性穴位的经气。传统悬灸疗法未重视动静手法的有序组合，因此气至病所率较低。

4.灸量不同　热敏灸的灸量是患病机体自身表达出来的需求灸量，既是最适的个体化充足灸量也是饱和消敏灸量。而传统艾灸的灸量每次每穴一般10～15分钟，或者以局部皮肤潮红为度，往往达不到治疗个体化的最佳灸量。

5. 灸效不同 由于热敏灸激发经气，气至病所，实现古人"气至而有效"的要求，因此热敏灸的疗效较传统艾灸疗法有大幅度提高。

表 2-1 热敏灸与传统艾灸的五个不同

	热敏灸	传统艾灸
灸感不同	有透热、扩热、传热、局部不（微）热远部热、表面不（微）热深部热、非热觉等 6 种热敏灸感	局部和表面的热感
灸位不同	要求选择热敏穴位	不要求选择热敏穴位
灸法不同	要求动、静灸手法有序结合	不要求动、静灸手法有序结合
灸量不同	施灸时间不是固定不变的，而是因人因病因穴而异，一般以热敏灸感消失为度	悬灸每次每穴均为 10～15 分钟，或者以局部皮肤潮红为度
灸效不同	灸疗疗效大幅提高	灸疗疗效一般

（六）作用特点及适应证

1. 治疗作用及特点

（1）治疗作用 热敏灸是传统悬灸传承与创新的一种新技术，它的最大特点是高效激发经气、气至病所，因此，同传统灸法一样，具有以下治疗作用。

1）扶阳益气：阳气不足，轻者卫外不固，重者下陷或虚脱。艾叶性属纯阳，火本属阳，两阳相加，可温阳益气固表，升阳举陷固脱。临床上阳气虚弱、气虚下陷等病证均可以用艾灸来治疗。

2）温经散寒：气血的运行，遇寒则凝，得温则散，故一切气血凝涩、经络痹阻的疾病，均可用艾灸来温经通络、散寒除痹，达到治疗目的。

3）活血通络：气血遇寒，或久病入络，可导致血运不畅。艾灸能温阳行气，气行则血行，血得温则行，故艾灸能活血通络。临床上血运障碍等病证均可以用艾灸来治疗。

4）消瘀散结：艾灸能使气机温达，营卫和畅。气为血帅，血随气行，故瘀结自散。临床上气血瘀结之病证可用艾灸来治疗。

（2）作用特点 热敏灸的热刺激可以通过激发体内固有的调节系统（即经气系统）功能，使失调、紊乱的生理生化过程恢复正常。由此可见热敏灸的作用并不是艾灸热刺激直接产生的，而是通过人体自身调节功能的激发所介导，这与针灸的作用机制类同，因此热敏灸的调节作用也具有以下特点。

1）双向调节：热敏灸的双向调节特点是指热敏灸穴位能产生兴奋或抑制双重效应。用适宜的艾灸刺激作用于机体，其效应总是使偏离的功能朝着正常身体状态转化，使紊乱的功能恢复正常。即在身体功能状态低下时，热敏灸可使之增强；功能状态亢进时又可使之降低。但热敏灸对正常生理功能无明显影响。热敏灸的双向调节特点，是其无不良反应的根本原因。

2）整体调节：热敏灸的整体调节特点包括两方面含义：一是指热敏灸穴位可在不同水平上同时对多个器官、系统功能产生影响；二是指热敏灸对某一器官功能的调节作用，是通过该器官所属系统甚至全身各系统功能的综合调节而实现的。如艾灸通过调整交感神经和迷走神经张力，分别调整胃肠动力、调整胃酸分泌、保护胃肠黏膜等，从而治疗胃和十二指肠溃疡。热敏灸对身体各系统、各器官功能几乎均能发挥多环节、多水平、多途径的综合调节作用。热敏灸的整体调节特点是其具有广泛适应证的治疗学基础。

3）品质调节：热敏灸的品质调节特点是指热敏灸具有提高体内各调节系统品质（调节系统品质是量度调节系统调节能力大小的一个指标），增强自身调节能力，维持身体各项指标稳定的作用。

热敏灸的这一品质调节作用揭示了热敏灸对偏离正常状态的紊乱功能呈现双向调节效应，而对正常态生理功能无明显影响，从而提高了身体调节系统的调节品质，增强了调节能力，但对不同身体状态产生不同作用。对疾病状态呈现双向调节作用（治病作用），而对正常状态呈现防病保健作用，使得身体对以后受到的干扰因素（致病因素）引起的功能紊乱显著减少。经常艾灸足三里穴可以增强身体的免疫力，提高身体的防病能力就是艾灸品质调节作用的体现。艾灸的品质调节作用是其防病保健作用的内在原理，具有重要的临床意义，是一块待开垦的新领域。

4）自限调节：热敏灸的自限性调节特点包括两方面含义：一是热敏灸的调节能力与针刺疗法一样，是有限度的，只能在生理调节范围内发挥作用；二是热敏灸的调节能力必须依赖于有关组织结构的完整与潜在的功能储备。因为热敏灸治病主要是通过激发或诱导身体的调节系统的功能，使失调、紊乱的状态恢复正常，这就决定了热敏灸作用具有以上的自限性。与针刺麻醉中的镇痛不全一样，这是针刺镇痛的固有"本性"。又如对某些器官功能衰竭或组织结构已发生不可逆损害，或某些脏器切除的患者，热敏灸对相应脏腑的调节就难以奏效。了解热敏灸调节的自限性，有利于我们正确认识热敏灸的适应证与合理应用热敏灸疗法，从而提高临床疗效。

2. 适应证 临床上凡是出现热敏穴位的病证，无论热证、寒证、虚证、实证、表证、里证，均是热敏灸的适应证。

（1）寒湿入体，灸优于针 热敏灸疗法具温经通络、祛湿散寒的作用，可用于治疗寒湿郁表、寒痹经脉引起的各种表证、里证。热敏灸疗法治疗由于寒湿引起的病证中，有其"以阳制阴"之意，可收事半功倍之效。

（2）阳虚病证，灸贵于针 艾叶为纯阳之品，可温通经络；艾火温热，可直达经络，补虚起陷。因此，对于以阳虚为主的病证，用热敏灸治疗能温补阳气、升阳举陷，使火气助元气，以达助阳治病之功。

（3）瘀血阻络，灸之所宜 热敏灸能温经通阳，温运气血，气行则血行，血行则瘀散，故治疗瘀血阻络，热敏灸能化瘀通络，取其"温通"效应。

（4）气阴不足，亦可用灸 金元四大家之一朱震亨认为热证用灸，乃"从治"之意，之所以用于阴虚证的治疗，是因灸有补阳之功效，而"阳生则阴长"也。气虚、阴虚者，用灸法以热补气，使脾胃气盛，运化正常，则气阴得补，此为"以阳化阴"之意，故气阴亏虚之证亦可用灸。

（5）热毒之证，亦可灸之 历代有不少医家提出热证禁灸的问题，如汉代张机指出热证灸治可引起不良后果，并告诫人们无论是阳盛的热证或是阴虚的热证，均不可用灸法。清代医家王士雄还提出了"灸可攻阴"之说，把灸法用于热证视为畏途。近代艾灸教材也有把热证定为禁灸之列，有些人甚至认为"用之则犹如火上添油，热势更炽"。然而，通考《内经》全文，并无"发热不能用灸"的条文与字句，却有"热病二十九灸"之说；又《素问·六元正纪大论》认为"火郁发之"，灸法可以使血脉扩张，血流加速，腠理宣通，从而达到"火郁发之"散热退热与祛邪外出的目的；明代龚居中在其《痰火点雪》一书中，更是明确指出灸法用于寒热虚实诸证，无往不宜。因此，热敏灸疗法并非"以火济火"，而恰恰是"热能行热"。故火热之证，亦可灸之。

热敏灸尤其适合：过敏性病证（过敏性鼻炎、荨麻疹、支气管哮喘）、胃肠功能性病证（非溃疡性消化不良、功能性肠病）、男性前列腺病证（慢性前列腺炎、前列腺肥大、性功能障碍）、女性宫寒性病证（原发性痛经、卵泡发育不良、卵巢早衰）、脊柱关节病证（颈椎病、腰椎间盘突出症、膝关节骨性关节炎）、皮肤病证（湿疹、神经性皮炎、带状疱疹）、虚性病证（亚健康、慢性病、肿瘤放化疗后的阳虚气虚诸证）。

第二节 艾炷灸

一、直接灸

化脓灸

化脓灸，又称为瘢痕灸。因施灸后局部组织烫伤化脓，结痂后留有瘢痕，故名。属于艾灸疗法直接灸中的一种。本疗法早在《针灸资生经》中就有记载："凡着艾得灸疮，所患即瘥，若不发，其病不愈。"且明确指出化脓，即所谓的"灸疮"对取得疗效至关重要。化脓灸不仅可以治病，而且还可以防病。历代医家颇为重视，并沿用至今。本疗法疗效肯定，对某些疾病可以起到其他疗法所无法达到的治疗效果。

（一）操作方法与注意事项

1.操作方法（视频：化脓灸）

扫一扫，看课件

（1）艾炷的选择 根据病情需要和操作部位选择大小不同的艾炷。注意艾炷不能松散，以免在施灸过程中掉落，发生意外。

（2）体位 取患者舒适，且医生便于取穴操作的卧位或坐位。

（3）选穴 根据病情选取适当的施术部位。

（4）消毒 可用75%乙醇或碘伏在施术部位消毒。

（5）施术

1）在穴位皮肤局部涂抹大蒜汁或凡士林等，可增加对皮肤的黏附作用和刺激作用，然后将艾炷粘贴其上，自艾炷尖端点燃。

2）当艾炷烧近皮肤，患者感到灼痛时，可以在穴位周围用手拍打以减轻痛感。燃烧完一个艾炷，术者用镊子移去艾灰，以纱布蘸凉开水抹净所灸部位，更换另一艾炷，依法续灸。一般可灸 7～9 壮。

（6）施术后处理　施灸后，可在局部贴敷淡水膏，每天换药一次，促其化脓。如脓液较多，注意勤换膏药。约 45 天左右，灸疮结痂脱落，局部留有瘢痕。

2. 注意事项

（1）艾灸火力应先小后大，灸量先少后多，程度先轻后重，以使患者逐渐适应。

（2）化脓灸操作部位应注意预防感染。

（3）注意患者血压、心率变化，避免发生晕灸。

（4）患者在精神紧张、大汗后、劳累后或饥饿时不宜应用化脓灸。

（5）注意防止艾灰脱落或艾炷倾倒而烫伤皮肤或烧坏衣被。尤其幼儿患者更应认真守护观察，以免发生烫伤。操作完毕后，应将剩下的艾炷放入专用垃圾桶，彻底熄灭，防止再燃。如有灰绒落在床上，应及时清扫干净，以免复燃造成损失或火灾。

3. 禁忌

（1）颜面五官、心前区、大血管和关节、肌腱处、乳头、外生殖器禁用化脓灸。

（2）中暑、高血压危象、肺结核晚期大量咯血等禁用。

（3）妊娠期妇女腰骶部和腹部禁用。

（二）适用范围

化脓灸临床应用广泛，既适用于成人，也适用于小儿。化脓灸既有局部作用，更有整体调节优势，尤善于治疗顽症痼疾。特别是慢性肺气虚损所致的哮喘、咳嗽，慢性胃肠炎、消化不良、体弱羸瘦、体虚易感、风湿性关节炎、类风湿关节炎等疾病均可用化脓灸进行防治。现代常用来治疗癌症患者术后恢复及提升白细胞，调整血细胞功能。

麦粒灸

麦粒灸是用小如麦粒的艾炷在穴位上施灸以治疗疾病的一种疗法，属于艾灸疗法中直接灸、小艾炷灸的范畴。相对于其他灸法，麦粒灸具有施灸作用点更准确、热力更深透、一般不留瘢痕的特点，患者更易于接受。

（一）操作方法与注意事项

1. 操作方法（视频：麦粒灸）

（1）准备施灸材料　麦粒灸选用柔细如棉的艾绒，一般选用黄色精制艾绒。其艾火温和，艾绒纤维易于按压或搓捻成大小、松紧不同的光滑麦粒状艾炷。麦粒灸操作还需要准备好线香、灭火用的小杯、镊子、无菌干湿棉球等。中药油膏或凡士林，其作用是帮助麦粒黏附于皮肤，线香用于暗火点燃艾炷顶端，镊子用于适时移除烧剩残艾。

（2）体位　使患者的体位处于便于取穴、放松、舒适，并能保持持久的位置。要使取穴与施灸时的体位始终保持一致。

（3）选穴　根据病情选取适当的施术部位。

（4）消毒　与针刺相比，麦粒灸的皮肤消毒一般要求不太严格。但当需要化脓灸，施灸前用75%乙醇棉球消毒，擦拭干净，面积要大些，以防灸后皮肤破溃，继发感染。制作艾炷的艾绒只要晒干就行，无需专门消毒。

（5）施灸

1）在确定好的穴位上，用无菌棉签涂上有颜色的中药油膏作为黏附剂。

2）将麦粒大小的艾炷一头稍稍压平，将平头置放在穴位上。

3）用线香点燃艾炷顶端，使其燃烧。待艾炷烧剩2/5～1/5、患者呼"烫"时，即用镊子将残余艾炷拣到盛水杯的小杯，或用示指迅速按灭残余艾炷，再进行下一壮操作。一般2～3壮，多则5～7壮。

施灸过程中可用麦粒灸压灭法提高患者耐受度。操作方法：用麦粒灸，当艾炷第1壮燃至半，知热即用手指按灭，或快速捏掉；第2壮仍在原处，燃至大半，知大热时即按灭或捏掉；第3壮燃至将尽，知大痛时即速按灭或捏掉，同时医师可用押手拇、示、中三指按摩或轻叩穴位周围，以减轻痛苦。经灸数次，然后再灸，就不太痛了。耐心灸至10余次后感觉一热即过，即无甚痛苦了。

4）灸完预定的壮数后，用无菌干棉球将穴位处灰烬、油膏轻轻拭擦干净。

（6）施术后处理　施灸后，皮肤多有红晕灼热感，不需处理，可自行消失；若局部起水疱。对小水疱只需局部涂上碘伏，不必特殊处理，水疱过大，可以用消毒毫针挑破放出疱液后，再涂碘伏。施行轻中度麦粒灸所产生的小水疱只要没有继发感染，一般不会引起化脓，几天后就会愈合生新，不会形成瘢痕。

（7）疗程　麦粒灸根据疾病的急缓和皮肤的灼伤程度来决定施灸的疗程。一般而言，轻度麦粒灸可以隔天施治1次，中度麦粒灸可以每周施治1次，重度麦粒灸由于化脓结痂脱落需要修复的时间，一般每3～6个月可以施治1次。对于多数慢性病证，如类风湿关节炎、病毒性肝炎、恶性肿瘤等，只要每次施灸的壮数在常规壮数范围内，每周可以施灸2～3次，可以连续施灸数月至1年，至病情稳定、体质改善后，才减少治疗次数。

2. 注意事项

（1）艾灸火力应先小后大，灸量先少后多，程度先轻后重，以使患者逐渐适应。

（2）常规施灸一般按先上后下、先阳后阴的顺序进行。即先灸头部穴位，次灸躯干四肢穴位；先灸背腰、四肢外侧穴位，再灸胸腹、四肢内侧位。

（3）患者在精神紧张、大汗后、劳累后、饥饿或肺结核晚期大量咯血时不宜应用麦粒灸。注意患者血压、心率变化，注意晕灸的发生。

（4）当机体对麦粒灸刺激产生耐受，随着刺激量的增加、刺激时间的延长，机体调节性的反应反而降低，甚至不再应答，这时就需要按照疗程方案停止施灸，使机体调节功能恢复后，再继续施灸。

（5）关于灸后洗澡问题，凡非化脓灸，可以正常洗澡。如果某部位长期施行麦粒灸，有渗出物或结痂，则应避开这些部位，只可冲洗，不要过多浸和擦洗。或用创可贴盖上再洗。

（6）注意防止艾灰脱落或艾炷倾倒而烫伤皮肤或烧坏衣被。尤其幼儿患者更应认真守护观察，以免发生烫伤。

3. 禁忌

（1）颜面部位慎用麦粒灸，禁用瘢痕灸。

（2）身体暴露部位少用或慎用麦粒灸。

（3）关节部位禁用瘢痕灸。

（4）大血管部位尤其在动脉搏动处如太渊、经渠、冲阳穴，慎用麦粒灸，禁用瘢痕灸。

（5）不便操作、不便护理的部位如脐窝、腋窝、乳头、会阴等处禁用麦粒灸。

（6）禁止在孕妇的下腹部及腰骶部穴位施用。

（二）适用范围

麦粒灸临床应用广泛，可治疗临床各科疾病，包括慢性病与急性病，经络病与脏腑病等。既适用于成人，也适用于小儿。麦粒灸的主治作用有显著的双向性，可驱寒，可泻热，可补虚，可泻实。麦粒灸补泻兼施，既有局部作用，更有整体调节优势，尤善于治疗顽症痼疾。临床可用于治疗腰痛、腰椎间盘突出症、颈椎病、类风湿关节炎、便秘、腹泻、病毒性肝炎、哮喘、面神经麻痹、眩晕、带状疱疹、睡眠障碍、脑卒中后遗症等。

二、隔物灸

隔物灸是指在艾炷和皮肤之间垫隔适当的中药材后施灸的一种方法，又称间接灸、间隔灸。

（一）隔物灸的作用

隔物灸主要通过热传导和热辐射完成从间隔药物到穴位皮肤的传热过程，集所隔衬物、艾灸、穴位三重刺激的功效。在隔物灸时艾绒燃烧产生的高温经附子、生姜、大蒜等药物间隔之后大大缓和，作用于机体的温热较适宜。隔物灸的热量传至穴位皮肤后，首先是皮肤表面温度升高，穴位皮肤到深部组织和其他部位的热传递则主要通过生物传热效应完成，热量由皮肤向深部组织传递时还有微细血管参与的对流换热加速热量传递，除温热效应外，艾灸与穴位红外共振辐射可能是其发挥疗效的基础。

（二）隔物灸法分类

隔物灸法所隔物品大多为药物，可用单味药物，也可用复方药物，药物性能不同，临床应用的范围也有区别。临床常用的间接灸法如下：

1. 隔姜灸　将鲜姜切成直径 2～3cm、厚度 0.4～0.6cm 的薄片，中间以针刺数孔，置于腧穴或患处，再将艾炷放在姜片上点燃施灸。若患者有灼痛感可将姜片提起，使之离开皮肤片刻，再行灸治。艾炷燃尽，易炷再灸，直至灸完应灸壮数。一般应以局部皮肤出现红晕而不起疱为度。

2. 隔蒜灸　将鲜大蒜头切成厚 0.3～0.5cm 的薄片，中间以针刺数孔，然后置于应灸腧穴部位或患处，再将艾炷放在蒜片上点燃施灸。当艾炷燃尽，易炷再灸，直至灸完应灸的壮数。

3. 隔盐灸　用纯净的食盐填敷于脐部，或于盐上再置一薄姜片，上置大艾炷施灸。当艾炷燃尽，易炷再灸，直至灸完应灸的壮数。

4. 隔附子饼灸

将附子研成粉末，用酒调和做成直径 0.2～0.3cm、厚 0.5～0.8cm 的药饼，中间以针刺数孔，然后置于应灸腧穴部位或患处，再将艾炷放在附子饼上点燃施灸。当艾炷燃尽，易炷再灸，直至灸完应灸的壮数。

5. 隔椒饼灸　用白胡椒末加面粉和水，制成直径 0.2～0.3cm、厚 0.5～0.8cm 薄饼。饼的中心放置药末（丁香、肉桂、人工麝香等）少许，然后置于应灸的腧穴部位或患处，再将艾炷放在椒饼上点燃施灸。当艾炷燃尽，易炷再灸，直至灸完应灸的壮数。

6. 隔豉饼灸　用黄酒将淡豆豉末调和，制成直径 0.2～0.3cm、厚 0.5～0.8cm 薄饼，中间以针刺数孔，然后置于应灸腧穴部位或患处，再将艾炷放在豉饼上点燃施灸。当艾炷燃尽，易炷再灸，直至灸完应灸的壮数。

7. 隔黄土灸　用水调黄土，制成直径 0.2～0.3cm、厚 0.5～0.8cm 薄饼，贴在应灸腧穴部位或患处，再将艾炷放在黄土饼上点燃施灸。当艾炷燃尽，易炷再灸，直至灸完应灸的壮数。

（三）操作方法与注意事项

扫一扫，看课件

1. 操作方法（视频：隔物灸）

（1）施灸前准备

1）灸材：选择合适的清艾绒，检查艾绒有无霉变、潮湿；准备好所选用的药材，检查药材有无变质、发霉、潮湿，并处理成需要的大小、形状、平整度、气孔等；准备好火柴或打火机、线香等点火工具，以及治疗盘、镊子等辅助用具。

2）选穴：穴位的选择依据各疾病诊疗标准，根据病证选取适当的穴位或治疗部位。

3）体位：选择患者舒适，医者便于操作的体位。

4）消毒：穴区局部碘伏消毒。医生手指消毒。

（2）施灸方法　将准备好的中药材置放灸处，再把艾炷放在药物上，自艾炷尖端点燃艾炷，艾炷燃烧至局部皮肤潮红，患者有痛觉时，可将间隔药材稍许上提，使之离开皮肤片刻，旋即放下，再行灸治，反复进行。需刺激量轻者，在艾炷燃至 2/3 时即移去艾炷，或更换另一艾炷续灸，直至灸足应灸的壮数；需刺激量重者，在艾炷燃至 2/3 时术者可用手在施灸穴位的周围轻轻拍打或抓挠，以分散患者注意力，减轻施灸时的痛苦，待艾炷燃毕，再更换另一艾炷续灸，直至灸足应灸的壮数。

2. 注意事项

（1）艾灸火力应先小后大，灸量先少后多，程度先轻后重，以使患者逐渐适应。

（2）患者在精神紧张、大汗后、劳累后或饥饿时不宜施灸。

（3）中暑、高血压危象、肺结核晚期大量咯血等不宜施灸。

（4）妊娠期妇女的腰骶部和少腹部不宜施灸。

（5）注意晕灸的发生，如发生晕灸后应立即停止艾灸，使患者低位平卧，注意保暖，轻者一般休息片刻，或饮温开水后即可恢复；重者可掐按人中、内关、足三里即可恢复；严重时按晕厥处理。

（6）注意防止艾灰脱落或艾炷倾倒而烫伤皮肤或烧坏衣被，尤其幼儿患者更应认真观察，以免发生烫伤。

（7）艾条灸毕后，应将剩下的艾条套入灭火管内或将燃头浸入水中，以彻底熄灭，防止再燃。如有绒灰脱落床上，应清扫干净，以免复燃烧坏被褥等物品。

（四）施灸的顺序与补泻

1. 施灸的先后顺序　一般而言，先灸阳经，后灸阴经；先灸上部，后灸下部；壮数先少后多，艾炷先小后大。但在特殊情况下，也可酌情而施。如脱肛时，即可先灸长强以收肛，后灸百会以举陷，便是先灸下而后灸上。

2. 施灸的补泻方法　《灵枢·背腧》："气盛则泻之，虚则补之。以火补者，毋吹其火，须自灭也。以火泻之，疾吹其火，传其艾，须其火灭也。"灸法的补泻亦需根据辨证施治的原则，虚证用补法，实证用泻法。艾灸补法，无须以口吹艾火，让其自然缓缓燃尽为止，以补其虚；艾灸泻法，应当快速吹艾火至燃尽，使艾火的热力迅速透达穴位深层，以泻邪气。

（五）艾灸量、艾灸时间及疗程

1. 艾灸量　艾炷灸的灸量，一般以艾炷的大小和壮数的多少计算，炷小、壮数少则量小，炷大、壮数多则量大。艾灸部位如在头面胸部、四肢末端皮薄而多筋骨处，灸量宜小，在腰腹部、肩及两股等皮厚而肌肉丰满处，灸量可大；病情如属沉寒痼冷、阳气欲脱者，灸量宜大，若属外感、痈疽、痹痛，则应掌握适度，以灸量小为宜。凡体质强壮者可灸量大，久病、体质虚弱、老年和小儿患者，灸量宜小。

2. 艾灸时间及疗程　每次施灸时间 10 ～ 40 分钟，依病证辨证确定，5 ～ 15 次为一个疗程。

（六）施灸后处理

隔物灸施灸后，皮肤多有红晕灼热感，不需处理，可自行消失。灸后如对表皮基底层以上的皮肤组织造成灼伤可发生水肿或水疱。如水疱直径在 1cm 左右，一般不需任何处理，待其自行吸收即可；如水疱较大，可用消毒针剪破或剪开疱皮放出水疱内容物，并剪去疱皮，暴露被破坏的基底层，涂擦消炎药膏以防止感染，创面的无菌脓液不必清理，直至结痂自愈。灸疱皮肤可以在 5 ～ 8 天内结痂并自动脱落，愈后一般不留瘢痕。

（七）适用范围

隔姜灸有温胃止呕、散寒止痛的作用，常用于因寒而致的呕吐、腹痛以及风寒痹痛等。隔蒜灸有清热解毒、杀虫等作用，多用于治疗瘰疬、肺结核及肿疡初起等。隔盐灸有回阳、救逆、固脱之功，多用于治疗伤寒阴证或吐泻并作、中风脱证等。隔附子饼灸有温补肾阳等作用，多用于治疗命门火衰而致的阳痿、早泄、宫寒不孕或疮疡久溃不敛等。隔椒饼灸多用于风湿痹痛及局部麻木不仁。隔豉饼灸多用于痈疽发背初起，或溃后久不收口。隔黄土灸多用于发背疔疮初起、白癣、湿疹等。

三、铺灸

铺灸是指将艾绒铺摊在穴位或经脉上，通过燃烧、温熨、热敷、日光照射等各种不同的方法，达到灸疗目的的一类灸法。全国名老中医何天有教授在对传统铺灸疗法进行总结、创新和发展的基础上，创立了药物铺灸疗法。这种方法是将药物制成散剂，铺撒于施灸部位，并将姜、蒜等物捣烂如泥制成隔灸饼，铺置于药末之上，再在其上铺置不同规格的艾炷进行施灸的一种外治方法。现代临床常选择在背腰部督脉施灸，名督灸，因形如长蛇，又名长蛇灸。以下主要论述铺灸中的督灸，即长蛇灸疗法。

（一）作用

长蛇灸，取穴多用大椎至腰俞间督脉一段，可灸全段或分段。其施灸面广，艾炷大，火气足，温通力强，非一般灸法所及，它通过激发督脉，能够温阳通脉、散寒止痛、益肾壮督，增强抗病能力，从而达到保健、治疗疾病的目的。

（二）操作方法和注意事项

1. 操作方法（视频：铺灸）

（1）灸前准备

1）优质纯艾绒。

扫一扫，看课件

2）新鲜大蒜（独头蒜为佳）或鲜姜 500g，去皮捣烂成泥，备用。

3）药粉：按麝香粉 50%，斑蝥粉 20%，丁香粉、肉桂粉各 15% 的比例，混匀装瓶，密封备用。如不需发疱可不用斑蝥粉，根据实际需要进行药物加减，如使用杭芍、桂枝、细辛、当归等。

4）棉皮纸、滑石粉、外敷无菌纱布、镊子、火柴、线香、灰盒等。

（2）操作

1）取穴：督脉（大椎至腰俞穴一段）。

2）治疗时间：以暑夏三伏天为宜。

3）具体操作：患者俯卧，胸腹部垫高，脊柱穴位常规消毒后，涂上蒜汁或姜，在脊柱正中线撒上药粉 1 ～ 1.8g，粉上再铺以 5cm 宽，2.5cm 高的蒜泥 1 条，蒜泥条上铺 3cm 宽、2.5cm 高的艾绒（约 200g），下宽上尖。形成截面为等腰三角形的长蛇形艾炷。然后，点燃艾炷头、身、尾 3 点，让其自然烧灼。待艾炷燃尽后，再铺上艾绒复灸，每次灸 2 ～ 3 壮。灸毕，移去蒜泥或姜，用湿热纱布轻轻揩干穴位皮肤。灸后皮肤出现深色潮红，让其自然出水疱，嘱患者不可自行弄破，须严防感染。至第三日，用消毒针具引出水疱液，覆盖一层无菌纱布。隔日一次，涂以甲紫药水，直至结痂脱落愈合，一般不留瘢痕。灸后调养一个月。

2. 注意事项

（1）灸后一个月内忌生冷辛辣、肥甘厚味、鱼腥，禁冷水洗浴、避冷风、忌房事。

（2）体质过于虚弱者，老人，小儿，哺乳期或崩漏的女性，孕妇，有心血管、脑血管、肝、肾和造血系统等严重原发疾病患者，精神病患者及过敏体质、糖尿病、高血压病患者等慎用此法。

（三）适用范围

本法发挥了灸药结合的协同作用，对内、外、妇、儿科的多种疾病疗效显著。

1. 内科适宜病证 免疫低下、感冒、慢性支气管炎、失眠、冠状动脉硬化性心脏病、慢性肺源性心脏病、膈肌痉挛、慢性胃炎、胃下垂、胃及十二指肠溃疡、病毒性肝炎、肝硬化、慢性胆囊炎、泄泻、慢性肾小球肾炎、尿潴留、类风湿关节炎、痛风、贫血、白细胞减少症、白血病、中风后遗症、重症肌无力、肌萎缩等。

2. 外科适宜病证 腱鞘炎、血栓闭塞性脉管炎、脱肛、股骨头坏死、颈椎病、肩周炎、退行性脊柱炎、强直性脊柱炎、腰肌劳损、腰背肌肌膜炎、腰椎间盘突出症、腰椎骨质增生症、梨状肌综合征、非特异性肋软骨炎、跟骨痛等。

3. 男科、妇科适宜病证 慢性前列腺炎、阳痿早泄、遗精、男性不育症、乳腺增生、痛经、闭经、慢性盆腔炎、排卵障碍性不孕、产后风湿病、产后身痛等。

4. 儿科适宜病证 麻痹后遗症、遗尿、泄泻等。

5. 神经科适宜病证 震颤麻痹、癫痫、血管神经性头痛、眶上神经痛、面神经麻痹、三叉神经痛、肋间神经痛、臂丛神经痛、坐骨神经痛、末梢神经炎、足底痛等。

6. 五官科、皮肤科适宜病证 鼻窦炎、过敏性鼻炎、神经性耳聋、神经性皮炎、阴证痈肿、带状疱疹等。

第三节　温针灸

温针灸法，又称温针、针柄灸及烧针柄等。即毫针留针时在针柄上置以艾绒（或艾条段）施灸，是一种艾灸与针刺结合的方法。

一、理论基础

温针灸可以同时发挥针刺和温和灸的双重作用，艾灸的热力通过针体传入穴位深层，温补肝肾、温通经脉。如《神灸经纶》所说："夫灸取于火，以火性热而至速，体柔而用刚，能消阴翳，走而不守，善入脏腑；取艾之辛香作炷，能通十二经，入三阴，理气血，效如反掌。"

二、操作方法和注意事项

（一）操作方法（视频：温针灸）

扫一扫，看课件

1. 灸前准备　75% 酒精棉球、无菌干棉球、一次性针灸针、艾条段或艾绒、镊子、火柴、打火机或线香、灰盒等。

2. 操作

（1）先将毫针刺入腧穴，得气并施行适当的补泻手法后，将针留在适当的深度。

（2）将硬纸片剪成适当大小，中间钻一小孔，从针柄上套入，以保护穴位周围皮肤。

（3）再将纯净细软的艾绒包裹于针尾，或将 2～3cm 长的艾条段直接插在针柄上，无论艾绒或艾段，均应距离皮肤 2～3cm，从其下端点燃施灸。

（4）待艾绒或艾条燃尽后，再换艾炷，一般施灸 3～5 壮。治疗完毕则除去灰烬，将针取出。

（二）注意事项

1. 医者平时可多练习缠绕艾绒和固定艾炷的手法。
2. 应用时需注意防止艾火脱落烧伤皮肤。
3. 艾绒或艾段点燃后，嘱患者不可随意移动肢体，以防灼伤；
4. 施灸过程中，若不慎烫伤皮肤，致皮肤起透明发亮的水疱，需注意防止感染。

三、适用范围

本法适用于风湿性疾病、腰腿痛、关节酸痛、麻木不仁等风寒性疾病，胃脘痛、便溏腹胀、腹痛、腹泻等虚损性疾病，及冠心病、高脂血症、痛风等。

第四节　其他灸法

一、天灸

天灸，是在经络腧穴理论及中医治疗学指导下，在特定的时间将芳香辛温或具有刺激性的药物涂敷于穴位或患处，促使局部皮肤充血、发泡，通过药物和腧穴的共同作用以防治疾病的方法，又称为药物灸、发泡灸。

（一）作用

天灸疗法通过药物作用于腧穴或特殊部位，可以达到激发经络、调整气血、温经散寒、疏通经络、活血通脉、调节脏腑的作用。既可以缓解当下的临床症状，又可以提高机体抗病能力以预防或减轻寒冬或炎夏所发之病。

（二）理论基础

1. 天人相应 《灵枢·邪客》载："人与天地相应也。"人体的脏腑气血随着四季节气的变化而出现周期性的变化。一年中，自然界有春温、夏热、长夏湿、秋凉、冬寒之变化，而人体的阳气也随之有升、浮、沉、降的节律，形成了春生、夏长、秋收、冬藏的规律。因此，人体当顺应自然界的节气变化进行调治，则能更好地对疾病进行预防和治疗。

2. 春夏养阳，秋冬养阴 《素问·四气调神大论》载："圣人春夏养阳，秋冬养阴，以从其根。"春夏阳气升发生长，要顺其生长之气而养阳。秋冬阳气潜藏，要顺其收藏之气而养阴。一方面借助自然界夏季阳旺阳升，人体阳气有随之欲旺欲升之势，体内寒凝之气易于化解，此时扶阳祛寒则效佳。另一方面也为秋冬储备阳气，阳气充足则秋冬不易为严寒戕伤。

3. 冬病夏治，夏病冬治 一些冬季易发的慢性病患者存在阳气虚弱或阴寒偏盛，每逢夏季气候温热则病情缓解，通过伏天的培补调养，有助补益正气，扶正祛邪，从而预防其在冬季复发或减轻发作症状。一些夏季易发或症状明显的病证，适逢冬季，阴寒偏盛，大都获得缓解或病情稳定，此时进行治疗，能温阳益气，增强体质，往往可以达到事半功倍的效果。

（三）药物选择

天灸所选药物多是通经走窜、开窍活络、气味俱厚或血肉有情之品，如冰片、麝香、丁香、生白芥子、姜、葱、细辛、白芷、生半夏、生南星、生附子、甘遂、川乌、巴豆、鳖甲、羊肉、毛茛等。

（四）敷贴时间

冬病夏治三伏灸，夏病冬治三九灸。

1. 三伏天 是指初伏、中伏、末伏。夏至后第三个庚日为初伏，第四个庚日为中伏，立秋后第一个庚日为末伏。三伏天是全年中气候最炎热、阳气最旺盛的阶段。而此时，人体腠理开泄，经络气血流通，人体的阳气易得天阳之助，且天灸的药物更易透皮吸收，通过对穴位的刺激，达到祛寒湿、逐痰浊、补肺气、健脾胃、益肝肾、平喘咳等功用，从而增强机体免疫功能、抑制过敏反应，达到预防和减少疾病发作的目的。三伏天为温煦体内阳气、驱散内伏寒邪的最佳时机。

2. 三九天 以冬至这一天为"一九"的第一天，相隔九天为"二九"，再隔九天为"三九"。夏天发作或加重的疾病，往往多为阴虚阳亢，而寒冬季节阴气最盛。阴虚阳亢之疾在隆冬季节适当养阴固本，夏天时症状则可减轻。

三伏天灸与三九天灸互相配合，对机体进行辨证调理，可使得机体阴阳平衡，"正气存内，邪不可干"，增强机体的抗病能力和愈复能力。

（五）选穴原则

天灸选穴，贵在少而精。应以脏腑经络学说为基础，辨证、辨痛、对症选穴。

1. 辨证选穴 脏腑功能失调的疾病，根据疾病具体情况辨证论治，选取穴位。

2. 辨痛选穴 痛症选取阿是穴。

3. 对症选穴 选取具有特殊功效的穴位，对某些病证进行针对性治疗，如哮喘取定喘穴。

（六）操作方法和注意事项

扫一扫，看课件

1. 操作方法（视频：天灸）

（1）药物制作 将药物按照一定比例共研细末，新鲜老姜去皮磨碎绞汁滤出，用密闭容器低温保存不超过 48 小时，常温暴露于空气中有效使用时间不超过 2 小时。把药末、姜汁按照 2：1 比例调和后制成 1cm³ 的药饼备用。

（2）选穴 每次选 6～8 个穴位为宜。

（3）体位 背部穴位一般选双侧，患者取坐位或站位，暴露背、腹部或四肢。

（4）药物敷贴 将药饼置于方形或圆形胶布贴于相应穴位上。

（5）贴敷时间 成人一般以 30～60 分钟为宜，小儿酌减，以皮肤感觉和耐受程度为观察指标，避免灼伤皮肤。不同药物天灸时间不同。

2. 注意事项

（1）敷贴处皮肤应干燥，且贴药后避免剧烈活动，以免出汗导致药膏脱落。

（2）敷贴当日戒酒、辛辣、海鲜、蘑菇、牛肉、鸡肉、芋头等易致化脓食物；禁生冷。

（3）敷贴时间以 30～60 分钟为宜。儿童不宜超过 45 分钟，但不少于 20 分钟。当敷贴处皮肤潮红或自觉局部瘙痒、灼热、刺痛时，即揭去膏药。

（4）贴药后局部皮肤红肿、瘙痒、起水疱，避免搔抓破损。水疱破溃者，保护创面，防止感染。

（5）老年人贴药时间可适当延长，但不宜超过 2 小时。

（6）3 岁以下婴幼儿慎用。

（七）适用范围

1. 呼吸系统疾病 过敏性鼻炎、慢性鼻炎、慢性支气管炎、支气管哮喘、虚人易感等。

2. 消化系统疾病　慢性胃痛、慢性腹痛、慢性腹泻、便秘、虚劳羸瘦等。

3. 妇科疾病　痛经、月经不调等。

4. 儿科疾病　小儿体虚易感、脾胃虚弱、咳嗽、哮喘等。

5. 骨关节疾病　风湿性关节炎、类风湿关节炎、颈肩腰腿痛等疼痛性疾病。

6. 治未病　免疫力低下、亚健康状态、未病先防、既病防变、愈后防复等。

二、脐灸

脐灸是指用药物敷贴脐部，或艾灸脐部或用药纸熏灸脐部，以防治疾病的一种灸治方法。脐疗治病由来已久，早在 2000 多年前的殷商时期就有记载。古人用熏蒸灸法治疗疾病每每获效，及至清代达到鼎盛时期。吴师机所著的《理瀹骈文》对脐疗论述较为系统，强调"中下焦之病，以脐疗为第一大法"，该书记载了在脐部运用灸法、熏法、擦熨法、洗法等治疗疾病。《医学入门》记载的脐灸之法非常详细：取麝香、丁香、青盐、小茴等二十余味药为末，另用白面作条，圈于脐上，将前药一料分为三份，内取一份，先填麝香末五分入脐眼内；又将前药一份，入面圈内，按药令紧，中插数孔，外用槐皮一片盖于药上，艾火灸之，无时损易，壮其热气，或自上而下，自下而上，一身热透。患人必倦沉如醉，灸至五六十壮，遍身大汗，上至泥丸宫，下至涌泉穴。如此，则骨髓风寒暑湿，五劳七伤尽皆拔除。苟不汗则病未愈，再于三五日后又灸，灸至汗出为度。学人虽用小心灸至百二十壮，则疾必瘥。"在随后的历史发展中，各个医家不断发展探求，丰富了脐灸的治疗内容和操作方法。

（一）作用

1. 祛病延年　脐灸可以通过刺激神阙穴，固先天，补后天，激发生命之气。用于虚劳诸疾，祛病延年。

2. 健脾和胃　脐与胃、大肠、小肠、肝、胆、脾、胰等脏腑器官距离很近，脐灸可以健脾和胃，则清阳得升，浊阴得降，脾胃功能健旺以使气血生化有源。

3. 调理冲任　脐灸可以刺激任脉，任主胞胎，冲为血海，冲任督带四脉与男女生殖有密切关系。故脐灸可以调理冲任。

4. 通督醒脑　神阙属任脉，任督阴阳脉相接，督脉入属于脑，脑为元神之府，在脐部灸神阙可以通督醒脑，改善脑供血。

（二）理论基础

脐部正中为神阙穴所在。神阙，胎儿赖此从母体获得营养得以生长发育，为神气通行的门户，因此本穴为生命之根蒂、百脉之所聚、真气之所系。刺激该穴能治疗神经系统、消化系统病证及各种虚证。本穴处解剖结构较特殊，无浅筋膜和腹膜外组织，只有皮肤、纤维组织、筋膜和壁腹膜，这四层融合为较薄的一层。所以在此处艾灸和药物敷贴，容易发挥效应。

（三）分类

1.悬灸 取纯艾条或药艾条，点燃一端，对准脐部，距离脐部 2～6cm 进行回旋灸，以脐部感觉温热为度。一般灸 10～15 分钟，老弱和小儿可酌减，病久者可适当延长时间。

2.隔物灸 隔物灸是指在艾炷和脐部皮肤之间间隔某种物质，如姜、蒜、盐、附子饼等药物，也可以是中药复方。隔物灸既有艾火的温热刺激，也有药物的药理作用。

（1）隔姜灸 将新鲜的生姜切成直径 3～5cm，厚 0.2～0.3cm 的姜片，在姜片上用针穿刺十余个小孔，平放于脐部，然后将大艾炷放于姜片中央，从其上端点燃。一般灸 3～5 壮。

（2）隔蒜灸 将独头蒜横切为厚 0.2～0.3cm 的蒜片，在蒜片上用针穿刺十余个小孔，平放于脐部，然后将大艾炷放于蒜片中央，从其上端点燃。一般灸 2～5 壮。

（3）隔盐灸 将适量的细碎食盐填于脐部，在其上置一艾炷，从其上端点燃。一般灸 2～5 壮。

（4）隔附子饼灸 将附子研成粉末，用水调成糊状，做成直径 3～5cm，厚约 3cm 的薄饼，用针在饼上穿刺数孔，做成附子饼。将附子饼置于脐部，其上放以中等大小艾炷，从其上端点燃。一般灸 2～5 壮。

3.药贴灸 根据病情，将中药研成细末，用酒或醋调成糊状，敷贴于脐部，其上用胶布固定。一般贴 1～12 小时。含有刺激性药物成分的药贴灸也称为天灸，敷贴时间不得超过 2 小时。

4.药纸灸 将萃取提纯的中草药浸泡在特种纸上，并将特种纸卷成筒状，将一端扣接在特制的底座上并置于脐部，从上端点燃，药纸中的药物随着燃烧时烟气的压力而沉积于脐部。

（四）操作方法和注意事项

1.操作方法
（1）平卧，暴露脐部，宜用温水清洗脐部，再以 75% 酒精棉球擦拭。
（2）选用纯艾条或药艾条，天灸药物，药纸筒或姜片、蒜片、附子饼等，根据不同脐灸的方法进行操作。
（3）灸毕，彻底熄灭艾条，脐部 2 小时内勿着水。

2.注意事项
（1）艾灸时，艾条、纸筒等不可离脐部太近，隔物灸时间不可过长，以免烫伤患者。
（2）天灸时，时间不可过长，对药物过敏的患者，慎用药贴灸或药纸灸。
（3）灸后起水疱者，小水疱不需处理，数日可自行吸收。大水疱者，需用消毒针从水疱底部刺破疱壁，用无菌棉签轻轻按压，挤出疱液，并涂烫伤膏或消炎膏，以防感染。

（4）贴脐灸用药若含有毒之品，如巴豆、甘遂等，宜在脐孔内涂抹少许油类，或垫少量纱布，并掌握好贴敷时间，以减少对皮肤的刺激。

（5）贴药后宜用热水袋加温半小时，以利药物吸收及迅速发挥药效。

（6）小儿皮肤娇嫩，应尽量避免使用有刺激性药物。如治疗腹泻发生脐炎或胶布性皮炎，可改用其他穴位敷贴，如选中院、天枢、足三里等穴；慢性腹泻或保健可用药兜、药袋贴紧皮肤，药芯对准脐眼。

（7）孕妇除治疗妊娠诸病外，慎用。

（五）适用范围

脐灸的适用范围广，可广泛运用于内、外、妇、儿、皮肤、五官科疾病，并可以养生保健。

1. 消化系统疾病　脐部与胃、小肠、大肠、肝、脾等中下焦的消化系统脏腑器官距离最近。脐灸可以增强胃肠功能，达到健脾和胃、升清降浊等功能，临床多用来治疗胃痛、恶心呕吐、腹痛、腹胀、泄泻、痢疾等病证。

2. 生殖系统疾病　神阙属于任脉，任脉为"阴脉之海"。肝、脾、肾与男女生殖功能有密切联系。且任主胞胎。故脐灸可以调理肝脾肾，调理冲任。临床多用来治疗男子的遗精、阳痿、早泄，女子的月经不调、痛经、带下、崩漏、不孕、滑胎等病证。

3. 水液代谢异常　脐灸能激发三焦气化功能，使气机通畅，水道通调。临床多用来治疗水肿、小便不利、腹水、黄疸等病证。

4. 精神神志疾病　脐部为神阙穴所在，为元神之阙门。脐灸能调神醒脑、防治脑病，临床用于预防老年性疾病。

5. 防病延年　脐部为生命之根蒂、百脉之所聚、真气之所系，是强壮保健、延年益寿之要穴。脐灸可以固先天，调后天，临床多用于虚劳羸瘦、体弱多病等病证。

第三章　现代技术针刺法 ▷▷▷▷

第一节　电针法

电针法是在毫针针刺得气的基础上，应用电针仪输出脉冲电流，通过毫针作用于人体一定部位以防治疾病的一种方法。电针法将毫针与电刺激有机结合，既能减少行针工作量，又能提高毫针治疗效果，扩大毫针治疗范围，并能准确控制刺激量，因此目前临床和科学研究中应用十分广泛。

一、波型及作用特点

临床常用的电针输出波型有连续波、疏密波和断续波。

（一）连续波

连续波由基本脉冲波简单重复，中间没有停顿。一般频率低于30Hz的叫疏波，频率高于30Hz的叫密波，可用频率旋钮选择疏波或密波。疏波可兴奋肌肉，提高肌肉韧带的张力，调节血管的舒缩功能，改善血液循环，促进神经肌肉功能的恢复，长时间使用则抑制感觉神经和运动神经，常用于治疗瘫痪和各种肌肉关节、韧带、肌腱损伤及慢性疼痛等。密波易抑制感觉神经和运动神经，常用于止痛、镇静、缓解肌肉和血管痉挛等，尤其是体表疼痛区的即时镇痛。

（二）疏密波

疏密波是疏波、密波交替出现的一种波型，疏、密波交替持续的时间各约1.5s。该波型能克服单一波型易产生耐受现象的缺点，具有增强代谢，促进血液和淋巴循环，改善组织营养，消除炎性水肿的作用，常用于出血、软组织损伤、关节周围炎、腰背筋膜劳损、坐骨神经痛、面瘫、肌无力、针刺麻醉、局部冻伤等。

（三）断续波

断续波是节律性时断时续的一种波型，即将连续波经过矩形脉冲调制后得到的脉冲波序列。交替输出的这种脉冲电流不易使机体产生耐受，对人体有强烈的震颤感，对神经肌肉的兴奋作用较疏密波和连续波更强，对横纹肌有良好的刺激收缩作用，常用于治疗痿证、瘫痪等。

二、选穴原则与方法

电针法的处方配穴与毫针刺法相同。按电流回路要求，选穴宜成对，一般选用同侧肢体的 1 ～ 3 对穴位为宜。当选择单个腧穴进行治疗时，应使用无关电极。

选穴方法有局部选穴、循经选穴、辨证选穴、经验选穴、神经节段选穴等，通常还可按神经干和肌肉神经运动点选穴。例如：

头面部：听会、翳风（面神经）；下关、阳白、四白、夹承浆（三叉神经）。

上肢部：颈夹脊 6 ～ 7、天鼎（臂丛神经）；青灵、小海（尺神经）；手五里、曲池（桡神经）；曲泽、郄门、内关（正中神经）。

下肢部：环跳、殷门（坐骨神经）；委中（胫神经）；阳陵泉（腓总神经）；冲门（股神经）。

腰骶部：气海俞（腰神经）；八髎（骶神经）等。

穴位的配对，如果是神经功能受损，可按照神经分布特点取穴。如面神经麻痹，可取下关、翳风为主，额纹消失配阳白、攒竹，鼻唇沟变浅配迎香，口角歪斜配地仓、颊车。坐骨神经痛取环跳、大肠俞外，配殷门、委中、阳陵泉等穴。在针刺主穴和配穴时，最好针感能达到患处，再接通电针仪。

三、操作方法与注意事项

（一）操作方法（视频：电针）

1. 准备工作　检查电源开关，使用干电池的仪器要准备好干电池，并确保电量充足；检查输出电极线，保证导电性能良好，应确保电针仪正常工作。将输出电位器调至"0"位。

扫一扫，看课件

2. 电针方法

（1）毫针刺入穴位得气后，负极接主穴，正极接配穴，对不分正负极者，将两根导线任意接在两个针柄上。

（2）打开电源开关，选好波型，慢慢调高至所需输出电流量。根据病情决定电针治疗时间，一般 5 ～ 20 分钟，用于镇痛则一般 15 ～ 45 分钟之间。仔细询问患者感觉，如感觉弱时，可适当加大输出电流量，或暂断电 1 ～ 2 分钟后再行通电；若患者感到疼痛，需及时减小输出电流，切勿突然增加电流量，引起患者不适或情绪紧张。

扫一扫，看课件

（3）当达到预定时间后，先将输出电位器退至"0"位，然后关闭电源开关，取下导线。

（4）针下轻滑，即可出针；如针下仍沉紧者，则稍稍向上提针，待针下轻滑时即可出针。押手持无菌干棉球轻压针刺部位，刺手拇、示指持针柄，将针退出皮肤后，立即用棉球按压针孔，以防止出血。核对针数，以免遗漏，还应注意有无晕针延迟反应现象。

3. 电流刺激强度 当电流达到一定强度时，患者有麻、刺感觉，这时的电流强度称为"感觉阈"；如电流强度再稍增加，患者会突然产生刺痛感，这时的电流强度称为"痛阈"。感觉阈和痛阈因人而异，在不同病理状态下差异也较大。一般情况下，在感觉阈和痛阈之间的电流强度，是最适宜的刺激强度，但此范围较小，需仔细调节。当患者对电流刺激量产生耐受时，需及时调整。如需要在电针治疗过程中对波型、频率进行调整时，应首先调节输出强度至最小，然后再变换波型和频率。

（二）注意事项

除遵循针灸施术的注意事项外，运用电针法还应注意：

1. 电针仪在首次使用前应仔细阅读产品使用说明书，掌握电针仪的性能、参数、使用方法、注意事项及禁忌等内容。使用电针仪前，需检查其性能是否正常。如果电流输出时断时续，需检查导线接触是否良好。干电池使用一段时间后输出电流微弱，应及时更换。

2. 毫针的针柄经过温针灸火烧之后，表面氧化不导电，不宜使用。若使用，输出导线应夹持针身。

3. 电针仪最大输出电压在 40V 以上者，最大输出电流应限制在 1mA 以内，以防止触电。

4. 电针治疗过程中应严格确保每组输出电流回路通畅，避免电针仪输出端与电极线、电极线与毫针之间产生任何接触不良现象。

5. 靠近延髓、脊髓等部位使用电针时，电流量宜小，并注意电流的回路不要横跨中枢神经系统，不可过强刺激。禁止电流回路通过心脏，例如左右上肢的两个穴位不可连接于同一对电极。

6. 电针刺激量较大，要防止晕针。体质虚弱、精神紧张者，尤应注意电流不宜过大。电针治疗过程中如果患者出现晕针现象，应立即停止电针治疗，关闭电源，按照晕针的处理方法处理。

7. 调节电流时，不可突然增强，以防引起肌肉强烈收缩，造成弯针或折针。

8. 要注意"电针耐受"现象的发生。"电针耐受"是长期多次应用电针，使机体对电针刺激产生耐受，从而降低电针疗效的现象。

9. 肿瘤局部、孕妇腹部、心脏附近、安装心脏起搏器者、颈动脉窦附近禁用电针。

四、适用范围

电针法有止痛、镇静、改善血液循环、调整肌张力等作用。电针法的适用范围基本和毫针刺法相同，可广泛应用于内、外、妇、儿、耳鼻咽喉、骨伤等各科疾病，并可用于针刺麻醉，尤常用于头痛、三叉神经痛、坐骨神经痛、牙痛、痛经、面神经麻痹、多发性神经炎、精神分裂症、癫病、神经衰弱、视神经萎缩、肩周炎、风湿性关节炎、类风湿关节炎、腰肌劳损、骨质增生、关节扭挫伤、脑血管病后遗症、耳鸣、耳聋、子宫脱垂、遗尿、尿潴留等。

第二节 经皮穴位电刺激法

经皮穴位电刺激法是将经皮电神经刺激疗法与针灸穴位相结合，通过皮肤将特定的低频脉冲电流输入人体以治疗疾病的方法。其经皮穴位接触方式无创伤，操作简便，不仅适合于专业医师应用，也适于基层单位和一般家庭使用。

韩氏多功能电治疗仪是临床较为常用的经皮穴位电刺激仪，该仪器具有多穴位刺激方式。

一、作用原理与特点

经皮穴位电刺激法的作用机理主要是通过加载脉冲电刺激穴位皮部，以激发经气，发挥相应的疏通经络、平衡阴阳和扶正祛邪的调节作用。其作用有以下特点：

第一，其所用的疏密波经过优化，具有特定时间间隔，能使神经系统中具有镇痛功能的三种吗啡类物质内啡肽、脑啡肽和强啡肽同时释放，因此对治疗急慢性疼痛均有较好镇痛效果，而且镇痛效应不易耐受，可反复使用。

第二，波宽随频率而自动变化，使频率改变时的刺激强度协调，不会出现通常仪器所存在的高频端过强或低频端过弱而感到的不适。

第三，经皮穴位电刺激治疗时是恒流输出，以确保治疗过程中治疗电流不因皮肤电阻的变化而变化，因此使穴位的胀重等得气感较强，避免了通常电针仪器引起的表皮刺痛感。

二、取穴原则

一般取肢体同侧的穴位或阿是穴作为经皮穴位电刺激的一对治疗穴位。

三、操作方法与注意事项

（一）操作方法

1. 准备工作 接通电源，见电源红色指示灯闪亮后，将主机左上方并列的强度（INTENSITY）旋钮均旋至零位，右上方频率调节钮旋（FREQ）至最低数字，左下方波型选择开关置于连续波处。根据不同的穴位刺激方式，对主机左侧面的 TINS/ACU 钮进行选择，针刺通电法选择 ACU，皮肤电刺激选择 TINS。通过指示灯闪亮，验证仪器正常工作。

2. 治疗 治疗穴位皮肤处用温水或酒精棉球清洗。将选择开关置于 TINS，两条输出导线插入 4 枚导电橡胶电极，可在橡胶电极片与皮肤接触处涂导电膏或生理盐水以加强导电。用弹性绑带或胶布将电极固定于治疗穴位。两电极片之间距大于 2cm，注意勿使 4 枚橡胶电极片之间直接接触，以免造成短路。选择适当波型和频率（经皮穴位电刺激多选择较高频率），再调节输出强度由小到大，逐渐增强，通常在 5mA 左右患者开始有所感觉，进一步增加到引起肌肉微微颤动、患者可耐受为宜。通电时间一般在 60 分钟左右，同一部位不超过 60 分钟。每天治疗 1 次，疼痛性病证可根据病情每天治疗 1 ～ 2 次，一般 5 ～ 7 天为 1 疗程。

（二）注意事项

1. 禁止用于埋置有按需式心脏起搏器的患者，以免诱发心律紊乱。

2. 心脏疾病患者，必须经医生检查允许或医生亲自操作，方可使用本机。

3. 对心前区、眼区、颈前区的穴位电刺激要慎重，避免强电刺激皮肤电极下出现局部皮肤红肿反应。要及时减小电量或暂停使用。

4. 使用前请清洗皮肤，皮肤电极粘贴面应保持清洁，避免粘上灰尘、油性、黏性污物，以免黏性下降。

5. 皮肤电极片应粘贴在专用塑料片上保存，不要任意粘在其他物品上，避免损伤电极片。

6. 皮肤电极片因脏污使黏性下降或皮肤有刺痛感时可用少量水清洗，同时用手指轻轻擦洗数秒，但不要使用洗涤剂、热水等，也不要频繁清洗。

7. 开始治疗前，各调节旋钮要调至最低位置。治疗过程中，宜逐渐加大电量，切忌先大后小或忽大忽小，使患者难以接受。

四、适用范围

经皮穴位电刺激法适用于以疼痛为主的病证，如颈椎病、肩关节周围炎、腰椎间盘突出症、骨关节炎、坐骨神经痛、肋间神经痛、三叉神经痛、头痛、牙痛、面瘫、失眠、高血压病、中风偏瘫、痛风、胃脘痛、呕吐、慢性腹泻、胆囊炎、胆石症、泌尿系结石、尿潴留、阳痿、痛经等。

第四章 腧穴特种治疗技术 ▷▷▷▷

第一节 穴位贴敷法

穴位贴敷法是指在某些腧穴上贴敷药物，通过中药对腧穴的敏感性刺激作用以及中药的药理作用来治疗疾病的一种无创痛穴位刺激疗法，是药物和腧穴双重作用防治疾病的一种外治方法。

一、理论基础

《理瀹骈文》记载："外治之理即内治之理，外治之药亦即内治之药，所异者，法耳。"穴位贴敷一方面通过刺激腧穴局部起到疏通经络、协调阴阳、调理气血、抵御病邪的作用；另一方面，药物可经皮肤直接吸收发挥其药理作用，使药物直达病所。在临床上，穴位贴敷已广泛应用于各类疾病的治疗，取得了显著的疗效。

二、作用

（一）消瘀散结

穴位贴敷通过药物对局部的强烈刺激，可以达到活血化瘀、消肿散结之效。

（二）温经通络

穴位贴敷产生的灼热作用，具有温经散寒、祛风除湿、通痹止痛之效。

（三）防病保健

通过刺激腧穴，疏通经络，调节气血，可激发人体正气，增强机体抗病能力。

三、穴位贴敷药物

（一）药物选择

凡是临床上有效的汤剂、丸剂，均可熬膏或研粉用于穴位贴敷。与内服药物相比，穴位贴敷用药具有以下特点。

1. 多用通经走窜、开窍活络之品，即刺激性较强的一些药物，如麝香、冰片、丁香、肉桂、花椒、白芥子、生姜、葱白、大蒜、细辛、白芷、皂角、穿山甲、王不留行、乳香、没药等。这些药物不仅本身能治疗相应的病证，而且通经活络、走而不守，能促进其他药物向体内渗透，以发挥最佳效应。

2. 多选气味醇厚，甚至力猛有毒之品，如生南星、生半夏、川乌、草乌、巴豆、斑蝥、甘遂、马钱子等。这些药物气味醇厚，药性猛烈，口服有毒，对肝肾等脏器有损害。通过穴位贴敷，透皮给药，能通过经络腧穴直达病所，避免了对肝肾等脏器的损害，又能起到速捷的效果。

3. 选择适当的溶剂调和贴敷药，有利于充分发挥药物疗效。常用的调和方法有如下几种：

（1）酒调　行气通络、消肿止痛。可促进血液循环，促使药物的渗透、吸收；对缓性药还可激活其活性，提高疗效。

（2）醋调　解毒化瘀敛疮。对峻猛药，可缓其性。

（3）油调　可起到润肤生肌的作用，且保润时间长。

（4）姜汁调　温经活络、行气活血。能促进药物的渗透与吸收。

此外，还可用蒜汁、蜂蜜、蛋清、凡士林、水等调和药物，还可针对病情应用贴敷药物的浸剂做溶剂。

（二）药物剂型

1. 膏剂　又分为软膏剂和硬膏剂。软膏剂是将药物加入适宜基质中，制成容易涂布于皮肤黏膜或创面的半固体外用制剂；硬膏剂中如黑膏药是以食用植物油炸取药料，去渣后，在高热下与红丹反应而成的铅硬膏。

2. 饼剂　是将药粉制成圆饼形进行贴敷的一种剂型。将配好的各种药物粉碎、过筛混合，加入适量面粉和水搅拌后，捏成小饼形状，置于蒸笼上蒸熟，然后趁热贴于穴位；也可以加入适量蛋清或蜂蜜等有黏腻性的赋形剂，捏成饼状进行贴敷。

3. 丸剂　是将药物研成细末，用水或蜜等拌和均匀，制成大小不一的圆形药丸，储存备用。

4. 散剂　又称粉剂，是指一种或数种药物经粉碎、混匀而制成的粉状药剂，可填放脐部进行治疗。

5. 熨贴剂　以中药研细末装布袋中贴敷腧穴，或直接将药粉或湿药饼置于腧穴上，再用艾火或其他热源在所敷药物上温熨。

6. 鲜药剂　采用新鲜中草药粉碎，或揉捏成团块状，或将药物切成片状，再将其贴于腧穴。

7. 糊剂　将适量药物研磨成细末加适量溶剂调成糊状，贴敷于涌泉、神阙等腧穴处。

8. 其他剂型　穴位贴敷常用的其他剂型还有泥剂、膜剂、锭剂、水（酒）剂等。

四、操作方法与注意事项

(一) 选穴处方

穴位贴敷的选穴与针灸选穴总体上是一致的，是以脏腑经络学说为基础，根据疾病的病因病机，通过辨证选取贴敷的穴位。所选穴位力求少而精，并应结合以下特点：①选病变局部穴位；②选阿是穴；③选经验穴；④选用神阙与涌泉，有脐疗、足心疗法之称，为临床常用的贴敷穴位。

(二) 操作步骤 (视频：穴位贴敷)

扫一扫，看课件

1. 施术前准备 根据所选穴位，采用适当体位，以患者舒适、医者便于操作的治疗体位为宜，并使药物能贴敷稳妥。定准穴位，用温水将局部洗干净，再用 75% 乙醇或 0.5%～1% 碘伏棉球或棉签在施术部位消毒。

2. 敷贴方法

(1) 贴法 将已制备好的药物直接贴压于穴位上，然后外覆医用胶布固定；或先将药物置于医用胶布黏面正中，再对准穴位粘贴。硬膏剂可直接或温化后将硬膏剂中心对准穴位贴牢。

(2) 敷法 将已制备好的药物直接涂搽于穴位上，外覆医用防渗水敷料贴，再以医用胶布固定。使用膜剂者可将膜剂固定于穴位上或直接涂于穴位上成膜。使用水 (酒) 浸渍剂时，可用棉垫或纱布浸蘸，然后敷于穴位上，外覆医用防渗水敷料贴，再以医用胶布固定。

(3) 填法 将药膏或药粉填于脐中，外覆纱布，再以医用胶布固定。

(4) 熨贴法 将熨贴剂加热，趁热外敷于穴位。或先将熨贴剂贴敷穴位上，再用艾火或其他热源在药物上温熨。刺激性小的药物，可每隔 1～3 日换药 1 次；不需溶剂调和的药物，还可适当延长至 5～7 日换药 1 次；刺激性大的药物，应视患者的反应和发泡程度确定贴敷时间，数分钟至数小时不等；如需再贴敷，应待局部皮肤愈后再贴敷，或改用其他有效穴位交替贴敷；敷脐疗法每次贴 3～24 小时，隔日 1 次，所选药物不应为刺激性大及发泡之品；冬病夏治穴位贴敷从每年入伏到末伏，每 7～10 日贴 1 次，每次贴 3～6 小时，连续 3 年为 1 疗程。

3. 术后处理

(1) 换药 贴敷部位无水疱、破溃者，可用无菌干棉球或棉签蘸温水、植物油或石蜡油清洁皮肤上的药物，擦干并消毒后再贴敷。贴敷部位起水疱或破溃者，应待愈合后再贴敷。

(2) 水疱处理 小的水疱一般不必处理，让其自然吸收。大的水疱应消毒并用针具挑破其底部，排尽液体，消毒以防感染。破溃的水疱应做消毒处理后，外用无菌纱布包扎，以防感染。

（二）注意事项

1. 凡用溶剂调敷药物时，应随调随贴，以防蒸发。

2. 若用膏药贴敷，应掌握好温化膏药的温度，以防烫伤或贴不住。

3. 对胶布过敏者，改用绷带或低过敏胶布固定。

4. 对刺激性强、毒性大的药物，如斑蝥、马钱子、巴豆，贴敷药量与穴位宜少、面积宜小、时间宜短，防止药物中毒。

5. 对久病体弱，消瘦，有严重心、肝、肾脏病者用药量宜少，时间不宜过长，对孕妇、幼儿应避免应用刺激性强、毒性大的药物。

6. 贴敷药物后注意局部防水。

7. 能引起皮肤发泡的药物不宜贴敷面部和关节部位。

8. 色素沉着、潮红、微痒、烧灼感、疼痛、轻微红肿、轻度出水疱属于穴位贴敷的正常反应。贴敷后若出现范围较大、程度较重的皮肤红斑、水疱、疹痒现象，应立即停药，进行对症处理；出现全身性皮肤过敏症状者，应及时到医院就诊。

五、适用范围

穴位贴敷因其应用方便，疗效确切，广泛应用于以下疾病的防治。

1. 呼吸疾病　支气管哮喘、过敏性鼻炎、慢性支气管炎、老年性肺气肿、慢性阻塞性肺病、虚人感冒等。

2. 胃肠疾病　慢性胃炎、胃溃疡、胃下垂、胃肠功能紊乱、慢性胃肠炎、溃疡性结肠炎等。

3. 骨科疾病　各类关节炎、颈腰椎病、软组织劳损等。

4. 皮肤病　牛皮癣、神经性皮炎、湿疹等。

5. 妇科疾病　月经不调、痛经等。

6. 儿科疾病　遗尿、厌食、慢性腹泻、营养不良、流涎等。

7. 其他　失眠、面神经炎、慢性腹泻、咽喉炎、鼻衄等。

第二节　穴位埋线法

穴位埋线法是在中医理论指导下，将可吸收的外科缝线植入穴位，以激发经络气血、提高机体机能，调和气血、平衡阴阳，使邪去正复，达到防病治病的一种方法。该法将传统针灸和现代医疗技术相结合，是对中医针灸学的发展。

一、理论基础

将外科缝线埋入穴位后，可使肌肉合成代谢增高，分解代谢降低；同时这些抗原刺激物对穴位产生生物化学刺激，使局部组织产生无菌性炎症，甚至出现全身反应，从而提高人体的应激能力。针刺、腧穴—经络及线体吸收对周围组织和神经中枢产生综合作用，其机制为多种刺激同时发挥作用，形成一种复杂、持久而柔和的非特异性刺激，使组织器官的活动能力增强，改善血液循环及淋巴回流，加快新陈代谢，产生的刺激信号传导至相应的神经中枢，引起神经中枢的调节和抑制效应，调节其所支配的组织功能。

二、特点

穴位埋线法具有速效、长效、特效的优势，治疗次数少，患者痛苦小。穴位埋线后，肠线在体内软化、分解、液化和吸收时，对穴位产生的生理、物理及化学刺激长达20天或更长时间，从而对穴位产生一种缓慢、柔和、持久、良性的长效针感效应，长期发挥疏通经络作用，达到"深纳而久留之，以治顽疾"的效果。

三、操作方法与注意事项

扫一扫，看课件

（一）操作方法（视频：穴位埋线）

1. 准备埋线用具 注射器，镊子，一次性埋线针，套管针，可吸收性外科缝线，0、1、2号羊肠线，7、8号一次性注射针头，碘伏，75%乙醇，干棉球，棉签，持针钳，血管钳，手术剪，医用橡皮手套，敷料，洞巾，胶布，0.5%～1%盐酸普鲁卡因等。

2. 选穴处方 穴位埋线多选肌肉比较丰厚部位的穴位，以背部、腰部和腹部穴位最常用。选穴与针灸治疗的处方原则基本相同，如哮喘选肺俞，胃病选脾俞、胃俞、中脘。埋线选穴要少而精，每次埋线1～3穴。

3. 施术准备

（1）根据患者的病情、体质、胖瘦、年龄以及埋线部位的差异，确定埋线方法，选取不同长度、型号的器具。

（2）体位选择应以医者能正确取穴、方便操作及安全埋线治疗为宜，可采用仰卧、侧卧、俯卧、仰靠坐等体位。应尽量采取卧位，以防止晕针现象的发生。

（3）根据需要将医用羊肠线剪成1～4cm不等的长度，放在乙醇中浸泡备用。必要时需铺展洞巾，严防感染。医生双手应用肥皂水清洗、流水冲净，再用75%乙醇或0.5%碘伏擦拭，然后戴无菌手套。

4. 埋线方法

（1）传统埋线方法 以套管针埋线法、埋线针埋线法、医用缝合针埋线法为代表。

1）套管针埋线法：又称穿刺针埋线法，对拟操作的穴位以及穴周皮肤消毒，取一段适当长度的医用羊肠线，放入套管针的前端，后接针芯。用一手拇指和示指固定拟进针穴位，另一只手持针刺入穴位，达到所需的深度，施以适当的提插捻转手法。当出现针感后，边推针芯，边退针管，将医用羊肠线埋置在穴位的肌层或皮下组织内。拔针后用无菌干棉球（签）按压针孔止血。

2）埋线针埋线法：在穴位旁开一定距离处选择进针点，局部皮肤消毒后施行局部麻醉，取适当长度的医用羊肠线，手持镊子将线中央置于麻醉点上，另一手持埋线针，缺口向下压线，以15°～45°角刺入，将线推入皮内（或将线套在埋线针尖后的缺口上，两端用血管钳夹住。一手持针，另一手持钳，针尖缺口向下以 15°～ 45°角刺入皮内）。当针头的缺口进入皮内后，持续进针直至线头完全埋入穴位的皮下，再适当进针后，把针退出。用无菌干棉球（签）按压针孔止血，并用无菌敷料包扎，保护创口 3 ～ 5 天。

3）医用缝合针埋线法：又称三角针埋线法。在拟埋线穴位的两侧 1 ～ 2cm 处皮肤消毒，施行局部麻醉。一手用持针器夹住穿有医用羊肠线的皮肤缝合针，另一手捏起两局麻点之间的皮肤，将针从一侧局麻点刺入，穿过肌层或皮下组织，从对侧局麻点穿出，紧贴皮肤剪断两端线头，放松皮肤，轻揉局部，使线头完全进入皮下。用无菌干棉球（签）按压针孔止血，并用无菌敷料包扎保护创口 3 ～ 5 天。

（2）微创埋线法　此法实际是在传统埋线方法特别是套管针埋线法的基础上，通过针具及埋线材料的改进而发展来的。操作时医者先对拟埋线的穴位以及穴周皮肤消毒，取可吸收外科缝线放入微创埋线针尖端的空隙。然后用押手拇指和示指固定拟进针穴位，刺手持针刺入穴位，根据针体上的刻度预计达到所需的深度后，推动针芯即可以将线体推入穴位内。拔针后用无菌干棉球（签）按压针孔止血。

（二）注意事项

1. 严格遵守无菌操作，防止感染。

2. 埋线应埋在皮下组织与肌肉之间，肌肉丰满的部位可埋入肌层，羊肠线头不可暴露在皮肤外面，以防感染。

3. 要根据不同部位掌握埋线的深度，不要伤及内脏、大血管和神经干，以免造成功能障碍和疼痛。

4. 局部皮肤有感染或有溃疡时不宜埋线，肺结核活动期、骨结核、严重心脏病或妊娠期等均不宜使用本法。

5. 在一个穴位做多次治疗时应偏离前次治疗的部位。

6. 由于损伤刺激和羊肠线刺激，在 1 ～ 5 天内，局部可有酸胀感，一般不需处理。

7. 埋线后忌食辛辣食物，一周内不要洗澡，以免感染。

8. 注意以下术后反应，有异常现象时应及时处理。

（1）术后 1 ～ 5 天内，埋线局部出现红、肿、热、痛等无菌性炎症反应，甚或埋线处有少量渗出液，此为正常现象，一般不需要处理。若渗液较多，可按疖肿化脓处理，进行局部的排脓、消毒、换药，直至愈合。

（2）局部出现血肿一般先予以冷敷止血，再行热敷消瘀。

（3）少数患者可有全身反应，表现为埋线后 4 ～ 24 小时内体温上升，一般在 38℃左右，局部无感染现象，持续 2 ～ 4 天后体温可恢复正常。如出现高热不退，应酌情给予消炎、退热药物治疗。

（4）由于埋线疗法间隔较长，宜对埋线患者进行不定期随访，了解患者埋线后的反应，及时给出处理方案。

（5）如患者对医用羊肠线过敏，治疗后出现局部红肿、瘙痒、发热、埋线处脂肪液化、线体溢出等反应较为严重的情况，应适当做抗过敏处理，必要时切开取线。

四、适用范围

穴位埋线疗法适用范围较广泛，如支气管哮喘、慢性支气管炎、胃痛、腹泻、面神经麻痹、面肌痉挛、痛经、颈椎病、肩周炎、腰背肌肉劳损、失眠、抑郁症、中风后遗症、慢性荨麻疹、减肥等。

第三节 穴位注射法

穴位注射法，是以中西医理论为指导，依据穴位作用和药物性能，在穴位内注入药物以防治疾病的方法，又称"水针"。该方法将针刺和药物的双重刺激作用有机结合起来，具有操作简便、用药量小、适应证广、作用迅速等特点。

一、理论基础

穴位注射法的疗效作用包含两个方面：一是经络的局部刺激作用，即针具对经穴组织的机械性刺激，以及药液注入穴位后因占有一定空间对周围组织产生压力从而刺激局部感受器产生酸、麻、胀等"针感"样作用；二是药物固有的生物效应，也就是药物特有的治疗作用。因而穴位注射法的临床效果来源于针刺和药物的双重作用。

二、器械及常用药液

（一）器械

根据病情和操作部位的需要选择不同型号的一次性无菌注射器。所选择注射器的包装应无破损，针身应光滑、无弯曲，针尖应锐利、无倒钩。根据使用药物和剂量大小及针刺的深浅，选用不同规格的注射器和针头，一般可使用 1mL、2mL、5mL 注射器，肌肉肥厚部位可使用 10mL 或 20mL 注射器。针头可选用 5～7 号普通注射针头、牙科用 5 号长针头以及封闭用的长针头等。

（二）药物

1. 药物种类 穴位注射疗法常用药物包括中药及西药肌肉及静脉注射剂，注射剂应符合《中华人民共和国药典》的规定。穴位注射法的常用药液有 3 类。

（1）中草药制剂 如复方当归注射液、丹参注射液、川芎嗪注射液、鱼腥草注射液、柴胡注射液、板蓝根注射液、威灵仙注射液、清开灵注射液等。

（2）维生素类制剂 如维生素 B_1 注射液、维生素 B_6 注射液、维生素 B_{12} 注射液、维生素 C 注射液、维丁胶性钙注射液。

（3）其他常用药物 如 5%～10% 葡萄糖、生理盐水、注射用水、三磷腺苷、辅酶 A、神经生长因子等。

2. 药物剂量 一次穴位注射的用药总量须小于该药一次的常规肌肉注射用量，具体用量因注入的药物和部位的种类不同而各异。

（1）因药物而异　刺激性较小的药物每次可注射 2 ～ 5mL；刺激性较大的药物和特异性药物，一般用量较小，每次用量多为常规剂量的 1/10 ～ 1/3。中药注射液的注射剂量为 1 ～ 4mL。

（2）因部位而异　耳穴 0.1 ～ 0.2mL，头面部穴位 0.1 ～ 0.5mL，腹背及四肢部穴位 1 ～ 2mL，腰部穴位 2 ～ 5mL。

3. 药物浓度　穴位注射用药浓度为该药肌肉注射的常规浓度。

4. 药物质量　药物的包装应无破损，安瓿瓶身应无裂缝，药液应无浑浊变色且无霉菌，在药物的保质期内。

三、操作方法与注意事项

（一）操作方法（视频：穴位注射）

扫一扫，看课件

1. 器具及药物　75％乙醇、碘伏、1 ～ 10mL 注射器、5 ～ 7 号注射针头、镊子、龙胆紫、剪刀、无菌棉球、生理盐水、10％葡萄糖注射液、复方当归注射液、维生素 B_{12} 注射液、维生素 C 注射液、维丁胶性钙注射液等所需药物。

2. 施术方法

（1）准备　选取合适的体位，暴露注射部位，局部皮肤常规消毒。

（2）取药及穿刺进针　认真核对患者姓名、年龄、药名、浓度、剂量、时间、用法及用药禁忌。从包装中取出注射器，将针头斜面与注射器刻度调到一个水平面旋紧，检查注射器是否漏气。然后吸药并将注射器内空气排尽，依据穴位所在的部位、注射器的规格等因素选择不同的持针方式、进针方式及进针角度。医者用前臂带动腕部的力量将针头迅速刺入患者穴位处皮肤。进针后要通过针头获得各种不同感觉、握持注射器的手指感应及患者的反应，细心分辨出针头在不同组织中的进程情况，从而调整进针的方向、角度。

（3）调整得气　针头刺入穴位后细心体察针下是否得气。针尖到达预定深度后若得气感尚不明显，可将针退至浅层，调整针刺方向再次深入，直至患者出现得气反应。

（4）注入药物　患者产生得气反应后，医者回抽针芯，无回血、无回液时即可注入药物。在注射过程中随时观察患者的反应。

（5）出针　根据针刺的深浅选择不同的出针方式。浅刺的穴位出针时用押手持无菌棉签或无菌棉球压于穴位旁，刺手快速拔针而出。深刺的穴位出针时先将针退至浅层，稍待后缓慢退出。针下沉紧或滞针时，不应用力猛拔，宜循经按压或拍打穴位四周皮肤以宣散气血，待针下感觉轻滑后方可出针。出针后如发现针孔溢液或出血，可用无菌棉签或无菌棉球压迫 1 ～ 2 分钟。嘱患者保持舒适的体位休息 5 ～ 10 分钟，以便观察是否出现不良反应。

（6）注射间隔时间及疗程　同一组穴位 2 次注射间宜相隔 1 ～ 3 天。穴位注射 2 个疗程间宜相隔 5 ～ 7 天。疗程的长短取决于疾病的性质及特点，以 3 ～ 10 次为宜。

（二）注意事项

1. 注意事项

（1）治疗前应对患者说明治疗的特点和治疗时出现的正常反应。

（2）药物应在有效期内。

（3）注意药物的性能、药理作用、剂量及配伍禁忌、不良反应及过敏反应。注射操作均应在药敏试验结束并合格的前提下进行。

（4）回抽针芯见血或积液时应立即出针，用无菌棉签或无菌棉球压迫针孔 1～2 分钟；更换注射器及药液后进行再次注射。

（5）初次治疗及年老体弱者注射点不应过多，药量亦应酌情减少。

（6）体质过度虚弱或有晕针史的患者应慎重进行穴位注射。

（7）胸背部穴位注射，应斜刺进针，不要直刺，以防伤及心肺等重要脏器。

（8）下腹部穴位注射前应先令患者排尿，以免刺伤膀胱。

（9）耳穴注射应选用易于吸收、无刺激的药物。

2. 禁忌证

（1）表皮破损的部位禁止穴位注射。

（2）禁针的穴位及部位禁止穴位注射。

（3）穴位局部感染或有较严重皮肤病局部穴位不用。

（4）禁止将药物注入血管内、脊髓腔、关节腔、神经干。

（5）孕妇的下腹、腰骶部亦不宜穴位注射。妇女经期不宜注射。

（6）诊断尚不明确的意识障碍患者禁止穴位注射。

四、适用范围

穴位注射法的适用范围广泛，凡是针灸的适应证大部分可以用本法治疗。在临床上可应用于运动系统疾病，如肩周炎、关节炎、腰肌劳损、骨质增生、关节扭挫伤等；神经精神系统疾病，如三叉神经痛、面神经麻痹、坐骨神经痛、多发性神经炎、精神分裂症、癫痫、神经衰弱等；消化系统疾病，如胃下垂、胃肠神经官能症、腹泻、痢疾等；呼吸系统疾病，如急慢性支气管炎、上呼吸道感染、支气管哮喘、肺结核等；心血管疾病，如高血压病、冠心病、心绞痛等；皮肤疾病，如荨麻疹、痤疮、神经性皮炎等。

第四节　刮痧法

刮痧法是以中医经络皮部理论为基础，运用刮痧器具在体表的一定部位刮拭，形成痧痕，从而防治疾病的一种方法。其机理在于通过对十二皮部的良性刺激，以达到疏通经络、行气活血、调整脏腑机能的作用，是一种广为流传的防病治病方法。

一、刮痧器具和介质

凡边缘光滑、板面洁净、手持便捷之物，皆可用于刮痧，尤以刮痧板为常用，一般用水牛角或玉石材料制作而成。其他如瓷匙、玉石片等，也可用作刮痧器具。刮痧介质主要用于润滑皮肤，使得刮痧板能在皮肤上自由、顺畅移动，而不致损伤皮肤。刮痧介质多采用专门的刮痧乳或刮痧油，也可选用石蜡油、红花油、麻油等介质。

二、刮痧的手法

扫一扫，看课件

根据刮拭的力量轻重与速度快慢，刮痧基本手法可分为以下 4 种：

轻刮法：刮痧时，刮痧板约成 45°角接触皮肤，移动速度较慢，下压刮拭力量轻。多用于妇女、儿童、年老体弱患者，以及面部保健刮拭。

重刮法：刮痧时，刮痧板约成 75°角接触皮肤，移动速度较快，下压刮拭力量重（以患者能够承受为度）。多用于体质强健患者，或脊柱两侧、下肢等肌肉较为丰满部位的刮拭。

慢刮法：每分钟刮拭次数不足 30 次。其中，用力重刮，多用于体质虚弱者，主要刮拭腹部、关节部位和一些疼痛明显的部位；用力轻者，多用于体质虚弱者及面部保健，主要刮拭背腰正中、胸部、下肢内侧等部位。

快刮法：每分钟刮拭次数在 30 次以上。其中，用力重刮，多用于体质强壮之人，主要刮拭背部、下肢以及一些疼痛明显的部位；用力轻者，多用于体质强壮或整体保健，主要刮拭背腰正中、胸部、下肢内侧等部位。

三、操作方法与注意事项

（一）操作方法

实施刮痧时，一般按先头面后手足、先胸腹后腰背、先上肢后下肢的顺序，逐步操作。刮痧方向按由上而下、由内而外单方向刮拭，并尽可能拉长距离。但下肢静脉曲张或下肢肿胀者，宜采用由下向上的逆刮法。刮痧时用力要均匀，由轻到重，以患者能够承受为度。通常每个患者每次选 3 ～ 5 个部位，每个部位刮拭 20 ～ 30 次，至皮肤出现潮红、紫红色等颜色变化，或出现粟粒状、丘疹样斑点，或片状、条索状斑块等形态变化，并伴有局部热感或轻微疼痛。对少数不易出痧或出痧较少的患者，亦不可强求出痧。两次刮痧之间宜间隔 3 ～ 6 天，或以原刮痧部位痧斑已退、手压皮肤无痛感为宜。若病情需要缩短刮拭间隔时间，亦不宜在原部位进行刮拭，而应另选其他相关部位进行操作。

（二）注意事项

除遵循针灸技术的注意事项外，刮痧疗法还应注意：

1. 刮痧疗法需暴露皮肤，且刮痧后皮肤毛孔开泄，故刮痧时要选择一个避风和保暖的场所。夏季刮痧时，亦应避免风扇、空调直接吹向刮拭部位。

2. 刮拭前需仔细检查刮痧工具，以免刮伤皮肤。刮痧部位和工具要严格消毒，防止感染。

3. 刮拭手法要用力均匀，以患者能忍受为度，达到出痧为止。但不可一味追求出痧而用重手法或延长刮痧时间。婴幼儿及老年人，刮拭手法用力宜轻。

4. 刮拭过程中，要关注患者感受。如患者感到精神疲惫、头晕目眩、面色苍白、恶心欲吐，甚至出冷汗、心慌、四肢发凉或血压下降、神志昏迷等，应立即停止刮痧。嘱患者放松、平卧，并注意保暖，饮温开水或糖水，或用刮痧板点按患者百会、人中、内关、足三里、涌泉等穴。如仍不缓解，可针刺水沟、素髎等穴。若仍不缓解，可考虑其他急救措施。

5. 刮痧治疗后，可让患者饮适量温水，不宜即刻食用生冷食物，一般约 3 小时后方可洗浴。

6. 年老体弱、大饥、大劳，和对刮痧恐惧者，宜慎用本法。

7. 刮痧有如下禁忌证：

（1）局部有疖肿、痈疮、瘢痕、溃烂、传染性皮肤病等。

（2）新发生的骨折部位、静脉曲张、皮下不明原因的包块及未闭合的小儿囟门等处。

（3）妊娠妇女的腹部、妇女经期下腹部。

（4）大血管显现处。

（5）急性传染病、心力衰竭、肾功能衰竭者及肝硬化腹水者的腹部、全身重度浮肿等危重病证。

（6）有出血倾向的疾病，如血小板减少性紫癜、白血病等。

（7）醉酒、过饱、过饥、过渴、过度疲劳者。

四、适用范围

刮痧疗法临床应用十分广泛，适用于内、外、妇、儿、五官等各科疾病，如感冒、气管炎、肺炎、反胃、呃逆、呕吐、急性胃炎、便秘、腹泻、泌尿系统感染、眩晕、失眠、头痛、多汗症、神经衰弱、心悸、腕管综合征、网球肘、落枕、急性腰扭伤、痛经、经期发热、经期头痛、经前紧张综合征、急性乳腺炎、中暑等。此外，刮痧还可用于预防疾病和保健强身。

第五节 拔罐法

拔罐法是一种以罐为工具，利用燃烧、抽吸、蒸汽等方法造成罐内负压，使罐吸附于腧穴或体表的一定部位，以调整机体功能、防治疾病的外治方法，也称吸筒疗法，古称角法。最早以兽角为罐具，现已逐步发展为竹罐、金属罐、陶瓷罐、玻璃罐、抽气罐、多功能罐等多种罐具，操作方法也有改进和发展，治疗范围逐渐扩大，成为针灸临床常用治疗手段之一。

一、拔罐的作用

拔罐法通过对局部皮肤的温热刺激，起到通经活络、行气活血、消肿止痛、祛风散寒等作用。对局部皮肤有温热刺激作用，以大火罐、水罐最明显。温热刺激能使血管扩张，促进局部的血液循环，改善新陈代谢。拔罐法的负压作用和温热作用对神经系统有较好的调节作用，其负压刺激和温热刺激，通过皮肤感受器和血管感受器的反射途径传到中枢神经系统，以调节大脑皮层的功能。

此外，不同的拔罐法各有其独特的作用。如走罐法具有与刮痧法相似的效应，可以改善皮肤的呼吸和营养，有利于汗腺和皮脂腺的分泌；药罐法在罐内负压和温热作用下，局部毛孔开放，毛细血管扩张，药物可更多地被直接吸收，可发挥药物和拔罐双重效应；刺络拔罐法可以调节刺络的出血量，有较好的逐瘀化滞、解闭通结功效，还可缓解刺血后局部的皮下瘀血和疼痛。

二、罐的吸附方法

（一）火罐法

火罐法是指通过燃烧加热罐内空气，利用罐内空气冷却时形成的负压，将罐吸附于体表的方法。火罐吸拔力的大小与罐具的大小和深度、罐内燃火的方式和温度、扣罐的时机与速度等因素有关。如罐具深而大，在罐内温度高时扣罐，扣罐动作快，则罐的吸拔力大；反之则小。临床常用以下 3 种方法。

1. 闪火法 用止血钳或镊子夹住 95% 乙醇棉球，点燃后在火罐内旋绕数圈后抽出，迅速将罐扣于应拔部位。此法较安全，不受体位限制，是最常用的拔罐方法。注意操作时不要烧灼罐口，以免烫伤皮肤。

2. 投火法 将易燃纸片或 95% 乙醇棉球点燃后投入罐内，迅速将罐扣于应拔部位。此法由于罐内有燃烧物，容易落下烫伤皮肤，故适宜于侧面横拔。

3. 贴棉法 用直径 1~2cm 的 95% 乙醇棉片贴于罐内壁，点燃后迅速将罐扣于应拔部位。此法也多用于侧面横拔，以防乙醇过多，滴下烫伤皮肤。

（二）水罐法

水罐法是指通过蒸汽、水煮等方法加热罐内空气，利用罐内空气冷却时形成的负压，使罐吸附于体表的方法。

（1）水煮法 此法多选用竹罐，将罐放在水中煮沸 2 分钟左右，然后用镊子将罐口朝下夹出，迅速用折叠干毛巾捂紧罐口，以吸去罐内的水液，降低罐口温度，同时保持罐内空气温度，待罐口冷却至人体能接受的程度后，将罐拔于应拔部位并固定数分钟，吸牢即可。水罐法有较强的温热刺激，还可根据病情需要在水中放入适量的祛风活血等药物，以增强疗效。

（2）蒸汽法　将水或药液（勿超过壶嘴）在小水壶内煮沸，至水蒸气从壶嘴或套于壶嘴的皮管内大量喷出时，将壶嘴或皮管插入罐内 2～3 分钟后取出，速将罐扣于应拔部位。

（三）抽气罐法

抽气罐法是指用机械装置抽出罐内部分空气，形成罐内负压，使罐吸附于体表的方法。操作时，先将抽气罐紧扣在应拔部位，用注射器或抽气筒从罐内抽气，使罐吸附于皮肤上。

（四）针罐法

针罐法是针刺与拔罐相结合的治疗方法。

三、操作方法与注意事项

（一）操作方法

1. 施术前准备

（1）罐具　根据病证、操作部位的不同可选择不同的罐具，罐体应完整无碎裂，罐口内外应光滑无毛糙，罐的内壁应擦拭干净。

（2）部位　应根据病证选取适当的治疗部位。以肌肉丰厚处为宜，常用肩、背、腰、臀、四肢近端以及腹部等。

（3）体位　应选择患者舒适、医者便于操作的治疗体位。

（4）环境　应注意环境清洁卫生，避免污染，环境温度应适宜。

（5）消毒　应对罐具、施术部位和医者双手进行消毒。

1）罐具：对不同材质、用途的罐具可用不同的消毒方法。玻璃罐用 84 消毒药液浸泡（消毒液每周更换 2 次）或 75% 乙醇棉球反复擦拭；对用于刺络拔罐或污染有血液、脓液的玻璃罐应一罐一用，并用 84 消毒药液浸泡 2 小时（疑有乙肝病毒者浸泡 10 小时）。塑料罐具，可用 75% 乙醇棉球反复擦拭；竹制罐具可用煮沸消毒。

2）部位：一般拔罐的部位不需要消毒。采用针罐法时用 75% 乙醇或 1% 碘伏棉球在针刺部位消毒。

3）医者：医者双手可用肥皂水清洗干净。应用针罐法时应再用 75% 乙醇棉球擦拭。

2. 操作步骤

（1）单纯拔罐法

1）留罐法：又称坐罐法，即将吸拔在皮肤上的罐具留置 10～15 分钟，然后将罐起下。此法是最常用的拔罐方法，一般疾病均可应用。

2）走罐法：又名推罐法，即先在拟操作部位涂上凡士林等润滑剂，再用上述方法将罐吸住，然后医生手握罐体，均匀用力，将罐沿着一定路线往返推动，直至走罐部位皮肤红润、充血甚至瘀血时，将罐起下。此法适宜于脊背、腰臀、大腿等面积较大、肌肉丰厚的部位。

3）闪罐法：闪罐法是指将罐拔于应拔部位，立即取下，再迅速吸拔、取下，如此反复吸拔的方法，直至皮肤潮红或罐体底部发热为度。闪罐动作要迅速、准确，手法要轻巧，吸附力适中，多用于局部皮肤麻木、疼痛或功能减退等疾患，尤其适用于不宜留罐的部位及儿童患者。

4）排罐：沿某一经脉或某一肌束的体表位置顺序成行排列吸拔多个罐具。

（2）针罐法

1）刺络拔罐法：局部消毒，并用三棱针、粗毫针等点刺或皮肤针叩刺出血后，再在出血部位拔罐、留罐，以加强刺血治疗效果。留罐时间一般在 10 ～ 15 分钟。此法多用于治疗各种急慢性组织损伤、神经性皮炎、痤疮、皮肤瘙痒、丹毒、坐骨神经痛等。

2）出针拔罐：在出针后，立即于该部位拔罐，留置后起罐，再用无菌棉球将拔罐处擦净。

3）留针拔罐法：留针拔罐是指在毫针留针过程中，在留针部位加用拔罐的方法。操作时，先以毫针针刺得气后留针，再以毫针为中心拔罐并留置 10 ～ 15 分钟，然后起罐、起针。

3. 起罐方法

（1）一般罐 一手握住罐体腰底部稍倾斜，另一手拇指或示指按压罐口边缘的皮肤，使罐口与皮肤之间产生空隙，空气进入罐内，即可将罐取下。

（2）抽气罐 提起抽气罐上方的塞帽使空气注入罐内，罐具即可脱落。也可用一般罐的起罐方法起罐。

（3）水（药）罐 为防止罐内有残留水（药）液漏出，若吸拔部位呈水平面，应先将拔罐部位调整为侧面后再起罐。

（二）注意事项

除遵循针灸技术的注意事项外，拔罐还应注意：

1. 拔罐时，要选择适当体位和肌肉相对丰满的部位。若体位不当、移动，骨骼凹凸不平，毛发较多者，罐体容易脱落，均不适用。

2. 拔罐手法要熟练，动作要轻、快、稳、准。用于燃火的乙醇棉球，不可吸含过量乙醇，以免拔罐时乙醇滴落到患者皮肤上形成烫伤。留罐过程中如出现拔罐局部疼痛，可减压放气或立即起罐。起罐时不可硬拉或旋转罐具，以免引起疼痛，甚至损伤皮肤。

3. 使用电罐、磁罐前，应询问患者是否带有心脏起搏器等金属物体，有者禁用。

4. 若留针拔罐，选择罐具宜大，毫针针柄宜短，以免吸拔时罐具碰触针柄而致损伤。

5. 拔罐有如下禁忌，临床应用的时候要特别注意：

（1）传染病、严重心脏病、心力衰竭等急性严重疾病。

（2）皮肤高度过敏、传染性皮肤病，以及皮肤肿瘤（肿块）部、皮肤溃烂部。

（3）血小板减少性紫癜、白血病及血友病等出血性疾病。

（4）心尖区体表大动脉搏动处及静脉曲张处。

（5）精神分裂症、抽搐及不合作者。

（6）急性外伤性骨折，中度和重度水肿部位，瘰疬、疝气处。

（7）眼、耳、口、鼻等五官孔窍部禁止使用。

五、适用范围

随着现代多种罐具的问世，以及对拔罐法作用机制研究的不断深入，临床中拔罐法常与其他多种疗法配合使用，使得拔罐法的适用范围越来越广。除常用于腹痛、腰背痛、肩臂痛、关节痛、软组织闪挫扭伤等局部病证外，也可用于伤风感冒、头痛、面瘫、咳嗽、哮喘、消化不良、泄泻、月经不调、痛经等病证，以及目赤肿痛、麦粒肿、丹毒、疮疡初起未溃等外科病证，尤其对小儿患者更为适用。

第六节　蜂针法

蜂针法是利用蜜蜂螫器官为针具，循经络皮部和穴位施行不同手法刺入人体，以防治疾病的方法。蜂针法是由民间蜂螫治病的经验与针灸学理论相结合发展而成。因其临床效果好，费用低，是一种典型的自然疗法，在城镇乡村特别受到欢迎，在我国民间流传已久。

一、理论基础

（一）蜂毒的药理作用

蜂毒是一种成分复杂的混合物，富含多种微量元素，主要含有多肽类、氨基酸、酶类、生物胺、碳水化合物、脂类和其他化合物。其中蜂毒肽是目前人类已知最强的抗菌消炎活性物质之一。其抗炎活性是氢化可的松的100倍之多，同时具有类激素样作用，但无激素的不良反应；镇痛强度是吗啡的40%，且镇痛持续时间较长，但无水杨酸类药物对消化道的刺激和甾体类药物的免疫抑制作用。

（二）蜂针的浅刺作用

蜂针刺入人体，相当于毫针刺法中的"毛刺"，主要通过皮部发挥调理经络脏腑的作用。

二、选穴原则

主要选阿是穴或病变局部，注意与远部选穴、辨证选穴等相结合。

三、操作方法与注意事项

（一）皮试

用镊子取蜜蜂螫刺刺入已消毒好的外关处皮肤 0.5 ～ 1.0mm，随即拔除，观察 20 分钟。局部红肿直径小于 5cm，且无瘙痒、发热、恶寒、胸闷、头晕等全身不适反应者为"阴性"，可接受蜂针治疗；若局部红肿直径大于 5cm，或有全身不适反应者为"阳性"，不能接受蜂针治疗。

（二）操作手法

1. 散刺法　用镊子将蜂螫针从活蜂尾部拔出，并夹持住蜂针中上部，在患者施针部位以散在轻点的手法随刺随拔，镊不离针，针不留肤。一般一根蜂针可刺 3 ～ 5 个点。该手法柔和，刺激轻微，针进皮肤的蜂针液量少，很少或没有疼痛感。适合面部等敏感部位施针，或作为试针和畏痛、胆小、过敏性体质的患者初期治疗，患者一般易于接受。

操作要点是夹住蜂针针体的部位不要太上，否则容易损伤毒囊；持镊用力不要太大，否则容易挤掉毒囊中的蜂针液；针刺时针与皮肤尽可能垂直，用力要均匀，轻轻点到皮肤即可，频度可适当快些。蜂针要即取即用。

2. 点刺法　取蜂刺方法同散刺法，用镊子夹住蜂针体后，垂直刺入相应进针点后留于皮肤上，一穴一针。该法比散刺的刺激强度大，刺入皮肤的蜂针液量也稍大，适合面部等敏感部位施针，或初期治疗。也可用于手掌和脚掌、指尖末端皮肤对疼痛高度敏感的地方，或手腕内侧等肌腱丰富的部位。

操作要点是针刺用力要适当，针与皮肤垂直，尽可能将蜂针针体全部刺入皮肤。在体表皮肤松软的部位可用押手拇指和示指将皮肤向两侧拨开，使表面皮肤绷紧后易于进针。

3. 直刺法　该法是最常用的刺法。首先用押手将蜜蜂从蜂罐中用镊子钳出后，用刺手拇示指捏住蜜蜂的胸背部，皮肤常规消毒后用蜜蜂的尾部对准施针部位，蜂针一旦接触皮肤会自然刺入人体。蜂针要尽可能垂直进针，这样可减少疼痛感。也可以对蜂针直刺局部进行循捏，以减轻疼痛。

操作要点是钳蜂时尽量钳其胸部上下面，用力要适当，尽量不要碰其腹部；抓蜂时用力要适度，尽量抓其胸背部的两侧。宜选用成年蜂。病情轻者或皮肤敏感部位，可即刺即拔，这样可减轻疼痛感和减少刺激量。

4. 围刺法　以施针部位为中心，呈放射状排列布针，可采用点刺法或直刺法施针。针与针间的距离要根据施针部位的不同和针后估计红肿的程度来调节，一般在 2 ～ 3cm。该法一般在腕、肘、膝、踝及肩关节和股骨大转子等部位。

（三）留针时间与疗程

一般来说，初期接受蜂针治疗、体质较弱的患者留针时间宜短，3～5分钟；长期接受蜂针治疗、体质较好的患者可适当延长留针时间，10～20分钟。但是在疾病治疗的初期，还未度过过敏期的患者，无论虚实，留针时间都宜短。

同时还要根据患者的身体状况来决定留针时间。小儿留针时间宜短；成人留针时间可长；老年人留针时间可稍长。处于感冒、月经期、饥饿、疲惫等状态下，要减少留针时间，以防止不良反应的发生。

病情轻浅的次数应少，隔日1次或每周1次。起病较重者次数宜频，可每日1次或2次，连续治疗1个月为1个疗程，或每周5～6次，休息1～2天后再针。病情得到控制，巩固疗效时，可每周或隔周1次；预防复发则可每月1次。慢性病、病情缓者，可每周2～3次，1个月为1个疗程。

（四）注意事项

1.针数从少量开始，循序渐进。初期应从1～2只开始，并密切观察有无不良反应。

2.初诊患者大多数对蜂针液较敏感，针间距要根据试针结果来调节。治疗后随着患者对蜂针液敏感度的下降，针距可逐渐减小，也即增加蜂针数量。具体要根据实际情况来灵活调节蜂针间距和用蜂针量。

3.蜂针治疗早期是蜂针的过敏期，大约从初次接触蜂针后的3周内再次进行蜂针治疗时，容易出现过敏反应。间隔1个月以上再次接受蜂针治疗的患者应重新进行皮试。

4.严重过敏体质或体质非常虚弱者，孕妇或哺乳期患者，合并严重心肝肾疾病、恶性肿瘤和精神疾病患者等禁用蜂针治疗。

5.蜂针反应轻者仅出现蜂刺处局部红肿和刺痛，伴有水疱、全身轻度不适等症状，数小时后可自行消失。蜂针用量过大时，出现面色苍白、手足冰冷、呼吸困难、头晕欲呕等严重症状，常是过敏性休克的前兆，须立即进行处理。

四、适用范围

蜂针疗法适用于肌肉骨骼和结缔组织、神经系统、泌尿生殖系统、呼吸系统、皮肤和皮下组织、消化系统等疾病，包括类风湿关节炎、强直性脊柱炎、骨性关节炎、肩周炎、面神经麻痹、哮喘、过敏性鼻炎、颈椎病、腰椎间盘突出症、风湿性关节炎、骨质增生症、乳腺增生、三叉神经痛、坐骨神经痛、恶性肿瘤等。

第五章　名家特色针法 ▷▷▷▷

第一节　取穴类针法

一、吕景山对穴

吕景山，男，1934年生，河南偃师人，第二届国医大师。1962年毕业于北京中医学院，师从施今墨先生、祝谌予教授。同年分配到山西省中医研究所任医师、主任医师。为第三批全国老中医药专家学术经验继承工作指导老师。

吕老在其师施今墨对药理论的启发下，提出"对穴理论"，为针灸学及针灸处方学的研究和发展创新了思路；对于针灸、中医内科的理论有较深的造诣和丰富的临床经验；精研"药对"，创用"穴对"和"同步行针法"。吕玉娥整理的《吕景山对穴》于2011年由人民军医出版社出版。

（一）主治及临床应用

1. 神志脑病

百会—隐白：主治气厥、中风昏迷、崩漏。虚证补法，重灸至肢温、汗出、脉起为度；实证用泻法或放血。

涌泉—足三里：主治晕厥、休克。加气海、百会重灸治低血糖昏迷有明显复苏升压之功。

素髎—内关：主治休克。半小时内升血压，维持1～12小时，升压配足三里，触电急救配涌泉。雀啄手法。

水沟—会阴：主治溺水急救。排出水液同时迅速针刺，见二便失禁者尚有救活之望，否则不可挽回。

膻中—内关：主治胸中大气紊乱、气机郁结、窍络闭阻诸症。治癔症失语、外伤晕厥立竿见影；治风心、心绞痛、心梗有良效；配三阴交治心脏病缓解症状确有实效。

印堂—上脘：主治晕车、晕船。先针印堂，进针顿觉轻快。如有胃气上逆之感，继针上脘效甚著。预防晕车，临上车前先针印堂一针，屡用皆验。

曲泽—委中：主治中风闭证、霍乱、高血压。放血，用于霍乱吐泻急救，立竿见影；高血压症见面红耳赤，甚则头重脚轻有欲仆之兆。中风闭证高血压者。

足三里—悬钟/内关：预防中风常灸。

阳陵泉—血海：主治神志病。与四神聪合参，其效更佳。

神门—三阴交 / 太溪 / 复溜：主治失眠，用补法。心脾不足配心俞、脾俞；肾虚配心俞、肾俞；脾胃不和配中脘、足三里；情志抑郁配阳陵泉、足三里。

通里—照海 / 大钟：主治失眠。证属心肾不交者。

申脉—照海：主治失眠。阴阳失调，阳亢失眠可用指针临睡前点按 5 ～ 10 分钟，有效。

内关—三阴交：主治失眠多梦，属阴虚火旺、心肾不交者均有良效。属心气不足者加神门每获良效。

四神聪—涌泉：主治风痫确有实效，并治半身不遂、脑炎后遗症。

水沟—太冲：主治高热神昏，肝郁不舒。治肝风上扰、热极生风之高热神昏、热入心包、痰迷心窍等，及肝郁不舒，心神不安，烦躁易怒，失眠少寐。

水沟—少商：主治小儿惊风。热盛加大椎、曲池；痰盛加列缺、丰隆。

劳宫—涌泉：主治小儿急惊，由外感时邪，热极生风所致。用三棱针放血，有牛黄清心之功，配大椎、印堂更佳。

2. 高血压、头晕

百会—太冲：主治高血压、梅尼埃病。高血压实证放血，虚证针灸并用。与气海合参，效果更佳。

百会—涌泉：主治高血压。属实只针不灸，针刺泻法，百会放血有立竿见影效果；属虚者百会泻法，涌泉重灸。

二间—厉兑：主治高血压、头痛眩晕。高血压实证为宜，头痛眩晕与百会配伍。痰湿中阻配天突、中脘。

天柱—养老：主治头晕、目眩、项强。

足三里—肝俞：主治头昏眼花，属肝血不足证。

3. 呼吸系统疾病

风池—风府：预防感冒。经常点按二穴，每次按 60 次，可预防感冒，尤其对卫表不固，经常易感之人更好。

风门—肺俞：主治感冒、哮喘。治感冒、急性咳喘，属风寒针灸并用，属风热只针不灸或点刺拔罐。哮喘无热可重灸；哮喘发作配天突、孔最可平喘。

风门—身柱：主治感冒。治感冒法同上，预防感冒单用灸法每次 10 ～ 20 分钟。

二间—阴郄：主治感冒、盗汗。外感证病外寒内热者为宜；治盗汗以内热为主者，配阴郄。

合谷—曲池：主治风热感冒，高热欲风动抽搐者，针刺用泻法。

大椎—束骨：主治各种感冒，属风寒针灸并用，属风热只针不灸或点刺拔罐。

神藏—璇玑：主治胸满、咳嗽、气喘诸症确有良效，与内关配伍以增强开胸理气、下气平喘之效，也可加拔火罐。

风池—合谷：主治伤风感冒。属风热者用泻法，属风寒针灸并施，若流涕不止，重用灸法 20 分钟，可收鼻通流涕大减之功。

孔最—合谷：主治咳嗽气喘、感冒、痔疮。气喘发作时可平喘，内有热象用之最宜；治感冒无论寒热均宜；痔疮出血配承山、长强。热重放血。

合谷—复溜：功效止汗/发汗。止汗：补合谷泻复溜；发汗：泻合谷补复溜。

大椎—间使：主治少阳证，疟疾。少阳证寒热往来，寒多热少针灸并用或重灸30分钟，热多寒少只针不灸。

大杼—间使：主治少阳证。治伤寒少阳证可收小柴胡汤之功。

支沟—阳陵泉：主治少阳证、孕妇便秘。孕妇便秘属热郁内腑，针后即感轻快，当晚大便畅行；伤寒少阳证，针后头晕目眩减轻，一次告愈，有小柴胡汤之功。

4. 五官疾病

外关—足临泣：主治外眦、颊、耳、颈疾。可清泻肝胆风热，主治肝胆之火冲逆，头痛，目赤，鼻塞，耳鸣，齿痛，喉痹，肩部疾患。

太溪—中渚：主治慢性咽炎。证属阴虚火旺者，太溪用补法，中渚用泻法。

翳风—听会：主治面瘫急性期。症见耳后翳风周围疼痛者佳，针1～2次则有消炎止痛之效。

少商—商阳：主治急性咽喉痛，小儿病证。急性咽喉痛点刺放血。小儿外感兼停食加四缝；热甚咳喘加鱼际、中冲、少泽。

鱼际—液门：主治咽痛有卓效。治疗时不必四穴皆刺，每次两边各针一穴，双手齐捻转，并令吞咽唾液，可即止咽痛。

合谷—内庭：主治急性咽喉炎等。扁桃体炎证属阳明热盛者，针刺用泻法，均有良效。病重者加刺扶突以增强疗效。

足三里—二间：主治牙痛、头痛、咽痛。二穴伍用对证属阳明热盛、随经上窜者均宜选用。

二间—太溪：主治牙痛。二间用泻法，太溪用补法。

下关—合谷：主治牙痛。下关宜深刺较好，患者半边面部有针感为佳；合谷用泻法，必要时同时持针、捻转、振颤之以增强疗效。

廉泉—中冲：主治舌下肿痛，失语。诸凡心经热盛，聚于咽喉，舌窍闭阻可选用。

迎香—合谷：主治急慢性鼻炎。针刺泻法效果显著。

迎香—足三里：主治鼻炎、鼻塞不通。针刺用泻法，有立竿见影之效。

上星—迎香：鼻塞不通、流清涕。与合谷、足三里配伍效果显著，有立竿见影之功。

攒竹—三间：主治急性结膜炎。点刺放血，针后旋即视物明亮，疼痛减轻。

睛明—行间/合谷：主治目赤肿痛。肝胆火旺宜行间，风热为患宜合谷。

合谷—光明：主治一切眼病。实热证用泻法，虚实不明显用平补平泻。

丝竹空—攒竹：主治目赤肿痛。常用点刺出血，攒竹透鱼腰治眉棱骨痛。

支正—飞扬：主治伤寒表证，目眩，肢体扭挫伤。治肢体扭挫伤效著。

5. 皮肤病

曲池—血海：主治慢性荨麻疹。若腑行不畅，大便干结不通加支沟、照海、天枢效果更著。

风市—血海：主治湿疹、风疹、荨麻疹。专治血虚受风诸症，能搜探血分风湿，为治湿疹、风疹、荨麻疹偏湿之常用配方，加阴陵泉、三阴交可增强利湿之功。

屋翳—至阴：主治皮肤瘙痒、风疹。治风疹与曲池、血海配伍效果更著。

委中—膈俞：主治丹毒，外伤头痛。治丹毒以三棱针放血；治外伤头痛属血瘀气滞者，效佳。

身柱—委中：主治疔疮初起。身柱多用灸法，委中用三棱针放血。

6. 肢体关节疾病

天柱—束骨：主治高血压属气血不和，血郁于上，症见颈项强痛者。

承浆—后溪：主治头痛项强。

束骨—后溪：主治颈椎病，项痛不可俯仰，不可环顾者。

列缺—后溪：主治颈椎病。为治各种项痛而设。

风池—悬钟：主治项痛，高血压。诸凡颈项痛，腰背痛活动不利，不论外感内伤，均有良效。

水沟—曲池：主治脊背痛，风湿痹证。诸脊背痛不论风湿、退行性变均有良效；各种痹病，关节痛与阳陵泉合参，脊椎病与夹脊合参。

承浆—风府：主治颈项痛。颈项活动受限不论外感内伤均可，以伤风所致为佳。不可俯仰者加束骨，不可回顾者加后溪。

悬钟—昆仑：主治外踝肿痛、颈项痛。

阳陵泉—太冲：主治急性肩痛。得气的基础上，边行针边活动关节。

白环俞—委中：主治腰背痛、泌尿系疾病。腰痛白环俞直刺为宜；泌尿系疾病斜向前阴刺为宜。

肾俞—委中：主治腰腿痛。急性病证，只针不灸，慢性病证针灸并用，委中放血。

水沟—哑门：主治急性腰扭伤。快速进针，得气并双手同时捻转令患者活动腰部。

阳陵泉—阴陵泉：主治膝痛。诸凡膝关节疼痛均可选用。

7. 消化系统疾病

内关—内庭：主治急性胃肠炎。饮食不洁吐泻无度，水米不进，针刺泻法不留针，一次吐泻止，两次即能饮少量水。仍不欲饮食，加足三里，针两次即告愈。

梁门—阳辅：主治肝胃不和证，症见眩晕、易怒、胸闷、胁痛、脘腹胀满、嗳气吞酸、纳差、大便不调。

至阳—涌泉：主治肝胆疾患，胃脘痛。针刺至阳，针感向上腹放散为佳。

魂门—胃俞：主治胃寒证，肝胃不和诸证。胃寒针灸并用，重灸；肝胃不和魂门泻、胃俞补，配支沟、阳陵泉更佳。

中脘—足三里：主治各种胃病。下焦虚寒补气海或重灸，中气虚加章门，胸闷加膻中，肠鸣泄泻加天枢。

足三里—内庭：主治诸肠胃病。诸凡肠胃病，内热较甚或寒热错杂均有良效。

厉兑—内关：主治胃热痛，失眠诸症。胃热痛针刺泻法或放血，热甚加内庭；治失眠以虚烦不得眠为优，有栀子豉汤之效。

下脘—陷谷：主治胃脘痛。不仅有止痛之功，更有消胀之力。

劳宫—足三里：主治慢性胃炎。急性发作证属心胃火旺者效著。

膻中—巨阙：主治胸胁胃脘多种疾病，对气滞血瘀者效果更著。可与内关／三阴交／太溪配伍疗效更佳。

天枢—足三里：主治大肠病诸症。急慢性均可选用，急性用泻法，慢性先泻后补或补；热证只针不灸，寒证针灸并用或重灸久留针；急性泄痢高热，加曲池、大椎、合谷、内庭，湿重加阴陵泉、三阴交，寒重灸神阙。

8. 心血管疾病

中脘—大陵：主治冠心病、心绞痛。与膻中、三阴交配伍其效果更著。

心俞—内关：主治心脏病。针刺对改善心功能，减轻症状有一定作用。

心俞—通里：主治心律不齐。可双向调整心率，可配内关增强疗效。

大陵—内关：主治心脏病。善治心、胸之急、重证。

9. 泌尿生殖系统疾病

内庭—足临泣：主治少腹胀痛，适于肝胆火旺，横逆犯胃，胃火炽盛。寒证关元、气海、三阴交补法或重灸。

归来—太冲：主治阴挺、疝气、睾丸肿痛等前阴诸症。归来向前阴方向斜刺，针感向前阴放射甚至收缩效果更著。

承山—三阴交：主治睾丸肿痛，肛门肿痛，湿热为患者效佳。针用泻法不灸，承山可点刺放血，消肿止痛之功更著。

气海／关元—三阴交：主治下元不固诸症，多用补法，针灸并用。

气海／中极—三阴交：主治遗尿。配中极用于气虚，配三阴交用于湿热。

命门—肾俞：主治阳痿、遗尿、泄泻。适于肾阳虚衰，重用灸法。

气海—然谷：主治下元不固，真火衰微。

心俞—肾俞：主治梦遗。

大赫—太溪：主治遗尿属下元不固，小便淋漓失禁。大赫重灸30分钟，每日1次，连治10次，休息3～5天。

大肠俞—阴陵泉：主治水肿、泄痢、寒湿腰痛。治水肿、急性泄痢配小肠俞、三阴交；治急性菌痢配天枢、足三里；寒湿腰痛于命门、腰阳关针后加重灸。

水分—复溜／气海／阴陵泉：主治水肿。实证针灸并用，针用泻法配阴陵泉；虚证补法，少针多灸，配气海。

10. 妇科疾病

关元／中极—气海／子宫：主治不孕症。前者适于男子，后者适于女子。

交信—合阳：主治崩漏诸疾。气虚不摄血所致子宫出血，治疗宜针灸并用。可与气海、关元合参。

至阴—三阴交：主矫正胎位。灸法。

外关—照海：主治产后宫缩不全。促进子宫收缩，利于胎盘尽快排出。

光明—足临泣：主治乳房病。诸凡肝郁气滞所致乳房胀痛、乳腺增生均宜选用。

乳根—少泽：主治乳少，实证为宜。常与膻中、三阴交、足三里配伍。

（二）对穴配伍规律探析

总结吕老配穴的规律，多从相辅相成和相反相成两个方面进行。

1. 相辅相成

（1）同类相从　即把功用、主治相同或相近的腧穴配伍，相须为用，使疗效更强。具体表现为：根据"腧穴所在，主治所在"的治疗规律，围绕病痛所在的肢体、脏腑、器官局部就近配穴，如中极配子宫。根据"经脉所通，主治所及"的治疗规律，结合经脉的循行，在同一经脉上进行配穴。如天柱配束骨、列缺配尺泽。

（2）异类相使　即两个分属不同脏腑、经脉，其临床运用、功能和主治各有侧重的穴位相配，各取其长，增加疗效。①同名经穴，按同气相通的理论配穴，如合谷配内庭、支沟配阳陵泉、外关配足临泣。②根据阴阳理论，取躯体前后或内外的穴位相配，如胆俞配日月、阴陵泉配阳陵泉。③表里经穴位相配，如曲泉配膝阳关、尺泽配曲池。

2. 相反相成

（1）补泻兼施　取腧穴不同的功效，针对虚实夹杂的病情，实施补泻，如内关配三阴交、曲池配三阴交、神门配复溜等。还有根据五输穴母子补泻规律来配穴的，如经渠配太渊治疗肺虚，经渠配尺泽治疗肺的实证。

（2）升降并用　根据腧穴升降性质的不同来配伍，以升清降浊，如曲池配中冲、水沟配委中等。

二、靳三针

靳三针是我国著名临床针灸学家靳瑞教授在数十年临床实践基础上集历代针灸名家的临床经验之精华，总结现代国内外临床针灸经验之最新研究成果而总结创造出来的一种针灸新学派，临床疗效显著。

（一）常用组穴、主治病证及操作要求

1. 头面部常用组穴

（1）四神针　组穴：百会穴前、后、左、右旁开1.5寸各一针。主治：智力低下、神志障碍、头痛、头晕、中风偏瘫、五官疾病等。

（2）智三针　组穴：神庭穴为第一针，左右两本神穴为第二、第三针。主治：智力低下、精神障碍、前头痛等。

（3）颞三针　组穴：耳尖直上，发际上2寸为第一针，在第一针水平向前后各旁开1寸为第二、第三针。主治：脑血管意外后遗症、脑外伤所致的半身不遂、耳鸣耳聋、偏头痛、肢体感觉异常、脑动脉硬化、帕金森病等。

（4）脑三针　组穴：脑户、左右脑空。主治：平衡功能失调、眼底病。

（5）晕痛针　组穴：四神针、印堂、太阳。主治：头晕、头痛、神经衰弱。操作：

直刺 0.5～0.8 寸，注意针下有硬物感觉时，是刺中骨面，切勿再深刺，可将针稍提高 0.2 寸即可，进针后不提插捻转，可用刮针。

（6）定神针　组穴：定神Ⅰ针：印堂上 5 分。定神Ⅱ、Ⅲ针：阳白上 5 分。主治：多动症、眩晕、眼球震颤、斜视、视力低下、前额痛、其他病种兼见双目无神者。操作：沿皮下，向下直刺 0.5～0.8 寸，出针时用棉球压针孔、以防出血。

（7）面瘫针　组穴：①阳白、四白、太阳；②翳风、地仓透颊车、迎香。主治：面瘫。操作：翳风耳后凹陷中央向前直刺 0.8～1 寸。人中向上斜刺 0.5 寸深。余穴均按常规针刺，针刺后每 5～10 分钟捻针一次，留针 30～40 分钟。

（8）面肌针　眼肌组：四白、下眼睑、阿是穴；口肌组：地仓透颊车、禾髎、迎香。主治：面肌痉挛。操作：四白直刺或斜刺 0.5～0.8 寸；下眼睑阿是穴向鼻沿皮下平刺 0.5 寸；地仓向颊车平刺 0.5～0.8 寸；禾髎向下关平刺 0.8 寸。进针后用电针连续波、频率稍密，强度以眼肌或口肌痉挛抽紧而不痛为度，留针 30～40 分钟。

（9）叉三针　组穴：太阳、下关、阿是穴。主治：三叉神经痛。操作：各穴均直刺 0.5～0.8 寸深。可加电针连续波，留针 30～40 分钟。

（10）舌三针　组穴：上廉泉穴为第一针，上廉泉穴左右旁开 0.8 寸为第二、第三针。主治：流涎、中风舌强不语、语言不清、语言发育迟缓。

（11）眼三针　组穴：眼Ⅰ针：睛明穴上 2 分；眼Ⅱ针：下眼眶上缘，正对瞳孔；眼Ⅲ针：上眼眶的下缘，正对瞳孔。主治：视神经萎缩、视网膜炎、黄斑变性、弱视、黄斑色素变性等内眼疾病。操作：凡刺眼三针均嘱患者闭目，医者以押手轻固定眼球，刺手持针，缓慢捻转进针。进针后不做捻转、提插，可用拇指甲轻刮针柄。出针时用干棉球轻压针孔片刻，以防出血。针眼Ⅰ针轻推眼球向外侧固定，缓慢垂直进针 1～1.2 寸。针眼Ⅱ针轻推眼球向上方固定，紧靠眼眶下缘缓慢直刺 1～1.2 寸。针眼Ⅲ针，轻推眼球向下固定，紧靠眼眶上缘缓慢直刺 1～1.2 寸。针尖可先向上微斜进，再向后斜进。

（12）鼻三针　组穴：迎香、鼻通（上迎香）、攒竹（或印堂）。主治：过敏性鼻炎、急性鼻炎、鼻窦炎、鼻衄、嗅觉障碍。操作：迎香，针尖向鼻翼平刺 5～8 分，鼻通针尖向下平刺 5 分，攒竹、印堂向下平刺 3～5 分。

（13）耳三针　组穴：听宫、听会、完骨。主治：耳聋、耳鸣。操作：听宫、听会张口取穴，直刺 1～1.5 寸，完骨穴向前上方直刺 1～1.5 寸。耳三针针后均不提插，可用拇指刮针柄法或轻捻转法。

（14）褐三针　组穴：颧髎、太阳、下关。主治：褐斑、黄斑、黑斑。操作：颧髎针 0.5～1 寸，针刺向视褐斑多的部位。

2. 上肢部常用组穴

（1）肩三针　组穴：肩Ⅰ针：正对肩峰下凹陷处；肩Ⅱ针：肩Ⅰ针前约 2 寸凹陷处；肩Ⅲ针：肩Ⅰ针后约 2 寸凹陷处。主治：肩周炎、上肢瘫痪、肩不能举。操作：直刺 0.8～1 寸。注意不要过深以免刺中胸腔。

（2）手三针　组穴：曲池、外关、合谷。主治：上肢运动障碍。操作：合谷、外关均直针 0.8～1.2 寸，曲池直针 1～1.2 寸。

（3）手智针 组穴：内关、神门、劳宫。主治：弱智、多动症、失眠、癫痫、上肢感觉障碍。操作：三穴均直针 0.5～0.8 寸深。

3. 下肢部常用组穴

（1）坐骨针 组穴：坐骨点、委中、昆仑。主治：坐骨神经痛。操作：坐骨点，用夹持进针操作，以酒精棉球包裹 3～4 寸长针的针体下段，露出针尖，垂直插入皮肤，过皮后，以押手手指夹棉球、扶针体，刺手捻针柄，边捻边进约 2 寸，自有麻痹感向足趾传导时可停止进针。委中、昆仑直刺 0.8～1.2 寸。用电针连接坐骨点与委中，连续波，以病者能耐受强度为准，留针 30 分钟，每 5～10 分钟调大电针强度一次，可调 2～3 次。

（2）足三针 组穴：足三里、三阴交、太冲。主治：下肢感觉或运动功能障碍。操作：足三里、三阴交直刺 1～1.5 寸，太冲直刺 0.5～0.8 寸深。

（3）足智针 组穴：涌泉为第一针，二、三趾缝纹头端至足跟后缘连线中点为第二针，平第二针向外旁开一指为第三针。主治：弱智、自闭症、语言障碍。操作：均直刺 0.5～0.8 寸深。

（4）膝三针 组穴：膝眼、梁丘、血海。主治：膝关节疾病。操作：直刺 0.8～1.2 寸。可加电针连续波，红外线，罐法。

（5）踝三针 组穴：解溪、太溪、昆仑。主治：踝关节肿痛、活动障碍、足跟痛。操作：均直刺 0.8～1 寸深。

4. 躯干部常用组穴

（1）颈三针 组穴：天柱、百劳、大杼。主治：颈椎病、颈项强痛。操作：三穴均直刺 0.8～1 寸，不宜过深免伤内脏。余同膝三针。

（2）背三针 组穴：大杼、风门、肺俞。主治：支气管炎、鼻炎、哮喘、感冒、上背痛。操作：向脊柱方向斜刺 0.5～0.7 寸。不能深刺，防伤内脏。

（3）腰三针 组穴：肾俞、大肠俞、委中。主治：腰痛、腰椎增生、腰肌劳损、性功能障碍、遗精、阳痿、月经不调。操作：均直刺 1.2～1.5 寸深。（余同膝三针）

（4）突三针 组穴：天突、水突、扶突。主治：甲亢、甲状腺肿大。操作：水突、扶突：沿皮向气管斜刺 0.5～0.7 寸；天突：先进 0.3 寸，再将针柄提高向胸骨后斜刺 0.3 寸。诸突进针后不提插，只捻针或刮针，留针 30 分钟。

（5）乳三针 组穴：乳根、膻中、肩井。主治：乳腺增生，乳汁不足，乳腺的良性肿块。

（6）阳三针 组穴：关元、气海、肾俞。主治：阳痿、遗精、不育。操作：关元、气海直刺 0.8～1 寸，肾俞直刺 1.2～1.5 寸。

5. 全身性常用组穴

（1）闭三针 组穴：十宣、涌泉、人中。主治：闭证。操作：十宣进针 0.2 寸，捻针并放血 3 滴，涌泉直刺 0.8～1 寸，强捻针。人中直刺 0.5 寸。

（2）脱三针 组穴：百会、神阙、人中。主治：脱证。操作：以灸为主，回阳复脉，百会、神阙用隔盐灸或隔姜灸，艾炷宜稍大。一次灸 10 壮。人中向上斜刺 0.5 ～ 0.8 寸，留针，捻针。脱三针以脉复汗止、肢温、清醒为度，如未清醒半小时后可再针灸。

（3）痿三针　组穴：上肢：合谷、曲池、尺泽；下肢：足三里、三阴交、太溪。主治：痿证、多发性神经炎、癔症性瘫痪等。操作：诸穴均直刺 0.8 ～ 1.2 寸，用补法，慢入快出，以针下热为准，每次留针 40 分钟，行补法 5 次以上，亦可用电针连续波，频率宜低，中等强度，以病者舒适感觉为度。30 次为一疗程。

（4）胃三针　组穴：中脘、内关、足三里。主治：胃脘痛、消化不良。操作：中脘、内关直刺 0.5 ～ 0.8 寸，足三里直刺 1 ～ 1.5 寸。

（5）肠三针　组穴：天枢、关元、上巨虚。主治：腹痛、肠炎、痢疾、便秘。操作：天枢、关元直刺 0.8 ～ 1 寸，上巨虚直刺 1 ～ 1.5 深。

（6）胆三针　组穴：日月、期门、阳陵泉。主治：胆腑疾病。操作：日月、期门平刺 0.8 ～ 1 寸（注意不要刺入胸腔），阳陵泉直刺 1 ～ 1.5 寸深。

（7）尿三针　组穴：关元、中极、三阴交。主治：泌尿系疾病、下腹部疾病。操作：关元、中极直刺 0.7 ～ 1.2 寸，三阴交直刺 1 ～ 1.5 寸。

（8）阴三针　组穴：关元、归来、三阴交。主治：月经不调、痛经、带下、不孕症。操作：关元、归来直刺 0.8 ～ 1.2 寸，三阴交直刺 1 ～ 1.5 寸。

（9）脂三针　组穴：内关、足三里、三阴交。主治：高脂血症、动脉硬化、冠心病。操作：内关直刺 0.5 ～ 0.8 寸深，足三里、三阴交均直刺 1 ～ 1.5 寸。

（10）肥三针　组穴：带脉、中脘、足三里。主治：肥胖症。操作：带脉针尖向脐，皮下横刺 3 ～ 3.5 寸，中脘针尖向关元，沿皮下平刺 2 ～ 3 寸，足三里直刺 1 ～ 1.5 寸，进针后每 5 ～ 8 分钟捻针一次，治疗一次捻针 5 ～ 6 次，留针 30 ～ 40 分钟。每日一次，10 次为一疗程，亦可用电针。

（11）痫三针　组穴：内关、申脉、照海。主治：癫痫。操作：申脉、照海，直刺 0.5 ～ 0.8 寸。

（12）脑呆针　组穴：四神针、人中、涌泉。主治：老年性痴呆。操作：留针 40 ～ 50 分钟，每 8 ～ 10 分钟捻针一次，治疗一次捻转手法 5 ～ 6 次。每天一次，10 次为一疗程。

（二）适用范围

临床用于治疗各类疾病，目前相关应用研究集中在儿童脑病、成人脑病、五官类疾病、痛证及杂病等。

三、"双固一通"针灸法

"双固一通"针灸法，是以针灸固护先天之本和后天之本、疏通经络以通泻病邪的治疗方法。由全国首届中医药高等教学名师、第六批全国老中医药专家学术经验继承工作指导老师、湖北省名中医王华教授提出。王华教授师承邱茂良教授，邱老是澄江针灸学派创始人承淡安的弟子。"双固一通"针灸法包括治疗思想、配穴原则、刺法灸法、针灸时机等多方面内容，其目的是固本通邪，提高疗效，丰富了针灸治未病学术思想。在"双固一通"针灸法思想指导下，具体运用标本配穴法，丰富针灸治未病的内容。标本配穴法，是指以固护正气的腧穴为本，以祛除邪气或疏通经络的腧穴为标，两者配合应用的腧穴配伍方法。在大量的临床研究中，运用标本配穴法取得了满意的疗效。

（一）理论基础

1.治未病理论 早在《内经》中即有"治未病"的论述。《素问·四气调神大论》云："是故圣人不治已病治未病，不治已乱治未乱。"明确提出了"治未病"思想。"治未病"主要包括两方面内容：一是未病先防，二是既病防变，三是愈后防复。

2.未病状态时疾病的预防 未病状态包括病前潜伏状态即亚健康状态和疾病缓解期的未病态。如何积极应对人群中的亚健康状态，阻断其发展趋势，促其向健康状态转变，除了要进行心理疏导以外，"双固一通"针灸法不失为一种标本兼顾的有效措施。对于处于亚健康状态的人群，选取补益先天之精和培补后天之本的穴位施以针灸，可固护机体之正气，调动机体的潜在抗病能力，如此"未病先防"，自能调整亚健康状态向健康状态转化。

疾病缓解期，患者处于临床无症状可见，若遇诱因，随时有发病的可能。若适时给予"双固一通"针灸法治疗，即可固护正气，防患于未然。

3.已病状态时疾病的治疗 处于疾病状态的患者，因既病易传变，所以医者应时刻注意其病情的发展趋势，及时采取措施阻断病情发生恶化、传变的可能。如古人所言"先安未受邪之地"。疾病状态是机体正气与邪气相抗争的过程，正气旺则疾病向愈，邪气盛则疾病恶化传变。"双固一通"针灸法强调人体是一个有机的整体，一方面能固护机体先后天之精气，扶正以助驱邪；另一方面可通泻病邪，疏通经络，使邪去则正安。二者相辅相成，疗疾防变，防微杜渐。从整体上把握针灸治疗疾病的方法，可以在许多疾病的治疗中起到有效可行的指导作用。

"双固一通"针灸法以中医发病学和防治学理论为基础，坚持"未病先防，既病防变"的治疗原则，注重调动机体整体的潜在能力，以治为防，防治结合。

（二）主要内容

针灸"治未病"以正气为本，固护先天和后天是其基础和关键；通过"治"来达到"防"的目的，"治"是积极的、主动的"防"。"防"的意义有三：一是预防疾病，二是疗疾防变，三是调节机能。针灸"治未病"的本质特征是"固护正气、以治为防"。基于这种认识，提出"双固一通"针灸法，以丰富针灸"治未病"体系。

1."双固一通"法之义 双固，即固护人体先天之本和后天之本；一通，即疏通经脉，通泻病邪。"双固一通"法，即以中医针灸学理论为指导，借助针灸或中药作用于人体强壮要穴和阿是穴或一定穴位，达到以外治内、固本祛邪目的的治疗方法，属中医外治法范畴。

2. 穴位选择　"双固"用穴为强壮要穴，选用具有固护先天（元气）的关元（或肾俞）和固护后天（胃气）的足三里（或三阴交）为主穴，固定使用；"一通"用穴为阿是穴或随证取穴，可直驱病邪，灵活选用。基本处方：关元、足三里（或肾俞、三阴交），阿是穴或随证选穴。

3. 操作方法　"双固"用穴，针加灸30分钟；"一通"用穴，或针，或灸，或针灸并用。

4. 应用方法　以中老年患者为主要对象；凡可用针灸、药贴等外治法治疗的疾病，均可用本法治疗；凡用本法治疗者，均固定选用关元、足三里（或肾俞、三阴交），以稳固人身之根基，并配以局部选穴，获取通经祛邪之效，以清除体内之病患。针灸（药）并用、穴点结合、以外治内、固本祛邪是"双固一通"针灸法的治疗特点。

（三）适用范围

"双固一通"针灸法主要应用于调节人体亚健康状态、老年人脏腑功能虚衰所表现出的免疫功能低下、慢性病。概而言之，对处于亚健康状态的人群，选取补益先天之精的和培补后天之本的穴位施以针灸，固护机体正气，调动机体潜在抗病能力，如此"未病先防"，调整亚健康状态向健康状态转化；在疾病缓解期，患者处于临床无症状可见的虚假"健康"状态，适时给予"双固一通"针灸法防患于未然。在临床上，可以根据它的作用和效能来治疗各种相应的病证，广泛应用于内、外、妇、儿等病证的治疗。

1. 内科病证　慢性疲劳综合征、胃肠功能紊乱、失眠、神经衰弱症、郁证、中风后遗症等。

2. 老年病　高血压病、冠心病、糖尿病、帕金森病、老年性变性骨关节病、老年性慢性支气管炎、肺源性心脏病、老年骨质疏松症、高脂血症等。

3. 妇科病　月经不调、痛经、卵巢早衰、绝经前后诸症等。

"双固一通"法临证具体运用时，可以作为"主穴"处方治疗老年阳虚证、围绝经期综合征、慢性疲劳综合征，也可配合辨证治疗中风后遗症、糖尿病、骨质疏松等疾病。

第二节　手法类针法

一、郑魁山针法

郑魁山（1918-2010），我国著名针灸家，是当代针灸领域中手法派的杰出代表。全国首批名老中医药学术经验继承工作指导老师、甘肃省首届名中医，被誉为"西北针王""中国针灸当代针法研究之父"。

郑氏将家传针法与《内经》《金针赋》《针灸大成》等书针法融会贯通，创立了独具特色的郑氏针法。特别是其"家传手法""混合补泻法"和"针灸八法"为后学者的学习和实践提供了理论依据。

（一）家传手法

1. 二龙戏珠法 根据"气至病所"理论而来，由于操作时针感上下传导，似两条龙戏珠，故名。适用于一切眼病。

2. 喜鹊登梅法 由青龙摆尾简化而来，操作时拇示中三指推垫针柄，使针体、针尖上下摆动，犹如喜鹊在梅枝上上下颤动而名。适用于一切眼病。

3. 老驴拉磨法 由盘拨法发展而来，因操作时拇示二指握着针柄，围绕穴位缓缓地转圈，有如老驴拉磨的形象，故名。适用于一切气血郁滞证。

4. 金钩钓鱼法 由提插法和如"鱼吞钩耳之浮沉"发展而来。因操作时拇示二指持针，针尖带着穴位处肌肤提抖，有如鱼吞钩耳之浮沉之象，故名。适用于一切气血瘀滞证和实热证。

5. 白蛇吐信法 由齐刺和傍刺发展而来。因操作时双针齐刺，进退提插，形如白蛇吐信般伸缩之状，故名。适用于一切气滞血瘀证。

6. 怪蟒翻身法 从白虎摇头法简化而来。因操作时拇示二指持针柄，由下而上搬转，有似怪蟒翻身，故名。适用于一切实热证。

7. 金鸡啄米法 从提按补泻法发展而来，因操作时重按轻提，形似金鸡啄米而名。适用于一切虚寒证。

8. 鼠爪刺法 从扬刺和豹纹刺发展而来。因操作时拇示中三指捏持 5 枚针点刺，出针后在皮肤上遗留 5 个针印，形如鼠爪之印而名。适用于一切实热证。

（二）混合补泻法

混合补泻法是在一个穴位上综合运用几种补泻手法或者是根据不同病理虚实情况，采用不同刺激量的补法或者泻法而进行治疗的方法。

1. 烧山火法（补法） 由三进一退、一进三飞、提插、九六、迎随、开阖、呼吸等法中的补法组成，以产生热感为目的。适用于一切虚寒证及外感风寒。

2. 透天凉法（泻法） 由一进三退、三飞一退、提插、九六、迎随、开阖、呼吸等法中的泻法组成，以产生凉感为目的。适用于一切实热证及外感风热证。

3. 苍龟探穴法（平补平泻、行气法） 针刺先深后浅，左右捻转而成。因拇示二指边捻边进，钻剔四方，犹如苍龟入土，故名。适用于一切气血瘀滞证。

4. 赤凤迎源法（平补平泻、行气法） 针刺先深后浅并结合提插、捻转、指飞而成。因指飞一捻一离，犹如赤凤展翅飞扬而名。适用于一切气血瘀滞证。

5. 阳中隐阴法（先补后泻法） 指在同一个穴位上，先在人部施行烧山火法，后在地部施行透天凉法的混合手法。适用于疟疾先热后寒者，以及内热表寒、内实外虚、虚实夹杂证等。

6. 阴中隐阳法（先泻后补法） 指在同一个穴位上，先在地部施行透天凉法，后在人部行烧山火混合手法。适用于疟疾之先热后寒者，以及内热表寒、内实外虚、虚实夹杂证等。

7. 进火补法　此手法比烧山火刺激量轻，由三进一退、提插、呼吸、迎随、开阖等法中的补法组合而成。适用于中风脱证，顽麻冷痹，瘫痪麻痹，肠鸣腹泻，尿频便溏，腰酸阳痿等虚寒证及久病体弱的患者。

8. 进水泻法　此手法比透天凉刺激量轻，由一进三退、提插、呼吸、迎随、开阖等法中的泻法组合而成。适用于一切实热证，如中风闭证、暑热高烧、目赤唇烂、胸满便秘等。

9. 热补法　此手法比烧山火法、进火补法都简便，刺激量介于两者之间。适用于一切虚寒证。

10. 凉泻法　此手法比透天凉法、进水泻法都简便，刺激量介于两者之间。适用于一切实热证。

11. 青龙摆尾法（苍龙摆尾、补法、温散法）　此法由拨散、呼吸、开阖等法中的补法组合而成。因操作时的拨针有如龙尾摆动而名。适用于一切气血瘀滞证。

12. 白虎摇头法（赤凤摇头、泻法）　此法由盘摇、开阖等泻法，配合关闭法而成。适用于一切实热证。

（三）针刺治病"八法"

郑魁山教授根据《内经》《难经》有关针灸治病的理论指导，结合临床实践以八纲辨证、八法治病理论原则为指导，创立了针灸的汗、吐、下、和、温、清、消、补的"针刺治病八法"。

1. 汗法　是针灸经穴以开泄腠理、发汗祛邪以治疗表证的方法。通常选风池、大椎、风门、肺俞等穴位以起到发散表寒、清透表热的作用。

2. 吐法　是针灸刺激经穴以催吐，引导有害物质吐出的方法。通常选天突、旁廉泉、中脘、幽门等穴以起到涌吐风痰、通结催吐的作用。

3. 下法　是针灸经穴以泻热导滞、排除肠胃积结、通便止痛、推陈出新的方法。通常选大肠俞、丰隆、中脘、天枢、气海、曲池、足三里等穴以起到泻热通便、清肠导滞的作用。

4. 和法　是针灸经穴以调和机体生理机能、病理上的偏盛偏衰、扶正祛邪的方法。通常选大椎、身柱、外关透内关、膻中、肝俞、关元、合谷、三阴交等穴以起到和解少阳、疏肝理气、和血调经等作用。

5. 温法　是针灸经穴以消除沉寒阴冷、补益阳气的方法。通常选上脘、中脘、建里、梁门、足三里、膈俞、脾俞、胃俞、肾俞、关元俞、大椎、膏肓、合谷、次髎、环跳、申脉等穴以起到温中散寒、温肾壮阳、温通经络等作用。如过眼热法针刺风池穴治疗青盲、穿胛热手法治疗肩凝症疗效卓著。

6. 清法　是针灸经穴以清热除烦、生津止渴的方法。通常选百会、人中、十宣、尺泽、委中、风池、大椎、合谷等穴以起到清热开窍、清热养阴、清热解毒等作用。

7. 补法　是针灸经穴以起到扶正祛邪，补益人体阴阳气血和脏腑虚损的方法。通常选中脘、太渊、足三里、照海、关元、腰俞、中极、归来、三阴交等穴以起到培元固

本、补中益气、固崩止带等作用

8. 消法　是针灸经穴以起到消积化滞、破瘀散结的方法。通常选风池、角孙、攒竹、太阳、阿是穴等以起到破瘀活血、消肿止痛、消坚散结等作用。

（四）温通针刺法

温通针刺法是郑老在数十年的临床实践中独创，用于治疗各种疑难杂症的特色针刺手法。具有操作简便、感传明显等特点，该手法补泻兼施，能激发经气，并通过推弩守气，推动气血运行，使气至病所。

温通针法的操作如下：押手示指或拇指紧按腧穴处，刺手持针刺入穴内，针尖朝向病所，候气至，押手加重按压力量，刺手拇指向前连续捻按 9 次，针下沉紧后连续重插轻提 9 次，拇指再向前连续捻按 9 次，针尖顶着有感应的部位推弩守气，使针下继续沉紧，此时押手可明显感觉到经气冲动，紧按腧穴，以促使针感传至病所，产生热感，守气 1 分钟，缓慢出针，按压针孔。

二、张缙针法

张缙，1931 年 9 月出生，辽宁省黑山人，人类非物质文化遗产中医针灸代表性传承人之一。张缙在针灸经络研究方面主要致力于针刺手法、针灸古典文献和循经感传的研究，尤其对窦汉卿和泉石心两位医家的针刺手法进行了深入研究，阐发与归纳了明以来各针灸名家高武、汪机、杨继洲以及现代针灸名家陆瘦燕、郑毓琳、文介峰等有关针刺手法的卓见与绝技。他对针刺手法的研究，从实践到理论，完善了针灸技术的基本功训练、单式手法、复式手法、针刺得气和针刺补泻等理论，并通过实验反复验证，已经达到相当精确的程度，可概括为"全面继承、有序研究、系统总结、整体发展"，自成张氏针法体系。

（一）注重"守神练针"

张老根据自己几十年针灸临床实践和培养针灸人才的经验提出了综合练针方法。这种练针方法由四部分组成：①练太极拳和内养功以加强机体机能的锻炼；②随时持针练针以增强指关节的灵活度；③扎纸板练针以增加指力；④守神练针以求做到"上守机、上守神"。要达到"力与气合"，使针成为力的载体，要"气与意合"，要"意与指合"，这才能达到"力随针入，力伴针行，意力合一，以意领气"。

（二）进针法的研究

以往的针灸多是在"疗法"水平上，只要能顺利把针扎入穴内再得气即为合格，针刺手法要求则不然。张缙教授结合多年临床经验以及相关研究，提出了进针速刺法，其特点为用速度克服进针疼痛，从而实现无痛进针，减少患者对针刺疼痛的畏惧心理。同时，用带力进针实现进针即得气。张缙教授的速刺法主要包括：投针速刺法、推针速刺法、按针速刺法、弹针速刺法。其临床应用主要根据患者体位及术者施术时最方便的位置而灵活运用。

（三）单式24法研究

张老在针刺手法研究中特别注意单式手法，认为这是一切手法的基础。一是术式；二是重点讲方法；三是把手法有序地配对分类成24字的口诀，使学习者能在对比中了解手法的真谛。这些手法分别是：揣爪循摄，摇盘捻搓，进退提插，刮弹飞摩，动推颤弩，按扪搜拔。这是依据操作的特点，按韵分类，排比而成，又予以定性、定序和术式流程，并拟订了各法之操作标准。

（四）复式手法的研究

张老吸收了国内名家之所长，对复式手法烧山火、透天凉、青龙摆尾、白虎摇头、苍龟探穴、赤凤迎源等通经接气和各种调气法，均厘定了术式，阐明了操作程序，说明了操作要领，点明了技术关键。

透天凉手法属于传统复式补泻手法之一，是凉泻法的代表性手法。该手法源于《黄帝内经》，原书未提出"透天凉"的概念，透天凉手法的名称首见于泉石心的《金针赋》中："……二曰透天凉，治肌热骨蒸。先深后浅。用六阴而三出三入，紧提慢按，徐徐举针，退热之可凭，皆细细搓之，祛病准绳。"明代杨继洲在《针灸大成·三衢杨氏补泻》对透天凉手法的操作和主治范围做了较为细致的描述。其后历代医家虽各有发挥，但皆以《金针赋》《针灸大成》中所载透天凉手法为根基。

张缙教授在研究《针灸大成》并结合多年临床实践的基础上，认为透天凉手法是徐疾、提插、捻转、九六补泻等几种单式手法的复合应用，操作术式简单而言，即根据腧穴的可刺深度，分作浅、中、深三层，针刺入后直插深层，先深后浅，依次在深、中和浅层做紧提慢按法六阴数，合之称为一度，如此反复施术1～3度，直至产生凉感。张缙教授也提出了关键注意事项，施术主要针对的应是热证患者，选择肌肉丰厚的阳经腧穴为宜，当得气感应强时，手法也不宜太重，重复次数不要太多，操作时按、提用力轻重一定要分明，切实做到紧提（用力上提）、慢按（轻轻下按），重在紧提以泻气，促使内邪外出，达到泻热生凉之效应。他指出要运用好透天凉手法的操作，需要注意以下几个操作要点。

1. 得气与搓法的运用　张缙在针刺取气手法上，独推"搓法"，并认为，搓法是一个最重要、最关键的单式手法，是凉热手法的根基。搓针方向决定了补泻的不同效应，泻法多由示指端向示指末节横纹搓，常易于产生凉感。当针出现气满自摇，穴位内有麻感时，非常有利于凉感的出现，此时再施以飞法多使透天凉手法成功。

2. 基础针感　张老认为，"透天凉"手法以"紧提"为主要操作，是在保持针下得气（沉紧）状态下完成的。所以，研究"透天凉"手法取凉基础针感，不能脱离"得气"。待针后出现麻感时，再施以适当的手法则易于凉感的产生。

3. 分层次操作　透天凉手法的机理可概括为"引阳（阳邪）出阴"，主治邪气入里化热或内热里实之证，采用针刺疗法引邪气和内热外出，则阴气自复，从而产生凉感。

临床当以获得针刺效应为核心，可不拘泥于操作层次。

透天凉手法是由呼吸、提插、九六和开阖补泻等单式手法综合运用的复式补泻手法，张缙教授在该手法的运用方面，阐明了操作程序、说明了操作要领、明确了关键技术，强调得气、紧提和搓法是技术的关键，而且要求做到操作熟练、一气呵成，才可能达到针刺效应。但较之烧山火手法而言，透天凉手法的取凉效应不易出现，这就更要求我们把握好手法操作的关键技术环节，这将是针刺疗法获效的关键，精准地应用针刺补泻手法，可以更好地激发腧穴的调气治病作用。

（五）重视针感

20世纪50年代，张老致力于研究如何控制针感的性质和传导方位。感传是现在描述针刺得气的一种方式，描述针感传导方位主要指的是"循经感传"和"气至病所"。描述针感的性质则是酸、麻、胀、重、冷、热等针感，而冷热就是烧山火和透天凉。

张老认为，在通常情况下，进针后患者都要产生一定针感，其性质是有所不同的。临床经验证明，不同性质的针感，对不同疾病在疗效上是有区别的。只要术者有足够的指力，押手运用得适当，针的深度合适，在操作上，把"揣""爪""搓""弹""摇""扪""捻"等方法灵活地结合起来应用，是可以控制针感的性质的。

1. 酸 这是常见的针感之一，控制"酸"时，押手的运用是很重要的。

一般针后多产生"麻"或"胀"的针感。如果基础感觉是"麻"，押手要多用些力；如果基础感是"胀"，押手可轻些。

2. 麻 是针后最易出现的针感，如果针后出现了麻以外的针感时，可以用下述方法使之变成麻感，此时押手可以不用，用时也要极轻，使之仅起固定穴位的作用，针的捻转角度要大一些，提插的幅度要大，速度则快慢均可，针尖的方向要变换。

3. 胀 胀在针感中是多见的。此种针感多在局部出现。在控制胀时，押手是极为重要的。必须在押手上加一定的力量，其捻转方向最好是向一边，捻转速度要慢，一边捻转一边用押手用力。

4. 痛 本段所讨论的痛，是指进针后组织深部所产生的痛感而言。这种痛感有时在局部，有时传到远端。如果能避免产生疼痛那当然是理想的了。在不能避免的情况下，能迅速把这种疼痛改变过来，也是必要的。

第三节 针具类针法

一、贺氏三通法

贺普仁，1926年5月出生，河北涞水人，首届国医大师，首批国家级非物质文化遗产针灸项目代表性传承人。"贺氏三通法"是贺普仁教授在古典针灸理论的指导下，在长期的临床实践中提炼出来的三种主要的针灸方法，即以毫针刺法为主的"微通法"，以火针、艾灸疗法为主的"温通法"，以三棱针刺络放血为主的"强通法"。三法有机结合，灵活掌握，对症使用，或三法合用，或独用一法、二法。

尽管三通法以三种方法命名，但并非三种疗法，从广义角度理解，"三通法"包含四个特点：①以"通"体现针灸治病的基本原理；②重视多种疗法有机结合；③概括现代常用的针具；④精妙在"术"。

（一）理论基础

1."病多气滞"病机学说，"法用三通"的治疗法则　在任何疾病的发展过程中，气滞是不可逾越的病机，气滞则病，气通则调，调则病愈，故称"病多气滞"。"三通法"的关键在于"通"和"调"，"通"是方法，"调"是目的。"通"和"调"表达了"三通法"的理论基础，反映了针刺治疗疾病的基本原理为通经络、调气血。"气血不通"是各种疾病的共同机制，选择适当的针灸方法，通过不同的渠道疏通经络、调节气血，三种方法有机结合，对症使用，称为"法用三通"。

2.三通法的概念和内涵

（1）微通法　是以毫针针刺为主的一种针法。所谓微通，其意有五：①毫针刺法；②微调；③针刺微妙；④手法轻微；⑤选穴组方精微。

（2）温通法　是以火针和艾灸施于穴位或一定部位，借火力和温热刺激，激发经气，疏通气血，以治疗疾病的一种治疗方法。温通法包括火针和艾灸两种方法，因其得温而通，故名温通。

（3）强通法　就是放血疗法，即用三棱针或其他针具刺破人体一定部位的浅表血管。"强"有勉强、强迫的意思，又有强大、有力的意思，此法犹如河道阻塞、水流受阻，今疏浚其道，强令复通，故曰强通。

（二）操作方法及注意事项

1.微通法操作方法　包括持针、进针、候气、补泻、留针、出针六个步骤。

（1）持针　拇指在内，示指、中指在外，固定针体调神定息。

（2）进针　采用努劲单手进针，用拇示二指捏紧针体，微露针尖2～3分置在穴位上，以同手中指按压穴位的旁边，把屈曲的拇示二指突然坚实而有力地伸直努劲，使针尖迅速透过表皮及真皮。

（3）候气　针刺后，使机体对针的刺激产生"反应"，患者常常有针下的异常感觉，术者指下常常有沉紧、吸着等感觉。主要候气法有：

1）弹指法：手离针柄，以指弹动针柄，使针体振动。示指向外弹为泻法，示指向内弹为补法。

2）刮针法：以示指按压针柄，拇指指甲缓缓刮滑针柄。实证向上刮，虚证向下刮。

3）飞针法：以拇指、示指捻转针柄，旋即放手，再捻再放。

4）捣针法：刺手腕部抖动，使针穴在原部位上下做小幅度频繁提插。适用于局部有麻木、顽疾、瘀血的疾病。

（4）补泻

1）补法：针刺以轻、柔、徐为主；刺激量小，以小、渐、久为主；对机体产生作用性质以酸、柔、热为主；对机体的影响以舒适、轻快、精神振奋为目的。

具体操作方法：进针后，采用"探索式"刺入地部。所谓"探索式"，就是徐徐渐进而轻巧地把针刺入地部，要求得气过程由小渐大，用小角度的捻转法或微弱的雀啄法，要求感传面慢慢扩大，感传线细而缓，在这个基础上，以柔和的单向持续捻转，角度一般180°为宜，同时再进针1～2分，然后留针。在留针过程中，针感缓缓增加至起针时仍存在。要求留针过程中，针感继续存在，甚至较前略加明显，然后慢慢减弱消失。一般重补时用此手法。如需要轻补时，操作手法为进针得气时不再继续操作。此时患者穴位处无明显感觉，但留针过程中患者感到局部酸麻胀或沿经线向某一方向感传，产生欣快感、舒适感等，而且这种感觉逐渐加大。

2）泻法：针刺以重、刚、疾为主；刺激量以大、迅、短为主；对机体的影响以明显的、触电性的麻酥感为佳，从而达到祛邪的目的。

具体操作方法：进针后，迅速将针尖插入地部，要求得气过程要快、大，行气时较高频捻针柄或快而大力度的提插针体，要求感传面大并且迅速，感传线粗而疾，快速提插捻转，使针感显著，达到最大的感传面和最远的感传距离。如此反复操作3～5次后，把针提起1～2分，然后留针10分钟左右。一般重泻法采用此术。

（5）留针　是指针刺施用补泻法后，将针置于穴位上的停留阶段。目前，大多留针20～30分钟。

（6）出针　又叫"起针"。起针时，以棉球按住穴位，刺手拇示二指握住针柄往外提拔，然后押手轻轻按揉针孔，以免出血。在运用补泻手法时，主张补法起针宜缓，不应在出针时再施以刺激，特别在留针浅，针下仍有沉、紧的感觉时，应把针体"顺"至松动后，再徐徐出针，揉按针孔；泻法起针宜速，轻轻覆盖针孔即可，不必揉按。

2. 温通法操作方法

（1）火针

1）针刺方法：火针的针刺方法可分为四种。

点刺法：在经络上选择一定的穴位，施以火针；或在病灶部位寻找最明显的压痛点，在"阿是穴"上施以火针。

散刺法：将火针疏散地刺在病灶部位上。通过火针的温热作用温阳益气，改善局部气血运行，使经络畅通，从而达到缓解麻木、止痒、定痉止痛的功效。散刺法的针距一般为2cm，多选用细火针，进针较浅。

密刺法：是用火针密集地刺激病灶局部的一种刺法。此法是借助火针的热力，改变局部气血的运行，促进病灶处的组织代谢，使疾病缓解。密刺法主要适用于增生、角化的皮肤病，如神经性皮炎等。

围刺法：是用火针围绕病灶周围针刺的一种针刺法。进针点多落在病灶与正常组织交界之处。在病灶周围施以火针可以温通经脉，改善局部气血循环，促进组织再生。围刺法主要适用于皮肤科、外科疾患。

2）行针方式：火针疗法以快针为主，大部分情况不留针，进针后迅速出针。有些患者需要留针，即要求火针刺入穴位或部位后，留针 1～5 分钟，然后再出针。在留针期间术者可行各种补泻手法，或留针而不行手法，待正气自复。在留针期间可使火针的热力慢慢消散，并通过补泻手法使邪气祛除，正气恢复。此法具有祛腐排脓、化瘀散结之功，适用于有坏死组织和异常增生的一类疾病，如淋巴结核、肿瘤和囊肿等。

3）具体操作

定位：因火针进针迅速，定位不易准确，故可在针前做定位标记，一般用拇指指甲掐"十"字，针刺其交叉点，要手疾眼快，保证点刺准确。

消毒：在选择的穴位或部位上，先用 2% 碘酒消毒，后用 75% 的酒精棉球脱碘，以防感染。针刺破溃的病灶时，可直接用酒精或生理盐水消毒。医者双手可用肥皂水清洗干净，再用 75% 酒精棉球擦拭。

烧针：消毒后点燃酒精灯或点火器，押手将灯移近针刺的穴位或部位，刺手以握笔式持针，将针尖和针体伸入外焰，根据针刺深度，决定针体烧红的长度。

进针：将针烧至通红时，迅速将针准确地刺入穴位或部位，并敏捷地将针拔出，这一过程时间很短，要求术者全神贯注，动作熟练敏捷。

出针：火针进到一定深度迅速出针，然后用无菌干棉球揉按针孔，以使针孔闭合，防止出血或感染。如需排血或排脓，则应使血或脓出净后，用干棉球擦拭针孔即可。

留针：火针疗法以快针为主，大部分不留针。当火针用于祛瘤、化痰、散结时，则需要留针。留针的时间多在 1～5 分钟，如针刺淋巴结核，需留针 1～2 分钟；取远端穴位，火针治疗疼痛性疾病时，可留针 5 分钟。

针后：火针术后仍需用酒精灯将火针通体烧红，以彻底杀灭微生物，防止交叉感染。针后要保持洁净，防止感染。若当天出现针孔高突、发红、瘙痒，不要搔抓，以免范围扩大，一般是机体对火针的正常反应，不必紧张。针后当天不要洗澡，以免污水侵入针孔。若针孔局部出现轻微感染，可外涂消炎药膏。囊性病变加压包扎，以免复发。火针治疗期间忌生冷，禁房事。

施针间隔时间：火针会造成一定程度的肌肤灼伤，因此需要时间康复，一般情况下火针最短应间隔 1 日方可再次施治。急性期与痛证可持续每日施用火针，但不应超过 3 次。慢性病可隔 1～3 日 1 次，长期治疗。

（2）艾灸　艾灸可分为艾炷灸、艾卷灸、温针灸、温针器灸。艾炷灸又可分为直接灸和间接，间接灸又可分隔姜、隔蒜、隔盐、隔附子饼四种；艾卷灸又分为艾条灸、太乙神针、雷火神针，艾条灸又分为温和灸和雀啄灸。

3. 强通法操作方法　放血疗法依据不同的需要和条件选择不同的针具。临床上常用的有三棱针、毫针、梅花针和火针，同时可用火罐和橡皮止血带作为辅助工具。

放血疗法因针具直接刺入血管，容易引起感染，故放血前必须严格消毒。具体刺法有以下几种：

（1）速刺法　即点刺法。先在针刺部位揉捏推按，使其充血，然后刺手持针迅速刺入皮下 0.5～1 分，立即出针，挤压针孔周围，使血液流出数滴即可，最后以无菌干棉球按压针孔。此法用于井穴、十宣穴及耳尖等末梢部位。面部穴位放血也多用速刺法。

（2）缓刺法　适用于浅表静脉放血，如尺泽、委中等肘窝、腘窝部位放血最适宜此法。操作时用橡皮止血带系在所刺部位的上端或下端，施术者刺手拇示中三指持三棱针，对准穴位或静脉努起处，徐徐刺入 0.5～1 分深，然后将针缓缓退出，血即随针流出。停止放血时，将橡皮止血带解开，用无菌干棉球按揉针孔，血即可自止。

（3）挑刺法　适用于胸部、腹部、背部、头面部穴位及肌肉浅薄的部位，如很多疾病发生时会在身体的不同部位显示出类似丘疹的反应点，挑刺这些反应点，即可治疗疾病。施术者押手按压施术部位的两侧，或夹起皮肤，使皮肤固定，刺手持三棱针，将表皮挑破，使血或黏液流出，最后行无菌消毒。

（4）散刺法　用三棱针在病灶周围上下左右点刺数针或几十针，然后用手轻轻挤压局部，使之出血。此法多用于痈肿、痹病及皮肤病等。

（5）叩刺法　此法常用梅花针，将针具和皮肤消毒后，针尖对准叩刺部位，使用手腕之力，将针尖垂直叩打在皮肤上，并立即提起，反复进行。

（6）针罐法　多用于躯干及四肢近端等肌肉丰厚处，是一种针刺后加拔火罐的治疗方法。消毒后，先用三棱针或皮肤针针刺局部，然后在局部拔罐，5～10 分钟后，待罐内吸出一定的血液时，起之。丹毒、扭伤、乳痈、白癜风、痤疮等疾病可采用此法治疗。

（7）火针法　是一种火针和放血结合的疗法，具有双重功效。将火针烧热后刺入一定的部位，使血液流出。此法多用于治疗下肢静脉炎、下肢静脉曲张、血管瘤、疔毒等病证。

放血后如发现血色暗红，不予特殊压迫止血，令其瘀血流尽血色逐渐转为鲜红时出血自止；如放血后即发现血色鲜红，一般情况，穴位点刺出血 3～5 滴即可，予以压迫止血。

4. 注意事项

（1）微通法

①过于饥饿、疲劳、精神高度紧张者，不宜行针刺。体质虚弱者，刺激不宜过强，并尽可能采取卧位。

②怀孕三个月以下者，下腹部禁针，三个月以上者，上、下腹部、腰骶部以及一些能引起自动宫缩的腧穴如合谷、三阴交、昆仑、至阴等不宜针刺。月经期间，月经周期正常者，最好不予针刺，如月经周期不正常者，为了调经，经期可以针刺。

③对重要穴位和临近重要脏器的部位更要注意安全。

④常有自发性出血或损伤后出血不止的患者，不宜针刺。皮肤有感染、溃疡不宜针刺。

⑤慢性病末期，诊断不明的危重患者慎用针刺。

⑥对于尿潴留等患者在针刺小腹部腧穴时，应掌握适当的针刺方向、角度、深度等，以免误伤膀胱等器官出现意外事故。

⑦针刺时医生必须专心致志，审慎从事，随时观察患者表情，询问患者感觉和观察

患者反应，体会针刺后的反应，尽量做到能控制刺激量。万一出现特殊情况，如晕针、滞针、弯针、断针等，不可惊慌失措，应镇静果断、妥善处理。

（2）温通法

①孕妇及新产后孕妇，瘢痕体质或过敏体质，慎用火针疗法。

②精神过于紧张、饥饿、劳累的患者，以及大醉之人都应禁用火针，以防止出现晕针等不适症状。不明原因的肿块部位、大失血、凝血机能障碍的患者，中毒的患者，精神失常者，糖尿病患者，禁用火针。

③人体有些部位，如大血管、内脏以及主要器官处，禁用火针；面部火针需慎重。

④火针治疗期间忌房事、忌食生冷食物；火针治疗后，禁止当天沐浴，以防针孔感染。

（3）强通法

①在取反应点时，应注意与毛囊炎、色素斑等鉴别。

②操作前应仔细检查针具，针尖、针刃锋利，方可治疗。

③重度贫血、低血压、有自发性出血倾向或扭伤后出血不止者慎用此法。大汗及水肿严重者禁用。孕妇及有习惯性流产患者，也不可贸然放血。

④针刺手法不宜过重，深度应适宜，禁忌过深，以免穿透血管，造成血液内溢。

⑤在临近重要内脏的部位，切忌深刺。动脉和大静脉禁止放血，大血管附近的穴位应谨慎操作，以免误伤血管。

（三）适应范围

微通法的功效在于通经络、调气血，被广泛用于临床各科，涉及呼吸、消化、循环、免疫、神经等多个系统的常见病、多发病，以及疑难杂症。

火针疗法可以增加人体阳气、激发经气，调节脏腑机能，有祛寒除湿、清热解毒、消癥散结、祛腐排脓、生肌敛疮、益肾壮阳、温中和胃、升阳举陷、宣肺定喘、止痛、止痒除麻、定抽、息风等功效。

刺血疗法具有解表发汗、清热解毒、醒脑开窍、活血化瘀、祛腐生新、消肿止痛、安神定志等多种功效，常用于以下病证：

1. 内科疾病　如头痛、眩晕、面瘫、发热、腮腺炎、感冒、疟疾、哮喘、中风后遗症、失语、呕吐、坐骨神经痛、三叉神经痛、咳嗽、高血压、痛风、中暑、急性胃肠炎、昏迷等。

2. 骨伤、外科疾病　如扭伤、软组织损伤、关节炎、筋膜炎、乳腺炎、痔疮、腱鞘囊肿、肩周炎、下肢静脉曲张、下肢静脉炎等。

3. 妇科疾病　如痛经等。

4. 儿科疾病　如疳积、夜啼、急惊风等。

5. 皮科疾病　如带状疱疹、麦粒肿、痤疮、疔疮、银屑病、疣、荨麻疹、神经性皮炎、丹毒、白癜风等。

6. 五官科疾病　如急性结膜炎、电光性眼炎、急性扁桃体炎、喉炎、咽炎、牙痛、口舌生疮等。

二、王乐亭针法

王乐亭（1895–1984），名金辉，号乐亭。河北省香河县人。因喜用金针施针，而逐渐获得了"金针王乐亭"的称誉。他以"金针"起家，通读经典，精于临床，学风正直。他提出的"手足十二针""五脏俞加膈俞""督脉十三针""老十针"等针灸组方，在当代针灸学发展中占有重要的学术地位，目前仍被广泛应用，极具临床研究价值。王老的临床经验概括来讲可以总结为以下七点：

（一）注重整体观念

王老提出的"五脏俞加膈俞"的配穴方法即是运用整体观念。组方为肺俞、心俞、膈俞、肝俞、脾俞、肾俞。具有益气固肺、补心健脾、滋肾柔肝、养血安神的功能。主要用于治疗：五脏虚损、气血两亏所引起的眩晕，头痛，失眠，健忘，心悸，妇人脏躁、抑郁烦闷、神志不宁、月经失调，五脏结热，吐血不已及咳血、衄血等。

（二）强调补虚泻实

王老总结几十年的临床研究，结合前人著作，将补泻手法归纳为"随济迎夺，进插退提"，即按照各经的循行方向而行补泻手法。顺经捻针为补，逆经捻针为泻。严格按照十四经的起止和循行方向，以及阴升阳降的道理，进行补泻，配合轻、中、重度刺激量形成了简单易行而卓有成效的补泻手法。

（三）治病以胃为先

王老主张"治其本，以胃为先"。脾为土脏，灌溉四旁，主运化升清，将水谷精微上输至心、肺，通过心肺化生气血营养全身。脾胃主一身之气机，脾升胃降，升降平衡一身之气机才可正常运行。脾气升发向上，则元气才能充沛，人体始有生生之机。所谓"有胃气则生，无胃气则死"。

根据《脾胃论》中补中益气汤及调中益气汤的方义，王老在临床实践中总结出了著名的"老十针"针灸处方与之相应。所谓"老十针"，即上脘、中脘、下脘、气海、双侧天枢、内关、足三里。它的作用是调中气、健脾、理气、和血、升清降浊、调理肠胃。结合其他兼症，灵活掌握，可随意加减，但是以"老十针"治疗肠胃为主。

（四）治病以防为本

王老在以胃为先的前提下，重视"治未病"，以防为本，提出"老十针"有病可治、无病可防之说。将"老十针"用于体虚或病后的预防治疗，以及慢性病的善后调理，实脾胃者，百病可防，体现了王老预防为主的学术观点。

（五）重视经络辨证

王老在重视八纲辨证的同时，将经络辨证与之相结合，大大提高了临床疗效。《素问·痿论》云"治痿独取阳明"，故临床治疗瘫痿病证时，多取阳明经穴为主。王老在开始治疗瘫痿时也遵古训，选用上述经穴，但是实际效果不够理想，于是开始探求新的治疗思路。他认为督脉为阳脉之海，督一身之阳，人体的一切功能活动，皆为阳气所主。如果阳气不能上升下达，则阴血郁闭，筋脉失荣，故痿弱不用。况且督脉与任脉相通，一阴一阳，相互协调。所以治督可使阳气畅达，阴阳气血调和，以期阳生阴长，恢复肢体功能活动。在此基础上，他提出了治痿独取督脉，并制订了督脉十三针处方：百会、风府、大椎、陶道、身柱、神道、至阳、筋缩、脊中、悬枢、命门、腰阳关、长强。用补法可补益阳气、强筋壮骨、补髓益脑，用泻法可抑阳清热、疏通经气、调理气机。

（六）提出中风十三治法

对于中风的治疗，他首先重视经气的通顺，认为经气舒畅则血脉得以流通，血脉流通则筋肉得养，关节滑利。进而提出中风十三治法，即牵正刺法、牵正透法、手足十二针法、纠偏法、十二透刺法、开闭醒神法、回阳固脱法、督脉十三针法、治背俞法、老十针法、治任脉法、治六腑俞法、刺募法。中风十三治法中，起着通经活络作用的常用配穴是"手足十二针"（双侧合谷、内关、曲池、三阴交、足三里、阳陵泉）和"十二透刺法"（肩髃透臂臑、腋缝透胛缝、曲池透少海、外关透内关、合谷透劳宫、阳池透大陵、环跳透风市、阳关透曲泉、阳陵泉透阴陵泉、绝骨透三阴交、丘墟透申脉、太冲透涌泉）。

"手足十二针"是从五输穴中精选出来的，以阳经为主，阴阳相配，是中风的首选方，适用面广，可用于身体虚弱的患者。而透刺法，针感强，刺激大，可用于病程日久，病情顽固或兼有关节拘挛者，但有伤正气之弊，所以虚实补泻一定要掌握好。对于体质比较虚弱或为虚证时，应当在进针之后首先使之得气，然后再透刺到达对侧穴位；如果体壮证实则可进针直达对侧穴位，再候气、得气施行补泻手法。

（六）针药比较，精炼处方

王老一贯重视中医基础理论在针灸临床上的运用，他仿效古代有名的中药方剂，选用适当的穴位以组成疗效相似的针灸处方。王氏针灸处方十全大补方的组成是：合谷、曲池、内关、足三里、阳陵泉、中脘、太冲、三阴交、章门、关元。它是在手足十二针方的基础上加减而成。也就是用手足十二针方，加脾之募穴章门，胃之募穴中脘，小肠之募穴关元，以及肝之原穴太冲。其功能是补气血，健脾胃，养心气，滋肝肾，通经活络。手足十二针方偏于疏调，十全大补方偏于调补。方中章门，功能为补五脏，安精神，开心益智，消胀化食，有人参之功效；足三里，祛风寒湿痹，能升能降，止汗除热，健脾消食，有白术之效；内关，降胸胁之逆气，行气血，止心下结痛，除烦满，健脾利湿，有茯苓之作用；中脘，主五脏六腑，坚筋骨，长肌肉，增气血，调阴阳，有甘草功效；三阴交，主妇人经血不调，生血养血，止咳逆上气，为足三阴所主，功同当归；曲池，主中风寒痹痉挛，闭经，专搜血中之风，治同川芎；太冲，主邪气伤阴，止腹痛，行血痹，除坚积，入厥阴、少阴，治阴虚小便不利，疗效同芍药；关元，主伤胞宫逐瘀血，生新血，填骨髓，长肌肉，有同地黄之主治；合谷，主卫气不足，疏通经络，入太阴止汗、发汗，有同黄芪之效；阳陵泉，主上气咳逆，补中益气，祛风寒湿痹，舒筋利节，有同肉桂效力。用针刺穴位仿中药性能而组方，实属绝妙。

第四节　综合类针法

一、"醒脑开窍"针法

"醒脑开窍"针法是石学敏院士于 1972 年设立的治疗中风病的大法。历经三十余年的临床与基础研究，已经形成以"醒脑开窍"针法为主的中风病综合诊疗体系。"醒脑开窍"针法能复苏人体脑窍及其连属的组织的受抑、受损、受挫的功能，开发恢复其具有主宰传导、联络和支配作用，在手法上强调针刺手法量学，用醒神、调神的方法来恢复脏腑和肢体的功能。适用于中风病及其相关病证，各种急症，神志、精神疾患，脑病等。

（一）理论基础

中风病传统针刺治疗原则是急性期平肝潜阳、镇肝息风；稳定期及后遗症期为疏通经络。取穴多沿用"风取三阳""治痿独取阳明"的理论，以取阳经穴为主。通过大量的临床对比研究和基础实验证实：传统针刺法治疗中风病确实对稳定病情，改善肢体功能有一定的疗效。但是，在改善脑循环、保护脑细胞、改变脑功能等方面作用则不明显。

《内经》称中风为"大厥""薄厥"，"血之与气并走于上，则为大厥"。对于中风的病因病机，中国传统医学历代各家认识及学说颇为不一，没有形成统一的认识。石学敏院士在继承古代各家之论的基础上，结合现代医学，针对中风病的两大症状神志障碍和肢体运动障碍，其主要原因是脑血管的闭塞不通，脑功能异常，即"元神之府"失用，脑窍闭塞则神无所依，肢无所用，明确提出中风病的根本病因病机为"窍闭神匿，神不导气"。石学敏院士设立的"醒脑开窍"针法则以阴经穴为主，以督脉穴为主，以"醒脑开窍、滋补肝肾"为主，以"疏通经络"为辅。

（二）穴位的选择

1. 醒脑开窍针刺法主穴之方 I

（1）腧穴组成　双侧内关、水沟、患侧三阴交。

（2）方义　内关，为八脉交会穴之一，通于阴维，为手厥阴心包经之络穴，有养心安神、疏通气血之功。水沟，为督脉、手足阴阳之交会穴，督脉起于胞中，上行入脑达颠，故泻水沟可调督脉，开窍启闭以健脑宁神。三阴交，系足太阴脾、足厥阴肝、足少阴肾经之交会，该穴有补肾滋阴生髓的功能。髓主精，精生髓，脑为髓海，髓海有余，于脑有益。该方又称为"大醒脑"。

2. 醒脑开窍针刺法主穴之方 II

（1）腧穴组成　印堂、上星、百会、双侧内关、患侧三阴交。

（2）方义　印堂位于头面，具有醒神清窍之功能。中医认为人头形圆象天，上星穴居头上，如星在天而得名，百会穴在头的颠顶部，是足三阳经、肝经、督脉等多经之交会部位。三穴皆为督脉穴，督脉循行入脑，上颠与肝经相会，且督脉与任脉相接，与冲脉同出一源。针上星透百会可调阴阳，平肝息风，填精补髓，益气养血，醒神开窍。该方又称为"小醒脑"。

（三）操作方法（视频："醒脑开窍"针法）

醒脑开窍针法在手法上强调针刺手法量学规范，以下是常见穴位操作及手法量学。

扫一扫，看课件

1. 主穴之方 I

内关：针刺深度 1 ～ 1.5 寸，得气后施捻转提插泻法，左右手分别持患者左侧和右侧的针柄，左手拇示指呈顺时针捻转，右手拇示指呈逆时针方向捻转，并配合提插泻法。捻转角度大于 180º，频率 50 ～ 60 转 / 分钟，手法持续操作 1 ～ 3 分钟。

水沟：向鼻中隔方向斜刺 0.3 ～ 0.5 寸，将针向一个方向捻转 360º，采用雀啄手法，以患者眼球湿润或流泪为针刺达到量学要求的效应指标。

三阴交：针沿胫骨后缘，与皮肤成 45º 向斜后刺入，深 1 ～ 1.5 寸，行重提轻插之补法，以患侧下肢抽动 3 次为度。

极泉：原穴沿经下移 1 寸，避开腋毛，直刺 1 ～ 1.5 寸，用提插泻法，以患侧上肢抽动 3 次为度。

委中：仰卧直腿抬高取穴，直刺 0.5 ～ 1 寸，施提插泻法，以患侧下肢抽动 3 次为度。

尺泽：屈肘成 120º，直刺 1 寸，用提插泻法，以患者前臂、手指抽动 3 次为度。

2. 主穴之方 II

先刺印堂：刺入皮下后使针直立，采用轻雀啄手法（泻法），以流泪或眼球湿润为度。

继刺上星：选 3 寸毫针沿皮刺透向百会，施用小幅度、高频率的捻转补法，即捻转幅度小于 90º，捻转频率为 120 ～ 160 转 / 分，行手法 1 分钟。

风池、完骨、翳风：针向喉结，进针 2 ～ 2.5 寸，采用小幅度（小于 90º）、高频率（大于 120 转 / 分）的捻转补法 1 ～ 3 分钟。

合谷：针向三间穴，进针 1 ～ 1.5 寸，采用提插泻法，以患者示指抽动或五指自然伸展为度。

上廉泉：针向舌根 1.5 ～ 2 寸，用提插泻法。

金津、玉液：用三棱针点刺放血以出血 1 ～ 2mL 为度。

丘墟：向照海透刺 1.5 ～ 2 寸，以局部酸胀为度。

关于极泉穴的针刺，部分古籍记载极泉穴为禁针穴，原因有以下几点：①极泉穴部位腋毛茂密，不易消毒；②极泉穴部位汗腺丰盛，细菌容易滋生；③极泉穴部位组织疏松，对穴位部位中的血管缺少压迫，容易出现皮下血肿。醒脑开窍针法针刺极泉穴下 1 寸，注意严格消毒，出针后按压防止出现皮下血肿，则可避免以上问题。

（四）注意事项

1. 应用醒脑开窍法前务必要了解患者的高血压病史及目前血压情况，对高血压患者慎用或禁用刺法，或在用此法时配合其他方法或酌情配用其他穴位。

2. 用醒脑开窍法治疗脑出血患者应慎重，尤其是强刺激水沟穴和内关穴，有时会明显加重患者之烦躁不安感，甚至出现肢体抽搐现象，急性脑出血属脱证应禁用此法。

3. 中风后遗症的治疗是一个长期的过程，远非一两个疗程即可。为避免患者出现疲劳或穴位疲劳的现象，务必慎用本法。

4. 临床上对一些畏惧针刺法或对针刺特别敏感的患者在使用本法时必须掌握好刺激量。对这类患者应用针刺人中穴时手法则更应慎重。

5. "大醒脑"与"小醒脑"的临床应用："小醒脑"适用于病情稳定，神志清醒的中风患者；有意识障碍者，治疗时首选"大醒脑"，而后与"小醒脑"交替使用。在中风急性期，一般要求严格按照"大醒脑"针刺法操作。对于后遗症状，可按照并发症取穴操作。

6. 刺激量应视病情灵活掌握：针刺三阴交、极泉、尺泽、委中时，使患肢抽动次数可根据病情严重程度灵活掌握，肢体肌力在 0 ～ 3 级者可使之抽动 3 次，肢体肌力在 3 级以上时，可适当减少抽动次数。

（五）临床运用

"醒脑开窍"针法治疗中风病临床疗效显著，对人体多系统均有良性导向作用。石学敏院士经过三十多年的临床归纳，将多系统、多学科诊疗、预防、康复方法有机地结合管理，综合、程序化用于中风病的诊疗中，形成了"石氏中风单元疗法"，更进一步降低了中风病死亡率，提高中风病康复率，为中风病的治疗开辟了更好的治疗途径。该法适用于：中风病及其相关病证、各种急症，如昏迷、休克、中毒等；神志、精神疾患，如癔症（包括抽搐、呕吐、瘫痪、失明、失语）、痴呆、郁证等；厥闭脱证，如厥证、癫痫等；顽固疼痛，如坐骨神经痛等；各种脑病，如小儿脑性瘫痪、老年性舞蹈病、烟雾病、进行性延髓麻痹、脑外伤（包括脑水肿、脑血肿、脑震荡、颅骨骨折脑出血术后）、肺性脑病等；各种疑难杂症，如术后尿潴留、颈性眩晕、视神经脊髓炎、发作性睡病、梅尼埃病、突发性耳聋、顽固性呃逆等，显示了其广泛的临床应用价值。

二、针灸"中气法"

针灸"中气法"是河北著名针灸学家刘峙南家传针灸处方之一，具有适应证广、疗效好、操作手法严格的特点。李延芳教授曾师从刘峙南，尽得其真传。李老为全国第二批、第四批、第五批老中医药专家学术经验继承工作指导老师、首届河北针灸大师。李老对针灸"中气法"颇有心得，将其用于脾胃疾患效若桴鼓，而且用于多种急慢性疾病，以"中气法"腧穴作为主方，配合辨证治疗，疗效显著。针灸"中气法"传承已有七代，李老是继刘峙南之后第六代，第七代传承人李利军将针灸"中气法"进行系统整理，申报成为河北省邯郸市非物质文化遗产项目。

（一）理论基础

中气，即中州脾土之气。脾为后天之本，主中央而运四方，脾胃职司受纳、运化水谷精微，通过脾气散精，输布到脏腑经络、骨、肉、肌肤，濡养周身上下内外。《内经》已对脾胃功能的重要性有深刻认识，如《素问·玉机真脏论》云："五脏者，皆禀气于胃，胃者，五脏之本也。"因五脏之气皆来源于脾胃后天生化之源，脾胃是五脏的根本。《金匮要略心典》"中者脾胃也……中者四运之轴而阴阳之机也。故中央立则阴阳相循，如环无端而不及于偏……是故求阴阳之机者，必于中气"更是提纲挈领之论。脾胃为中州枢机，两者共主升降之职，一旦脾升胃降运动功能失常，则因六淫、七情等病因引起的气滞、血瘀、水停等将因枢机停运，升降不能而导致各种疾病。金元四大家之一李东垣认为"百病皆由脾胃弱而生"，清初叶桂《临证指南医案·卷一·虚劳》提出"上下交损，当治其中"，即上下俱病，错综复杂，难以兼顾之时，应该以调治中焦脾胃为宜。若中土失调，则失其斡旋运化之用，正气即衰，病乃因之而起。近代施今墨言："临床如遇疑难杂症，要遵慎斋之教，寻脾胃之中。"因此调理脾胃法在诸多疾病治疗中占有重要地位。

中气法与中焦脾胃理论一脉相承，所取主穴，皆在中焦，主要作用为调和中土，以交通心、肺、肝、肾，寓消于补，有扶正祛邪之功，故谓之"中气法"。心肾系人身之水火。天地之水火相济，则万物滋荣，人身之水火相交，则化生不息。心肾之交依于中土之斡旋，而中土之运化，依于水火之相济。中土脾胃调和，心肾交泰，则生机旺盛，气血协调，正气充沛，从而病邪自去。故"中气法"有理中焦、调升降，以后天养先天，以及扶正祛邪之功，其旨在理中焦，调和五脏。一些急、慢性疾患，均可采用作为主方或配方治疗。

（二）取穴与操作方法

1. 取穴　上脘、中脘、建里、下脘、水分、天枢（或肓俞）、气海（或阴交）、阿是穴。

2. 操作方法（视频：中气法）

一望：令患者仰卧平稳，先察其腹部有无高低不平之处，何处凹陷，何处隆起。

二查：以手揉按患者腹部，自上而下，左右两侧均细细揉按（在揉按时压力要先轻后重，不可用猛力骤压），察其何处柔软，何处坚硬，有无压痛，均应留神记取其处，以其独异之处，作为阿是穴取穴的重点。如硬结或条索状物在脐旁距脐近者取肓俞、远者取天枢，在脐下距脐近者取阴交，远者取气海。如果腹部无异常现象，则按照固定的穴位取穴。

三针：采用双手进针法，进针要待患者呼气时，押手向下压，刺手随即将针捻动，随呼刺入。针刺的方向，均一致向下（耻骨联合方向，一般45°～75°角为宜），不可偏左或偏右，更不可向上逆刺。

四调：调针、行针以使气至。调针是将各穴针毕，对针进行调整，或针刺时随时调整。各穴之针其角度、深浅、方向、针力必须一致如一针，才能发挥"中气法"的作用。这是"中气法"的特点和关键。如果各穴之针角度不等、深浅不齐、方向不一、针力不匀，则不能起到"中气法"的作用。针入后，灵活有力，方为气至之征，若针下空虚，以手弹之动摇缓慢无神，是气犹未至，即将针缓缓退至皮层，依上进针法再刺，以候气至。

五取：取气是为了进一步发挥疗效，若取气不当，则影响疗效或无效。取气有多少之分和部分之异。取气多少是从针下紧涩程度和针力的大小来区别。一般体力强壮的宜多取气，体质衰弱的要少取气。实证、新病、壮年、体力劳动者宜多取气。虚证、久病、老年、小儿、脑力劳动者宜少取气。取气的部位是从针刺的深浅来区别的。凡病在表的要从浅层取气，病在里的要从深层取气，病在半表半里的则要深浅适中。若表里同病，宜察其轻、重、缓、急。若表重于里者，则从浅层取气，先治其表，表解然后治里。里重于表者，则从深层取气，先治其里，里解表证亦除，若表不解者，再治其表。

六补泻：是根据针下气至的情况，灵活掌握，察其邪正而行其补泻。若针下过于紧涩，针力过大，是病邪之气，则将针动而伸之，以泻其邪，若气虽至而力甚微是正气之不足，则将针推而内之，以补其正。

七留：即留针，留针时间一般在1～3小时，以患者不感疲劳为度。在留针时要使患者呼吸舒畅，腹部无任何不适之感，转侧自如。如果患者不敢深呼吸，深呼吸则腹中痛或感呼吸困难，或腹部有沉重压迫感，或转动则腹中疼痛，即将针一左一右缓缓捻动，使针下微松，则上述各现象自除。若再不除，即将针微微提退少许，自无不除。但需注意气至后当守气而不可脱气，若脱气则将针提至皮层重新刺入。

八出针：留针1～3小时，即可出针。

（三）注意事项

1.适当运用押手配合进针、催气、行针、补泻、出针等过程。针刺入的分寸虽同，由于压力的大小，可以变更其深度，针刺角度虽同，由于押手的斜正，可以变更其方向，因此临床中需要灵活运用押手协助进针等。

2.若气始终不至，以手按倒其针，不能自还即为难治之证。

3. 留针过程中，患者腹部会出现肠鸣音增强、腹部发热等，属于正常针刺效应；经过治疗后，患者腹部异常凸起部位或者腹部异常压痛部位可以消失，同时全身症状缓解。

4. 对于虚寒性疾病，可以配合腹部艾灸或者 TDP 照射。

（四）适应证

"中气法"有解表、通里、祛寒、清热、调气、和血、消导、强壮、升清降浊、解郁、和中等效能。在临床上，可以根据它的作用和效能来治疗各种相应的病证，广泛应用于内、外、妇、儿、五官等病证的治疗。如：

1. 内科病 中风、眩晕、咳嗽、哮喘、呕吐、失眠、慢性疲劳综合征、郁证、痿证等。

2. 痛证 颈肩腰腿痛、头痛、牙痛、三叉神经痛等。

3. 妇科病 月经不调、痛经、缺乳等。

4. 儿科病 小儿脑瘫、小儿多动症、抽动症、新生儿臂丛神经麻痹症、遗尿、积滞、头颈歪斜等。

5. 五官科疾病 耳聋、耳鸣、眼睑下垂、鼻炎、面瘫、近视、麻痹性斜视等。

"中气法"临证具体运用时，可以作为"主穴"处方治疗呃逆（膈肌痉挛）、小儿消化不良、胃脘痛等脾胃病，也可配合辨证治疗中风后遗症、失眠、围绝经期综合征等疾病。

三、程氏"三才针法"

程氏"三才针法"是由国医大师程莘农教授提出。程老是首都国医名师、中医针灸学家、全国名老中医药专家学术经验继承工作指导老师、中国中医科学院名誉首席研究员、中国针灸界第一位中国工程院院士。程老主张针灸要源流少随，重视整体观念，强调未病先防，不仅治疗已病的脏腑，同时重视防止疾病向其他脏腑的传变。择定治法，因人而异，讲究配伍，据证守方，重视手法，通调气机。

程老在长期的医疗教学实践中，总结出了一种易学、易教、患者痛苦小的进针得气法，取名为"三才针法"，取意天、地、人三才，进针轻巧而迅速，由浅入深，逐层深入，得气迅速，疗效显著。

（一）内涵

程氏"三才"法，有广义和狭义之分。广义三才是指针具材质、进针方法和针刺深浅三个环节；而狭义三才则是指具体施针手法，包括指实腕虚运进针法、三才进针法、震颤催气法和飞旋补泻法，以及由这四个步骤连贯操作而形成的独特的手法。

（二）理论基础

三才法源于《针灸大全·金针赋》："且夫下针之法，先须爪按，重而切之，次令咳嗽一声，随咳下针。凡补者呼气，初针刺至皮内乃曰天才，少停进之针，针至肉内，是曰人才。又停进针，刺至筋骨之间，名曰地才。此为极处，就当补之。再停良久，却须退针至人之分，待气沉紧，倒针朝病。进退往来，飞经走气，尽在其中矣。凡泻者吸气，初针至天，少停进针，直至于地，得气之泻。再停良久，却须退针，复至于人，待气沉紧，倒针朝病，法同前矣。"

程老对古代三才法进行了改进和简化，形成了"三才针法"。三才，取意天、人、地三才，即浅、中、深，进针时分皮肤、浅部和深部三个层次操作。先针 1～2 分深，通过皮肤的浅部，为天才；再刺 5～6 分深，到达肌肉为人才；三刺 3～4 分深，进入筋肉之间为地才；然后稍向外提，使针柄与皮肤之间留有一定间距。

（三）运用精要

1. 掌握动作基础 程老强调，针灸治疗时，进针手法的好坏关系到针灸的治疗效果，同时强调持针要有"手如握虎"之力，方能"伏如横弓，起如发机"。进针时指力和腕力必须配合好，悬指、悬腕、悬肘，切循经络，针随手入。

程老补充了古人对进针手法的不足，首提腕力要虚，拿针时手指用力，手腕不用力，便于灵活施针，提出了极具特色的"指实腕虚运针法"，并成为程氏三才针法的动作基础。如此进针，轻巧迅速简捷，由浅入深，逐层深入，得气迅速，一则减少患者的疼痛，二则可以调引气机之升降。

2. 把握针刺深浅 程老认为针刺浅深问题，是毫针刺法的重要技术指标之一，直接决定疗效。三才进针法既以浅、中、深"三才"为主，又要仔细体会手法与针感的关系、针尖刺达不同组织结构以及得气时持针手指的感觉。并要求做到进针无痛、针身不弯、刺入顺利、行针自如、指力均匀、手法熟练、指感敏锐、针感出现快。

程老指出运用时当深则深，当浅则浅，并非对每一穴位的刺针深度必须达到三部。病有表里、寒热、虚实、阴阳之分，刺有浅深之异。在表者浅刺，在里者深刺。如治疗外感表证时刺风池宜浅，进针 7～12mm 即可，而治中风语言謇涩之里证则深刺风池，可直刺达 20～30mm。此外，针刺深浅还应与所取腧穴相对应，随腧穴所在部位不同而异，腹腰、四肢内侧等阴部腧穴刺之宜深，头面、胸背、四肢外侧等阳部腧穴刺之宜浅。

3. 重视针刺得气 程老对于针刺"得气"的重要性深有体悟，认为毫针针刺时只有得气才能取得良好的疗效。施针者采用指实腕虚运针法持针、运针，采用三才进针法至穴位的相应部位，同时施以辅助行气催气手法。程老在常用的循、捏、按、弹、刮、摇、颤等行气手法中，选择震颤法，即进针至天、人、地部后，手不离针，施以快速震颤手法，针体可直立，亦可顺经或逆经，以明补泻或催气速达病所，称为"震颤催气法"。得气后，如需进一步施以补泻手法，则手指在离开针柄的一瞬间，施以飞旋动作，拇指向前为补，拇指向后为泻，称为"飞旋补泻法"。

程老指实腕虚运针法、三才进针法、震颤催气法和飞旋补泻法，看似一个动作，实为四步连贯操作，一气呵成，快速有效，也成就了程莘农在临床上"快针"的美名，形成了独特的程氏"三才针法"。

(四) 临床运用

程老在长期的医疗教学实践中总结出了这种易学、易教、患者痛苦小的"三才针法"，进针轻巧而迅速，由浅入深，逐层深入，得气迅速，疗效显著，广泛应用于临床各科疾病。

1. 内科疾病　如中风、昏厥、中暑、感冒、咳嗽、哮喘、胃痛、呕吐、呃逆、腹痛、泄泻、腹胀、便秘、遗尿、癃闭、失眠、心悸、怔忡、癫痫、消渴、眩晕、郁证、肥胖、头痛、胁痛、腰痛等。

2. 妇科疾病　如月经不调、痛经、闭经、胎位不正、乳少等。

3. 儿科疾病　如惊风、疳积、瘫痪等。

4. 皮科疾病　如风疹、缠腰火丹等。

5. 五官科疾病　如目赤肿痛、近视、鼻渊、牙痛等。

下篇 临床应用

第六章 头面躯体痛证 ▷▷▷▷

偏头痛

偏头痛指一侧头部疼痛反复发作，是由神经、血管功能失调所引起，多与遗传因素有关，以年轻的成年女性居多。头痛多为一侧，常局限于额部、颞部和枕部，疼痛开始时为激烈的搏动性疼痛，后转为持续性钝痛，疼痛程度多为中、重度。任何时间皆可发作，但以早晨起床时多发，症状可持续数小时到数天，常伴有恶心、呕吐，对光及声音过敏。典型的偏头痛有先兆症状，如眼前闪烁暗点、视野缺损、单盲或同侧偏盲。

本病的发生多与恼怒、紧张及风火痰浊之邪有关。情志不遂，肝失疏泄，郁而化火，风火循肝胆经脉上冲，留滞于头部少阳经脉，使经络痹阻不通，故暴痛骤起。

【治疗方案】

1. 电针

适应证　偏头痛的发作期及缓解期。

方一

主穴　阿是穴　丝竹空　率谷　太阳　风池　合谷　太冲　足临泣

配穴　阳陵泉　外关

方二

主穴　对侧顶颞后斜线下 2/5　双侧顶旁 2 线

配穴　额颞部痛配同侧率谷，头顶痛配同侧风池。

在上述二方基础上，兼有厥阴经症状者，加内关、人中、神门、百会；兼有阳明经症状者，加头维；兼有膀胱经症状者，加天柱。上述腧穴中，局部腧穴取患侧，远端腧穴取双侧。

操作　患者取坐位或仰卧位，选用直径 0.30mm，长 40mm 的毫针。方一中的阿是穴，选 1 ～ 2 个为宜。若疼痛是从一点渐及周围，此点即为针刺部位；若疼痛区域固定，则选痛区中心位置为针刺部位；若疼痛面积较大，无法定位，则通过寻按痛区，找到明显压痛点或头皮肿胀点，以此为针刺部位，上下小幅度提插。丝竹空、率谷相对进针后平刺 1.5 ～ 2 寸，相互透刺，行小幅度快频率捻转。余穴针刺得气后，行提插捻转平补平泻法；各行针 1 分钟。阿是穴接电针仪，使用疏密波，频率 2 ～ 100Hz，刺激强度以患者能耐受为度，余穴每隔 10 分钟行针 1 次。头部取穴以患侧为主，远端穴位双侧取穴。方二中头针操作，用平刺快速进针，用小幅度快频率捻转，行针 2 分钟，每 10 分钟行针 1 次。

2. 三棱针

适应证　偏头痛发作期及缓解期，辨证属肝阳上亢及瘀血型患者。

方一　局部压痛点或太阳穴周围浅表络脉

方二

主穴　耳尖　耳轮络脉或耳背上 1/3 有血管充盈处（有则取）

配穴　颞（枕）　胰胆　神门　交感　皮质下　内分泌

操作　方一用三棱针点刺法。方二用三棱针刺络法。

3. 火针

适应证　偏头痛发作期。

主穴　阿是穴　头维（患侧）　率谷（患侧）

操作　穴位常规消毒，采用中号火针，将针体的前中段烧至通红，对准阿是穴、患侧头维及率谷穴迅速刺入 0.2 ～ 0.3 寸并拔出，出针后用无菌干棉球按压针孔片刻。

疗程　隔日治疗 1 次，10 次为 1 个疗程。

4. 皮内针

适应证　偏头痛的发作期及临床缓解期。

主穴　瞳子髎　攒竹　合谷　下关

操作　皮内埋针，留针 24 小时。

5. 头针

适应证　偏头痛的临床缓解期。

主穴　对侧顶颞后斜线下 2/5　双侧顶旁 2 线

配穴　额颞部痛配同侧率谷，头顶痛配同侧风池。在上述基础上，兼有厥阴经症状者，加内关、人中、神门、百会；兼有阳明经症状者，加头维；兼有膀胱经症状者，加天柱。上述腧穴中，局部腧穴取患侧，远端腧穴取双侧。

操作　患者取坐位或仰卧位，选用直径 0.30mm，长度 40mm 的毫针；用平刺快速进针，用小幅度快频率捻转，行针 2 分钟，每 10 分钟行针 1 次。

6. 刮痧

适应证　偏头痛急性期及缓解期。

取穴　头侧部足少阳胆经循行区域；穴位：太阳、印堂、攒竹、鱼腰、丝竹空；头顶部正中督脉循行区域；头后部正中督脉循行区域；颈部督脉循行区域；颈部双侧足少阳胆经循行区域；穴位：风府、风池、哑门、大椎、肩井；背部督脉及足太阳膀胱经循行区域；穴位：大椎、风门、肺俞。

操作 采用面刮法，穴位采用点按法。部位依次为：胸背部→头部→印堂。

面痛

面痛是以眼、面颊部出现放射性、烧灼性抽掣疼痛为主症的一类病证。初起疼痛时间短，程度轻，间歇长，久则发作次数越来越频繁，疼痛程度加重，病情顽固，难以自愈。多发于一侧，发病年龄多在 40 岁以上，以女性多见。

本病的发生多与外感邪气、情志不调、外伤等因素有关。病位在面部阳明、太阳经脉，基本病机为经脉气血阻滞，不通则痛，病性多属实证。

【治疗方案】

1. 电针

适应证 原发性三叉神经痛持续发作、疼痛剧烈者。

主穴 根据患者疼痛部位及属支，选择患侧的穴位。下关穴为主穴，依神经分布，第Ⅰ支痛取攒竹、头维，第Ⅱ支痛取颧髎，第Ⅲ支痛取承浆、颊车；远端选择患侧合谷、外关穴。

配穴 风寒袭表者配风池、列缺；风热袭表者配风池、曲池；胃火上攻者，配内庭、足三里；气滞血瘀者，配膈俞、内关、太冲；风痰阻络者，配风池、丰隆；气血亏虚，配气海、足三里。

操作 持续发作期以远端取穴为主，合谷、外关穴毫针针刺得气后接一组电针，疏密波，电流强度稍强；另在面部沿三叉神经痛分支选取一对腧穴接电针，疏密波，电流强度稍弱。发作间歇期面痛以局部腧穴为主，沿三叉神经分支选取一对腧穴，针刺得气后接电针，疏波，刺激强度以患者能耐受为度。持续发作期每日 1 次，每次治疗 30 分钟，发作持续难以缓解者可延长至 60 分钟，连续 5 日为 1 疗程，每个疗程之间间隔 2 日，共治疗 4 疗程。阵发型隔日 1 次，两周为 1 疗程，共治疗 4 疗程。

注意事项 急性发作时面部腧穴需浅刺，轻刺激，在三叉神经分支上操作应避免刺激扳机点，刺激强度以患者耐受为度。电针治疗同时可根据不同辨证配合毫针针刺疗法提高疗效。

2. 经皮穴位电刺激

适应证 原发性三叉神经痛持续发作，面部惧针者。

取穴 同电针治疗方案。

操作 刺激频率及治疗时间同电针治疗。

3. 耳针

适应证 原发性三叉神经痛发作频繁，伴精神紧张、失眠者，发作期和间歇期均可用。

取穴 面颊 颌 口 眼 胃 交感 神门 皮质下 内分泌

操作 以患侧耳穴取穴为主，根据三叉神经疼痛范围分别选用面颊、颌、口、眼穴配合胃、交感、神门、皮质下和内分泌治疗。每次选择 5 ～ 6 穴，耳郭消毒后以揿钉式皮内针刺于耳穴皮下并用胶布固定；或以王不留行籽或磁珠压丸，使耳部出现胀热、酸痛的感觉为佳。发作间歇期每日按压 3 ～ 5 次，持续发作期随时按压。耳针 3 日更换，10 次为 1 个疗程，共治疗 3 疗程。

4. 神经干电刺激疗法

适应证　原发性三叉神经痛发作期。

取点　刺激疼痛区域的三叉神经刺激点。

第Ⅰ支痛　眶上神经点　滑车上神经点

第Ⅱ支痛　上颌神经点　眶下神经点　颧神经点

第Ⅲ支痛　下颌神经点　颏神经点　耳颞神经点

操作　毫针刺，同侧两个点接电刺激仪，疏密波。

5. 贺氏针法"强通法"（火针）

适应证　体质良好的患者，病程日久，疼痛顽固者。

取穴　下关　阿是穴

操作　针刺穴位常规消毒，选取细火针在酒精灯上加热由红至白，直刺下关穴、阿是穴 1 寸左右，使患者产生强烈针感，可在所刺腧穴留针 30 ～ 60 分钟，同时以酒精灯烘烤针柄，使热力往里传导。

疗程　隔日一次，以 1 个月为 1 疗程，共 3 疗程。

6. 温针灸

适应证　面痛属风寒袭表、气滞血瘀、风痰阻络、气血亏虚者。

主穴　颧髎　下关　颊车　扳机点

操作　将艾条段或艾团放置针柄上，距离皮肤 2 ～ 3cm，以局部皮肤感到温暖而无灼热感为宜。

7. 腕踝针

适应证　原发性三叉神经痛持续发作期。

针刺点　三叉神经痛部位，Ⅰ、Ⅱ、Ⅲ支均在上 1 区，故针上 1。有其他部位受波及时，视压痛点增加针刺点。

操作　选择长 25mm 或 40mm 毫针，腕踝针常规操作方法，针刺方向一般朝向近心端。出针时一手用无菌干棉球轻压进针点，另一手将针拔出。可留针 20 ～ 30 分钟。可依病情延长留针时间，但不宜超过 48 小时。留针期间不行针。治疗间隔时间可选择每日 1 次或隔日 1 次。

漏肩风

漏肩风是以肩部持续疼痛及活动受限为主症的病证。多发于 50 岁左右的成人，又称"五十肩"，多为单侧，也有双侧发病者。本病相当于现代医学的肩关节周围炎，是肩关节周围软组织退行性、炎症性病变，早期以疼痛为主，后期以功能障碍为主。

本病的发生与体虚、劳损、感受风寒有关。病位在肩部手三阳筋脉，病机是经络阻滞不通或失养。

【治疗方案】

1. 电针

适应证　肩周炎的慢性期及功能恢复期。

主穴　肩髃　肩髎　臂臑　阿是穴

配穴　风寒湿型，配大椎、阳陵泉；瘀滞型，配间使、三阴交；气血虚型，配足三里、合谷。手太阴肺经，配尺泽、孔最；手阳明大肠经，配肩井、曲池、合谷；手少阳三焦经，配清冷渊、外关、中渚；手太阳小肠经，配天宗、肩贞、养老。

操作　每次选用局部穴位 2 ～ 4 个，早期采用连续波，后期采用断续波，频率为 2 ～ 100Hz。强刺激 10 ～ 15 分钟。

2. 平衡针

适应证　肩周炎上肢活动受限，以肩关节上举、外展、内旋、后伸时明显，疼痛多以钝痛、隐痛为主。

选穴　肩痛穴　颈痛穴

操作　直刺 3 ～ 6cm，提插针刺手法，患者配合活动肩关节。

3. 干针

适应证　肩周炎慢性期及功能恢复期。

主要激痛点　斜方肌、冈上肌、冈下肌、肩胛下肌等部位的激痛点。

操作　在肩袖肌群通过触诊发现激痛点，直刺，行针注意引出局部抽搐反应，待抽搐反应减弱，患者逐渐适应刺激后，留针 5 分钟。3 ～ 4 天针刺 1 次，3 ～ 5 次为 1 个疗程。

4. 浮针

适应证　肩周炎急性期。

针刺部位　痛点，术者在针刺前在距离痛点 6 ～ 8cm 处找几个针刺点，做好标记。

操作　常规消毒后术者刺手持浮针针柄，押手示指和拇指固定痛点下方皮肤，针尖斜面向上，对准痛点，针体与皮肤成 15°～ 25°快速刺入皮下，若刺入肌层将针尖抽退至皮下，放平针身，沿皮下向前推进至痛点附近后，手握针柄做扇形运动数次，然后按压痛点检验治疗效果。绝大多数患者经治疗后疼痛减轻或缓解，功能受限亦有一定的改善。若疼痛无改善，可重复做数次扇形环扫运动，直至疼痛减轻为止。

5. 针刀

适应证　肩周炎慢性期及功能恢复期。

取穴及操作　患者取端坐位，取喙突点、肱骨小结节点、肱骨结节间沟点、肱骨大结节后面、压痛点。常规消毒，1% 利多卡因局部麻醉。选择 I 型 4 号直型针刀，在各定点处进针刀，刀口线与上肢长轴一致，针刀体与皮肤垂直，严格按照四步进针刀规程进针刀，针刀经皮肤、皮下组织、脂肪、筋膜、肌肉、韧带直达骨面，提插切割 3 刀，范围 0.5cm。术毕，拔出全部针刀，局部指压止血 3 分钟后，创可贴覆盖针眼。术后手法治疗：患者坐位，术者立于患侧，嘱患者环转患肢，当在某一方向活动受限后，嘱患者用力达到最大限度，不能再活动时，术者左手扶患肩，右手顺着活动方向迅速提拉肘关节，有时可听到患肩关节有"咔嚓"的撕裂声，提拉速度必须要快。

6. 芒针

适应证　肩周炎急性期、慢性期及功能恢复期。

主穴　①条口穴透承山穴；②肩髃、肩髎、臂臑、条口、阿是穴。

配穴　手太阴肺经，配尺泽、孔最；手阳明大肠经，配肩井、曲池、合谷；手少阳三焦经，配清冷渊、外关；手太阳小肠经，配天宗、秉风、肩贞、支正。

操作　患者取坐位，取条口穴，常规消毒针刺部位，选用直径0.3mm，长度75mm的毫针，针尖对准承山穴方向直刺入条口穴，深度为2～3寸，行捻转泻法，强刺激，得气。行针的同时嘱患者配合运动，即运动针法（嘱患者先主动活动患侧肩关节5分钟，再在医生或家属的协助下做被动前屈、背伸、外展、上举、内旋运动5分钟，活动范围越大越好）。留针20～30分钟，每10分钟行针1次，行针时配合运动。

7. 火针

适应证　慢性期及功能恢复期的风寒湿型肩周炎伴局部压痛明显者。

主穴　肩髃　臂臑　膏肓　阿是穴

配穴　手太阴肺经，配尺泽、孔最；手阳明大肠经，配肩井、曲池、合谷；手少阳三焦经，配清冷渊、外关、中渚；手太阳小肠经，配天宗、肩贞、养老。

操作　患者取侧卧位，暴露患侧肩膀，局部常规消毒后，押手持点燃的酒精灯，刺手持细火针或中号火针，先用酒精灯烧针根、针体，再将针尖酒精灯烧至红白发亮时，以稳、准、快的手法刺入痛点0.5～1寸（根据患者的胖瘦及体质强度而定）后迅速拔出，然后用无菌干棉球按压10秒，每次选择2～5个部位，每处连续点刺2针。每3日治疗1次，治疗2～3周。

8. 腕踝针

适应证　肩周炎慢性期及功能恢复期。

针刺点　上2、上4、上5，有其他部位受波及时，视压痛点增加针刺点。

操作　选择长25mm或40mm毫针。根据病情选择患者舒适、医者便于操作的施术体位，常规消毒，医者一手固定进针部位，另一手拇、示、中指持针，针身与皮肤成15°～30°角快速刺入真皮下，然后压平针身，使针身循肢体纵轴沿真皮下缓慢刺入，以针下松软、无针感为宜。刺入长度以露出针身2mm为宜。不提插捻转。针刺方向一般朝向近心端。留针20～30分钟，可依病情延长留针时间，但不宜超过48小时。留针期间不行针。出针时一手用无菌干棉球轻压进针点，另一手将针拔出。每日1次或隔日1次。

腰痛

腰痛是以自觉腰部疼痛为主症的病证。

本病的发生常与感受外邪、跌仆损伤、年老体衰、劳欲过度等因素有关。因腰为肾之府，肾脉贯脊属肾，膀胱经络肾夹脊，督脉并于脊里，所以本病多涉及肾脏及肾经、膀胱经、督脉。基本病机为经络气血阻滞，不通则痛，或精血亏虚，经络经筋失于濡养，不荣而痛。

【治疗方案】

1. 电针

适应证　慢性腰痛，腰痛伴有下肢麻木、放射性疼痛或疼痛剧烈者。

主穴　$L_1 \sim L_3$ 夹脊穴　阿是穴　肾俞　大肠俞　委中

配穴　根据疼痛向下肢放射的部位选穴，向后侧放射（太阳经）配环跳、殷门、昆仑；向外侧放射（少阳经）配风市、阳陵泉、悬钟；向前侧放射（阳明经）配髀关、伏兔、足三里。

操作　患者取俯卧位，穴位常规消毒后，用毫针直刺进针，得气后接电针仪，波型为疏密波，频率为 30 次 / 分，强度以引起肌肉明显收缩或患者能耐受为度，留针 30 分钟。

2. 三棱针

适应证　急性腰痛和慢性腰痛急性发作，以及慢性腰痛辨证属瘀血型、委中穴处静脉迂曲明显、病程较长、常规针刺方法疗效欠佳者。

主穴　委中　阿是穴

配穴　慢性腰痛配肾俞、大肠俞。

操作　委中穴采用三棱针刺络放血法，其余各穴采用三棱针点刺放血法。

3. 筋针

适应证　以腰痛为主症的病证，如急性腰扭伤、慢性腰肌劳损急性发作、腰椎间盘突出症初中期等。

选穴　一般在患侧或两侧腰部肌肉处寻找压痛点、筋结点或痛减点即为筋穴，大多分布于三焦俞、肾俞、气海俞、大肠俞、关元俞、志室、腰眼穴区附近。

操作　以 0.30mm×30mm 筋针，在上述筋穴常规消毒后进针，沿皮下向上、下或向棘突方向纵或横刺 20 ~ 25mm，再嘱患者活动腰部，以疼痛减轻或消失为准，如无减轻则调整针刺方向，直至痛减为止。留针 20 分钟，隔日 1 次，5 次为 1 疗程。

4. 干针

适应证　慢性腰痛。

主要激痛点　腰臀部主要肌肉（多裂肌、腰方肌、臀中肌、臀小肌、臀大肌和梨状肌）中定位激痛点，每次确定至多 10 个激痛点。

操作　定位激痛点后行针刺（深度 20 ~ 50mm），反复前后向快速提插，以诱发肌纤维的短暂收缩，即局部抽搐反应，当不再有局部抽搐反应时停止提插，再留针 20 分钟。每隔 2 ~ 3 天针刺一次，5 ~ 7 次一疗程。

5. 温针灸

适应证　寒湿型、肾虚型腰痛者。

主穴　阿是穴　肾俞　命门　大肠俞　腰眼　腰阳关　委中　太溪　腰夹脊穴

操作　得气后，取 1 寸长的艾段。置于针柄上点燃，每穴灸 2 ~ 3 壮。可配合穴位拔罐或膀胱经走罐。

6. 实按灸

适应证 腰肌劳损。

主穴 阿是穴

操作 常规操作。

【附】腰椎间盘突出症

腰椎间盘突出症主要是因为腰椎间盘各部分（髓核、纤维环及软骨板），尤其是髓核，有不同程度的退行性改变后，在外力因素的作用下，椎间盘的纤维环破裂，髓核组织从破裂之处突出（或脱出）于后方或椎管内，导致相邻脊神经根遭受刺激或压迫，从而产生腰部疼痛，臀部疼痛，一侧下肢或双下肢麻木、疼痛等一系列临床症状。腰椎间盘突出症以腰 4～5、腰 5～骶 1 发病率最高，约占 95%。

本病的发生主要因风寒湿冷、年老体弱、负重劳伤、跌仆损伤等因素导致腰部经脉、经筋损伤或失养而发。病机主要有肝肾不足、瘀血阻络、寒湿阻络等。

【治疗方案】

1. 平衡针

适应证 一侧或两侧下肢痛放散到小腿或足背外侧，活动或腹压增加时加重，压痛及叩击痛多在腰 4～5 或腰 5 骶 1 棘突旁。

主穴 腰痛穴

配穴 合并下肢症状配臀痛穴、膝痛穴、踝痛穴。

操作 直刺 3cm，提插手法。

2. 芒针

适应证 腰椎间盘突出症。

主穴 后溪 相应夹脊穴 阿是穴（突出节段椎间盘两椎体棘突间旁开 1.5 寸的压痛点或按压叩击能引发传导痛的痛点）

配穴 环跳 承扶 委中 阳陵泉 昆仑

操作 见芒针的操作方法。

3. 热敏灸

（1）热敏穴位探查 对穴位热敏高发部位腰俞、命门、至阳、关元俞、腰部压痛点、委中、承扶、阳陵泉、昆仑等穴区进行穴位热敏探查，标记热敏穴位。

（2）治疗操作

①腰俞、命门、至阳穴循经往返灸和接力灸，振奋督脉阳气，可觉热感沿背腰骶部督脉传导，灸至热敏灸感消失。

②腰部压痛点单点温和灸，自觉热感透向深部甚至腹腔或向四周扩散或自觉局部有紧、压、酸、胀、痛感或向下肢传导，灸至热敏灸感消失。

③关元俞患侧单点温和灸，自觉热感透向深部并向四周扩散或有紧、压、酸、胀、痛感或热感沿下肢传导，部分的感传可直接到达脚跟部，如感传仍不能传至脚跟部，再

取一支点燃的艾条分别放置承扶、委中、阳陵泉、昆仑穴进行温和灸，依次接力使感传到达脚跟部，最后将两支艾条分别固定于昆仑、关元俞穴进行温和灸，灸至热敏灸感消失。

（3）疗程　每次选取上述 1～2 组穴位，每天 1 次，10 次为 1 个疗程，疗程间休息 2～5 天，共 1～2 个疗程。

4. 铺灸

药粉组成与制作　威灵仙、羌活、桑寄生、肉桂、丁香、细辛、川芎等各适量，研细末备用。

施灸部位　腰部及夹脊穴。

施灸方法　待患者有灼热感且不能忍受时移动姜饼，待艾炷燃尽，再换新艾炷，依次更换 5 次，最后取掉艾灰，保留尚有余热的药末与姜饼，以胶布固定，待患者感觉姜饼无温热感时，取尽所有铺灸材料，完成灸疗。隔日 1 次，每周 3 次，6 次为 1 个疗程，治疗 3 个疗程。

5. 刮痧

适应证　腰椎间盘突出症急性期及缓解期。

取穴　大椎穴　腰俞穴　肾俞　大肠俞　关元　承扶　殷门　委中　承山　环跳　风市　阳陵泉

操作　持刮痧板，与患者皮肤成 45°角，从督脉大椎穴开始，自上而下刮拭到腰俞穴，并按此法反复刮拭多次。而后按顺序选择足太阳膀胱经之肾俞、大肠俞、关元俞、承扶、殷门、委中、承山及足少阳胆经之环跳、风市、阳陵泉进行刮拭。

6. 浮针

适应证　腰椎间盘突出症急性期。

进针点　竖脊肌　腰方肌　臀中肌　梨状肌　腹外斜肌　腓肠肌

操作　浮针常规操作。

7. 蜂针

适应证　各种腰椎间盘突出症。

主穴　肾俞　白环俞　环跳　承扶　殷门　委中　阳陵泉　足临泣

配穴　上髎、次髎、秩边、承山、悬钟、昆仑等；经外奇穴选坐骨神经点。

操作　采用直刺，必要时散刺；用蜂量由 2 只逐渐增至 20～30 只；2～4 天蜂针 1 次，10～15 次为 1 疗程。

项痹

项痹是以头颈部疼痛，活动不利，甚至颈项疼痛，肢体一侧或两侧麻木疼痛，或头晕目眩，或下肢无力，步态不稳，甚至肌肉萎缩等为主症的病证。多见于颈椎病。

本病的发生多与风寒侵袭、体虚、劳损有关。病位在颈项，与督脉、手足三阳经脉及经筋有关，病机为颈项部经脉阻滞不通或失养。

【治疗方案】

1. 平衡针

适应证　椎节失稳、松动；髓核突出或脱出；骨刺形成；韧带肥厚和继发的椎管狭窄等。

取穴　颈痛穴　肩痛穴　头痛穴

操作　平刺 3 ～ 6cm，强化性针刺法。

2. 浮针

适应证　各型颈椎病。

针刺部位　痛点周围 6 ～ 8cm 处。

操作　颈项部疼痛从下向上进针；背部疼痛多取横刺，针尖对准脊柱；肩部疼痛、麻木多从上肢远端向近心端进针，也可根据情况向远端进针，上肢痛麻在治疗时一般均需先在颈部治疗；两侧颈背部酸痛需两侧同时治疗；眩晕等症可以从上位胸椎两侧向头颈部平行进针。

浮针疗法对颈型和神经根型颈椎病疗效明确，取效快捷，远期疗效也好，且能明显减少治疗次数和疗程；椎动脉型及交感型也有很好的即时疗效；脊髓型疗效欠佳。

3. 筋针

适应证　以颈项强痛为主症的病证，如落枕、颈椎病初期。

经筋循布　颈项部有 7 条经筋分布，即足太阳经筋与足少阴经筋分布于颈项表里内外；手太阳经筋、足少阳经筋、手少阳经筋、手阳明经筋、足阳明经筋分别由后向前分布于侧颈部与前颈部。

取穴　一般在手足太阳经筋、足少阳经筋、手阳明经筋颈肩部分布区寻找压痛点或筋结点，相应筋肉活动可诱发疼痛或显露病位，有助确定筋穴。

操作　取 0.30mm×30mm 筋针，在上述筋穴常规消毒后进针，颈项部筋穴，沿皮下向乳突部纵刺 15 ～ 20mm；枕（乳突）部筋穴，沿皮下向颈部横刺 15 ～ 20mm；项背部筋穴沿皮下向上纵刺或向外上横刺 20 ～ 25mm；肩胛冈部筋穴沿皮下向脊柱横刺 20 ～ 25mm。可配合相应活动验证疗效，如效果不显，可调整针刺方向，以取效为准。留针 20 分钟，每日 1 次，直至病愈。

4. 温针灸

适应证　辨证属虚、寒，疾病分期在缓解期和恢复期，以酸、沉为主要症状的神经根型颈椎病。

主穴　肝俞　肾俞　足三里　风池　相应颈夹脊穴

操作　患者俯卧位，每次选 2 ～ 4 穴，每穴施灸 2 壮。

5. 悬灸

主穴　风池　颈夹脊　大椎　大杼

配穴　气血不足者配气海、足三里；风寒偏盛者配风门、肺俞；气滞血瘀者配膈俞；肝肾不足者配肾俞、命门；痛点固定配阿是穴。

操作　将艾条点燃，对准各穴位温和灸，以患者感到温热舒适为度。痛点明显者可用雀啄灸。每次每穴灸 15 ～ 20 分钟，每日 1 ～ 2 次。

6. 穴位埋线

适应证　神经根型颈椎病。

取穴　以颈部夹脊穴颈 4 ～ 5、颈 5 ～ 6、颈 6 ～ 7 及大椎穴为主。

操作　套管针埋线法。7 天埋线治疗 1 次，以 28 天为 1 个疗程。

落枕

落枕是以颈项突然发生疼痛、活动受限为主症的病证，又称"失颈""失枕"。多见于成年人，有反复发作的特点。

本病的发生多由睡眠姿势不当，或枕头高低不适，引起颈部气血不和、筋脉拘急而致，也可由风寒侵袭项背或颈部扭伤、外伤导致局部经气不调而致。病位在颈部手三阳和足少阳筋脉，病机是经脉受损，气血阻滞，不通则痛。

【治疗方案】

1. 董氏奇穴

穴位　重子　重仙　承浆

操作　针刺时配合活动颈部，每 5 分钟行针 1 次，并配合活动患部。

2. 浮针

针刺部位　痛点，如胸锁乳突肌起止点或斜方肌明显压痛点周围。

操作　斜方肌明显压痛可以从颈背部进针，针尖向上或从肩井部向颈部斜刺。

3. 锟针

取穴　落枕穴

操作　医者用圆针端在落枕穴上按摩点压，边点压边嘱患者活功颈部，直至症状缓解为止。

肘劳

肘劳是以肘部疼痛、关节活动障碍为主症的慢性劳损性疾病，属"伤筋"范畴。本病一般起病缓慢，常反复发作，无明显外伤史，多见于从事旋转前臂和屈伸肘关节的劳动者，如木工、网球运动员等。

本病主要因肘关节长期劳作，以致劳伤气血，血不荣筋，筋骨失却濡养，风寒之邪乘虚侵袭肘关节，手三阳经筋受损可致本病。

【治疗方案】

1. 筋针

适应证　以肘关节疼痛为主症的病证，如肱骨外上髁炎、肱骨内上髁炎等。

取穴　在患侧肘部外侧或内侧寻找压痛点作标记，再循手阳明、少阳经筋或太阳、少阴经筋上下寻找筋结点或痛减点之筋穴，大多分布于手三里、手五里或支正、青灵穴区附近。

操作　以 0.30mm×30mm 筋针，在上述局部筋结点或痛减点，常规消毒后进针，沿皮下向肘部压痛点透刺 15 ～ 25mm；再嘱患者屈伸活动肘部，以疼痛减轻为准，如屈伸或前臂旋前旋后时仍有疼痛则调整针刺方向，直至疼痛减轻。隔日治疗 1 次，5 次为 1 疗程。

2. 浮针

适应证 各型肘劳。

针刺部位 在肘关节上选择进针点，肱骨外上髁、桡骨头或肱桡关节处压痛明显处。

操作 可以从上向下，也可从下向上，在肘关节下进针，或者横向进针。

3. 针刀

适应证 各型肘劳。

定点 患者取坐位，将肘关节屈曲 90°平放于治疗桌面上。肱骨外上髁顶点压痛明显处定第 1 点，桡侧腕短伸肌与指总伸肌肌间隙定第 2 点。

操作 1% 的利多卡因常规消毒，选用Ⅰ型 4 号针刀。针刀刀口线与前臂纵轴方向一致，针刀体与皮肤垂直，严格按照四步进针规程进针刀，针刀经皮肤、皮下组织，至肱骨外上髁顶点，先纵疏横剥 3 刀，然后向前沿肱骨外上髁前面的骨面紧贴骨面铲剥 3 刀，范围 0.5cm。第 2 支针刀操作方法同第 1 支。针刀术后手法：患者正坐，医生坐于患者对侧，右手持患者腕部使患者前臂处于旋后位，左手用屈曲的拇指端压于肱骨外上前方，其他四指放于肘关节内侧，医生右手逐渐屈伸患者肘关节最大限度，左手拇指用力按压肱骨外上髁前方，然后再伸直肘关节，同时医生左手拇指推至患肢桡骨头前面，沿桡骨头前外缘向外弹拨腕伸肌起点。每周治疗 1 次，一般治疗 1 ～ 3 次。肱骨外上髁炎 3 次针刀治疗可痊愈，若 3 次治疗后无明显疗效，就应考虑是否合并颈椎病，再仔细询问病史，检查患者上肢有无感觉过敏或感觉迟钝，如有颈椎病等其他表现，应按颈椎病进行针刀治疗。

痹病

痹病是以肢体关节及肌肉酸痛、麻木、重着、屈伸不利，甚或关节肿大灼热等为主症的病证。其发生与外感风、寒、湿、热等邪气及人体正气不足有关。

本病的发生与正气不足，外邪侵袭有关。素体虚弱，腠理不密，卫外不固，风寒湿邪乘虚侵袭，流注经络关节，气血运行不畅而形成痹病。根据病邪偏胜和症状特点，可分为行痹（风痹）、痛痹（寒痹）、着痹（湿痹）。若素体阳盛或阴虚火旺，复感风寒湿邪，邪从热化，或感受热邪，留注关节，则形成热痹。病位在肌肉、关节，病机是经络痹阻，不通则痛。

【治疗方案】

1. 电针法

适应证 痹病发作期及缓解期。

取穴 阿是穴 局部经穴

配穴 行痹者，配膈俞、血海；痛痹者，配肾俞、关元；着痹者，配阴陵泉、足三里；热痹者，配大椎、曲池。另可根据疼痛部位循经配穴。

操作　每次选穴 2 ～ 3 组，先用连续波 5 分钟，后改疏密波，刺激量以患者耐受为度，每日或隔日 1 次。

2. 拔罐法

适应证　热痹。

取穴　阿是穴　膀胱经背部第一侧线、第二侧线

操作　用皮肤针重叩背脊两侧和关节病痛部位，使出血少许，加拔火罐。

3. 穴位注射法

适应证　痹病发作期及缓解期。

取穴　阿是穴　局部经穴

操作　选用当归注射液等，每穴注射 0.5 ～ 1 mL，注意勿注入关节腔，勿刺中神经干。每周 2 ～ 3 次。

【附】肩背部肌筋膜疼痛综合征

肩背部肌筋膜疼痛综合征，是由背部的无菌性炎症，引起肩背部疼痛、运动受限及软弱无力等症状。

本病的发生多与受寒、劳累、外伤等因素有关。寒性收引凝滞，局部经络气血凝滞不通而发；过分劳累耗伤气血，经络经筋失于濡养而发；跌打外伤，瘀阻血络，不通则痛。

【治疗方案】

干针

适应证　肩背部肌筋膜疼痛综合征。

主要激痛点　斜角肌、肩胛提肌、冈上肌、斜方肌、多裂肌、菱形肌、颈夹肌、肱三头肌、肱二头肌、背阔肌、胸髂肋肌、上后锯肌、冈下肌、前锯肌中定位激痛点。

操作　常规消毒后，经皮进针，以针尖能通过激痛点为原则，在引出局部肌肉抽搐位置提插滞针，留针 5 分钟。每隔 3 ～ 4 天针刺一次，5 ～ 7 次为一疗程。

足跟痛

足跟痛以足跟单侧或两侧或酸胀或疼痛，不红不肿，步履不便为主症。主要以跟部疼痛为主，有时可牵扯小腿后侧疼痛，晨起时不敢直接用力落脚行走，或久坐后起身行走时疼痛加重，活动后症状减轻，活动行走过多时疼痛又可加重。

本病的发生与肾气亏虚，气血不足，或外受寒凉之气，或外伤，或鞋履不适或久行久立，导致局部经脉经筋失于润养所致。

【治疗方案】

1. 针刀

适应证　以足跟痛为主症的病证，如足底筋膜炎、跟腱炎、跟骨骨刺初期等。

进针点　跟骨结节前下缘和内缘。

操作 患者仰卧位，施术部位用碘伏消毒2遍，然后铺无菌洞巾，使治疗点正对洞巾中间。用1%利多卡因局部浸润麻醉，每个治疗点注药1mL，选用Ⅰ型4号直形针刀。针刀操作：第1支针刀松解跟骨结节前下缘跖腱膜的中央部，从跟骨结节前下缘进针刀，刀口线与跖腱膜方向一致，针刀体与皮肤成90°角，针刀经皮肤、皮下组织、脂肪垫，到达跟骨结节前下缘骨面，调转刀口线90°，在骨面上向前下铲剥3刀，范围0.5cm。第2支针刀松解跟骨结节内缘跖腱膜的内侧部，在第1支针刀内侧2cm的压痛点定位。针刀从跟骨结节内缘进针刀，刀口线与跖腱膜方向一致，针刀体与皮肤成90°角，针刀经皮肤、皮下组织、脂肪垫，到达跟骨结节内缘骨面，调转刀口线90°，在骨面上向前下铲剥3刀，范围0.5cm。术毕，拔出全部针刀，局部指压止血3分钟后，创可贴覆盖针眼。针刀术后手法治疗：针刀术毕，嘱患者仰卧位，医生双手握足底前部，嘱患者踝关节尽量背伸，在背伸到最大位置时，术者用力将踝关节背伸1次。

2. 筋针

适应证 以足跟痛为主症的病证，如足底筋膜炎、跟腱炎、跟骨骨刺初期等。

取穴 首先寻找足跟压痛点，根据压痛放射的部位，一般多向足跟内、外侧放射，即在跟骨内、外侧纵横左右或下上与小腿后侧寻找筋结点，一般位于复溜、太溪、照海、昆仑、丘墟、承山穴区附近，按压该点有轻微压痛或酸胀感，并令患者轻轻活动踝关节而疼痛减轻者即是筋穴。

操作 以0.30mm×30mm筋针，在上述局部筋穴常规消毒后进针，沿皮下向跟腱或跟骨方向沿足跟内缘或外缘横或纵刺10～15mm，再嘱患者活动踝关节，如无疼痛则令患者站立或行走，如无减轻则调整针刺方向，直至痛减为止，留针10～15分钟。

膝痛

膝痛是以自觉膝部及其周围疼痛、重着、肿胀，甚至影响行走等为主症的病证。任何年龄均可发生，多发于中老年人。时轻时重，常有反复。

本病的发生多与感受外邪、跌仆损伤、行走劳作太过或素体阳虚寒凝、气血虚弱等因素有关。感受风寒水湿之邪，经络经筋气血阻滞，或跌仆外伤，瘀血阻滞不通则痛。素体阳虚寒凝或气血虚弱，膝部经脉经筋失于温养，不荣而痛。

【治疗方案】

1. 筋针

适应证 以膝痛为主症的病证，如膝内、外侧副韧带损伤等。

取穴 在损伤的腓、胫侧副韧带，股骨内、外上髁与腓骨小头、胫骨内侧髁上下循足阴、阳经筋寻找筋结点，一般内侧在血海、阴陵泉，外侧在梁丘、阳陵泉穴附近，按压该点有轻微压痛或酸胀感，并令患者活动患膝而疼痛减轻者即是筋穴。

操作 以0.30×30mm筋针，在上述局部筋穴常规消毒后进针，沿皮下向股骨内或外侧髁方向纵刺20～25mm，再嘱患者活动膝部，以膝痛减轻或消失为准，如无减轻则调整针刺方向，直至痛减为止。如仍无效，可在内膝眼或犊鼻穴区向压痛点皮下横刺，并活动膝部检测疼痛减轻程度。隔日1次，7次为1疗程。

2. 董氏奇穴

适应证　各型膝痛。

穴位　心门

操作　针后每 5 分钟行针 1 次，患者在针刺及行针时活动膝关节。

3. 火针

适应证　膝骨关节炎，证属阳虚寒凝、筋脉瘀滞、痰瘀交阻者。

主穴　内膝眼　犊鼻　鹤顶　足三里　膝周阿是穴 1～2 个

配穴　脾肾两虚、湿著关节配阴陵泉；劳伤血瘀配血海；阳虚寒凝、寒湿阻络配膝阳关。

操作　穴位常规消毒，押手持点燃的酒精灯，刺手持细火针或中号火针，靠近施术部位，先烧针身，后烧针尖，烧至通红发白时，对准穴位，速刺疾出，可刺 2～5 分深，刺后用无菌干棉球迅速按压针孔，以减轻疼痛。针孔的处理，视针刺深浅而定，若针刺 2～3 分深，可不做特殊处理，若针刺 4～5 分深，可用无菌纱布敷贴，胶布固定 1～2 天，以防感染。

疗程　隔日治疗 1 次，5 次为 1 疗程。疗程间休息 5 天。

4. 热敏灸

（1）热敏穴位探查　对穴位热敏高发部位局部压痛点、内膝眼、犊鼻、梁丘、阴陵泉、血海、阳陵泉等穴区进行穴位热敏探查，标记热敏穴位。

（2）治疗操作

1）膝部压痛点单点温和灸，自觉热感透至膝关节内或扩散至整个膝关节或局部有酸、胀、痛感，灸至热敏灸感消失。

2）内、外膝眼穴患侧双点温和灸，自觉热感透至膝关节内并扩散至整个膝关节，灸至热敏灸感消失。

3）梁丘、阴陵泉穴双点温和灸，自觉热感透至膝关节内并扩散至整个膝关节，灸至热敏灸感消失。

4）血海、阳陵泉穴双点温和灸，自觉热感透至膝关节内并扩散至整个膝关节，灸至热敏灸感消失。

（3）灸疗疗程　每次选取上述 1～2 组穴位，每天 1 次，10 次为 1 个疗程，疗程间休息 2～5 天，共 2～3 个疗程。

5. 隔物灸

适应证　各型膝痛。

穴位　犊鼻　内膝眼　足三里

操作　隔附子饼灸。

6. 穴位注射

适应证　各型膝痛。

取穴　膝眼　阳陵泉　足三里　梁丘　阿是穴

操作　用 5mL 牙科用注射器吸取醋酸曲安奈德注射液和盐酸利多卡因注射液混合

液 3mL，用棉签蘸碘伏液分别对上述穴位进行常规消毒，然后用注射器分别直刺入上述穴位内 1.2 ～ 1.4 寸深处，回抽无回血时注入上述混合液（1mL/ 穴 / 次）。每周治疗 2 次，6 次为一疗程。

第七章　内科病证 ▷▷▷▷

中风

　　中风是以突然晕倒、不省人事（神志障碍），伴口眼㖞斜、语言不利、半身不遂，或不经昏仆，仅以口㖞、半身不遂为主症的病证。本病的发病率和死亡率都很高，常留有后遗症。

　　中风的发生因忧思恼怒，或劳累、房劳等原因，风、火、痰、瘀是其主要病因，病位在脑府，病变涉及心、肝、脾、肾等脏腑。

【治疗方案】

1. "醒脑开窍"针法

　　适应证　中风中经络。

　　主穴　内关　水沟　三阴交　极泉　委中　尺泽

　　配穴　风痰阻络者，配风池、丰隆；肝阳上亢者，配太冲、太溪；痰热腑实者，配曲池、丰隆、内庭；气虚血瘀者，配气海、足三里；阴虚风动者，配太溪、风池。言语謇涩者，配廉泉、通里、哑门；口角歪斜者，配地仓、牵正；上肢不遂者，配肩髃、曲池、手三里；下肢不遂者，配风市、阳陵泉、解溪；便秘者，配丰隆、支沟；尿失禁、尿潴留者，配中极、关元。

　　操作　先针双侧内关，直刺 0.5～1 寸，提插捻转泻法 1 分钟，针水沟，向鼻中隔斜刺 0.5 寸，用重雀啄手法至眼球湿润为度。三阴交向后斜刺 1～1.5 寸，提插补法，使下肢抽动 3 次。极泉直刺 1～1.5 寸，提插泻法，使上肢有麻胀感和抽动感。风池、翳风、完骨向喉结进针 2～2.5 寸，采用小幅度高频率的捻转补法 1 分钟。合谷针向三间，提插泻法，使第二指抽动为度。其余穴位运用虚补实泻法操作。

2. 头针

（1）急性期、恢复期及后遗症期

　　主穴　额中线　额旁 1 线　顶中线　顶颞前斜线

　　配穴　水沟　内关　极泉

　　操作　常规消毒，用 1.5 寸毫针平刺入帽状腱膜下，刺入 1 寸后，将针以 200 次/分速度捻转，持续 30 秒至 1 分钟，留针 30 分钟，每隔 5 分钟行针一次。

（2）中风恢复期、后遗症期以半身不遂、假性球麻痹为主症者

　　主穴　顶中线　顶颞前斜线　顶颞后斜线　顶旁 1 线　顶旁 2 线

配穴　风池　翳风　廉泉　金津　玉液

操作　与头皮成 15°角斜刺至帽状腱膜下，进针 1～1.5 寸，采用提插手法，进针时幅度小，行针时提插幅度要大。每穴行针约 30 秒，可两针同时操作。边行针边嘱患者尽量活动相应患肢，得气后留针，并连接电针治疗仪，选择断续波，低频，以患者能耐受为度，留针 30 分钟。每日两次，上午针患侧，下午针健侧。

注意事项　脑出血开颅术后慎用本法。

3. 麦粒灸

适应证　中风后遗症，尤其是肢体运动（痉挛性瘫痪）、语言、吞咽障碍。

主穴　①肢体运动障碍：（患侧上肢）肩髃、肩髎、曲池、手三里、外关、合谷；（患侧下肢）风市、伏兔、血海、梁丘、足三里、悬钟、三阴交、太冲。②语言障碍：合谷、翳风。③吞咽障碍：廉泉。

配穴　口角歪斜配地仓、牵正、下关、合谷；尿失禁配关元；肢体疼痛配阿是穴。

操作　按麦粒灸操作方法。

4. 口唇针

适应证　中风恢复期、后遗症期以半身不遂、假性球麻痹为主症者。

取穴　神经区（位于上颌中切牙间齿龈上方口腔前庭黏膜处）　头部区（位于下颌中切牙齿龈下方口腔前庭黏膜处）

操作　选用 15～40mm 毫针，患者正坐，半张口，用纱布垫在患者上、下唇，以手指将两唇拉开，一般针尖与口腔黏膜成 15°～30°角，进针 10～20mm，行小幅度捻转手法，不提插，得气后留针 30 分钟。拔针时，一手用纱布裹捏住唇部，另一手拔针，以防疼痛、出血。口针针刺要严格消毒，防止口腔黏膜感染，进针动作宜缓，防止出血。

5. 眼针

适应证　急性期及恢复期以肢体偏瘫为主症者。

主穴　上焦区　下焦区

配穴　伴高血压或烦躁易怒者配肝区，言语不利者配心区，肌肉萎缩者配脾区，属气滞血瘀者配肝区。属气虚者配胃区，属肾虚髓海空虚者配肾区、肝区。

操作　毫针针刺，直刺或斜刺到达眼眶骨膜至得气，留针期间可配合刮法。半身不遂者嘱患者活动患部。

6. 蜂针

适应证　脑血管病引起的中风后遗症。

主穴　上肢取肩髃、曲池、合谷；下肢取环跳、阳陵泉、光明。

配穴　口眼歪斜取患侧下关、翳风；舌强语謇或失语取上廉泉、哑门。

操作　采用直刺、散刺。从 2 只蜂开始逐步增加至 10～35 只。2～4 天治疗 1 次，10～15 天为 1 个疗程。

7. 针灸"中气法"

适应证　脑血管病引起的中风后遗症。

主穴　针灸"中气法"

配穴　言语不利配风府、哑门、廉泉、中极；肢体偏瘫配肩髃、曲池、手三里、阳陵泉、足三里、绝骨、解溪。

操作　"中气法"刺后加灸，风府透哑门，廉泉单刺，中极用灸法，每日 1 次，10 次为一个疗程，2 个疗程后改为隔日 1 次。

不寐

不寐是以经常不能获得正常睡眠，或入睡困难，或睡眠不深，或睡眠时间不足，严重者甚至彻夜不眠为特征的病证，亦称"失眠""不得卧"。

本病的发生与情志、饮食、劳倦、体虚等因素密切相关。基本病机是心神被扰或心神失养，神不安宁。病位在心，与肝、脾、肾密切相关。

【治疗方案】

1. 耳针

适应证　急性或亚急性失眠，慢性失眠。

主穴　神门　皮质下　交感　内分泌　枕　心

配穴　肝郁化火者配肝、胆；心脾两虚者配脾、心、胃；阴虚火旺配肾、肝；心胆虚怯者配胆；心肾不交者配肾。

操作　毫针针刺，得气后行捻转法，针刺结束后用压丸法。耳穴压丸法可作为耳穴针刺法的补充，单独使用疗效有限。短期或轻度失眠患者单独用耳穴压丸法即可获得满意效果。如果耳穴压丸法按压后疼痛较剧烈，睡前可以移去，以免因疼痛影响睡眠。慢性失眠者，耳针法可作为毫针刺法的补充；急性或亚急性失眠，建议单独使用耳针法。

2. 头穴透刺

适应证　伴有功能障碍的失眠患者。

主穴　前神聪透神庭　左右头临泣透左右神聪　后神聪透强间

配穴　络却透通天　承光透曲差

操作　由前神聪进针，平刺透向神庭；由头临泣进针，平刺透向同侧神聪；由后神聪进针，平刺透向强间。采用直径 0.35～0.40mm，长度 40～50mm 的毫针，针身与头皮成 15°角，快速刺入头皮下，当针尖到达帽状腱膜下层，指下感到阻力减小时，针与头皮平行继续捻转进针，各穴进针深度为 1～1.5 寸，然后快速小幅度左右捻针，每穴行针约 1 分钟，取得较强针感后留针。

3. 皮肤针

适应证　非器质性睡眠障碍。

取穴　背部膀胱经第一、二侧线及督脉。

操作　患者俯卧位，用皮肤针沿背部膀胱经第一、二侧线自上而下，督脉自下而上叩刺，反复叩击 5 分钟，以皮肤潮红为度。若实证，可在膀胱经第一、二侧线叩刺出血。每次治疗 15～20 分钟，隔天一次，10 次为 1 疗程。皮肤针法可单独使用，也可作为毫针刺法的补充治疗。若皮肤出血，嘱患者 24 小时内针孔避水，以防止感染。

4. 穴位注射

适应证　顽固性失眠。

取穴　风池　心俞

操作　维生素 B_{12} 注射液，每穴 0.1mg，左右交替进行，每天一次，10 天一个疗程。局部药物吸收不良时，可以待完全吸收后，再继续治疗。

5. 手针

适应证　非器质性睡眠障碍。

取穴　心点　肝点　睡眠点

操作　垂直刺入，以不刺入骨膜为度。

6. 刮痧

适应证　各型失眠。

取穴　神庭　风府　眉冲　天柱　风池

操作　神庭沿督脉至风府穴刮 6～9 遍，从眉冲沿足太阳膀胱经至天柱穴刮 6～9 遍，从临泣穴沿足少阳胆经至风池穴刮 6～9 遍。

7. 锟针

适应证　慢性失眠。

主穴　百会　神门　三阴交　照海　申脉　安眠

配穴　肝火扰心配风池、行间、侠溪；心脾两虚配心俞、脾俞、足三里；心肾不交配心俞、肾俞、太溪；心胆气虚配心俞、胆俞；脾胃不和配丰隆、中脘、足三里。

操作　局部常规酒精消毒，进行经络腧穴点按刺激，力度以患者感觉有酸麻胀痛的得气感为准，根据病情施以补泻法。

眩晕

眩晕是自觉头晕眼花、视物旋转动摇的一种症状。轻者发作短暂，平卧闭目片刻即安；重者如乘坐舟车，旋转起伏不定，难于站立，恶心呕吐；或时轻时重，兼见他症而迁延不愈，反复发作。

本病的发生多与忧郁恼怒、恣食厚味、劳伤过度等有关。病因主要为风、痰、虚，病机为清窍被扰、清窍被蒙和清窍失养。

【治疗方案】

1. 干针

适应证　颈性眩晕。

主要激痛点　颈部的头夹肌、颈夹肌、胸锁乳突肌、肩胛提肌、上斜方肌部颈角、肌腹部和头后大直肌定位激痛点，每次确定至多 10 个激痛点。

操作　常规消毒后，经皮对主要激痛点进行不同方向的穿刺，在引出局部肌肉抽搐位置进行反复穿刺，直到肌肉抽搐消失为止或患者无法忍受穿刺的疼痛为止，每隔 2～3 天针刺一次，5～7 次一疗程。

2. 穴位注射

适应证 颈性眩晕。

取穴 百会 风池 大椎

操作 常规局部消毒，采用血塞通注射液 5mL，654-2 注射液 2mL 混合注射，伴有呕吐者加维生素 B₆ 注射液 5mL。1 次 / 天，12 天为一疗程。

【附】高血压

高血压以安静状态下体循环动脉压持续增高为主要表现。早期约半数患者无临床表现，血压波动大者可有较多症状，常见有眩晕、头痛、头胀、耳鸣、眼花、心悸、失眠等。

本病的发生常与情志失调、饮食不节、内伤虚损等因素导致肝肾功能失调有关。病位主要在脑及肝、肾，病机为肝肾不足，肝阳偏亢。

【治疗方案】

1. 平衡针

适应证 高血压。

取穴 降压穴 心病穴 肝病穴 降脂穴

操作 直刺 1cm 左右，上下提插手法。

2. 穴位贴敷

适应证 高血压。

取穴 神阙 涌泉

药物 吴茱萸 60 克，槐花 30 克，珍珠母 30 克，米醋适量。

操作 上药打粉末，米醋调匀，在神阙、涌泉穴进行敷贴。

3. 吕景山对穴

适应证 原发性高血压。

取穴 百会 涌泉

操作 实证只针不灸，针刺泻法。百会放血有立竿见影效果，或用多头火针点刺百会；属虚证，百会用泻法，涌泉重灸；证属肝肾阴虚，肝阳上亢者，可泻百会，涌泉平补平泻，加用毫针泻双侧太冲。

面瘫

面瘫是以口角向一侧㖞斜、眼睑闭合不全为主症的病证，又称为"口眼㖞斜"。可发生于任何年龄，无明显的季节性，多发病急速，以一侧面部发病多见。

本病多因正气不足，脉络空虚，风邪乘虚入中面部阳明、少阳经络，气血痹阻，面部经筋失于濡养，以致筋肉失于约束，筋肌弛缓不收所致。另外，情绪波动也是面瘫发生的重要因素。

【治疗方案】

1. 电针

适应证　适用于贝尔面瘫亚急性期（发病后 7 ～ 21 天）。

主穴　（患侧）地仓　颊车　阳白　下关　翳风　牵正

配穴　蹙额、蹙眉差者配攒竹、丝竹空；眼睑闭合不全者配睛明、瞳子髎、鱼腰；人中沟歪斜者配水沟；耸鼻不能者配迎香；示齿不能者配巨髎；耳鸣耳聋者配听会。

操作　每次选用 2 ～ 3 组穴位，交替进行，采用疏密波或断续波，刺激强度以患者能耐受为度，每次电针时间 30 分钟。

2. 皮肤针

适应证　面瘫恢复期及后遗症期。

取穴　阳白　太阳　四白　颧髎　地仓　颊车　合谷　内庭

操作　皮肤针穴位叩刺至微红，然后配以拔罐，以闪罐为主，不留罐。每日或隔日一次。

3. 鍉针

适应证　面瘫各期。

取穴　眼部取四白、攒竹、丝竹空，鼻部取迎香、听宫、翳风，口部取地仓、人中、承浆。

操作　局部常规消毒，进行经络腧穴点按刺激，力度以患者感觉有酸麻胀痛的得气感为准，施以鍉针泻法。

4. 穴位贴敷

适应证　面瘫亚急性期（发病后 7 ～ 21 天）。

主穴　（患侧）地仓　太阳　颊车　阳白　下关　翳风　牵正

操作　将马钱子锉成粉末约 1 ～ 2 分，撒于胶布上，然后贴于穴位处，5 ～ 7 日换药 1 次；或用蓖麻仁捣烂加少许麝香，取绿豆粒大一团，贴敷穴位上，每隔 3 ～ 5 日更换 1 次；或用白附子研细末，加少许冰片做面饼，贴敷穴位，每日 1 次。

胃痛

胃痛是以上腹胃脘部发生疼痛为主要症状的病证，又称"胃脘痛"。胃痛常与寒邪客胃、饮食伤胃、情志不畅和脾胃虚弱有关。本病病位在胃，与肝、脾关系密切，基本病机是胃气郁滞，失于和降或胃失温煦，胃失濡养。

【治疗方案】

1. 耳针

适应证　急慢性胃痛。

主穴　胃　神门　脑　交感

配穴　肝气犯胃配肝，脾胃虚弱配脾。

操作　毫针针刺，得气后行捻转法，或用压丸法、揿针埋针法。

2. 鼻针

适应证　胃脘部疼痛，伴有吞酸、嗳气、反胃，甚者吐血、黑便。

取穴　胃　小肠　大肠

操作　直刺，不可刺透鼻软骨。

3. 眼针

适应证　急慢性胃痛、胃胀。

主穴　中焦区　胃区

配穴　疼痛剧烈者配肝区，呃逆者配脾区。

操作　毫针针刺，直刺或斜刺到达眼眶骨膜至得气，留针期间可配合刮法。

4. 手针

适应证　胃脘部周期性疼痛。

取穴　胃肠点

操作　快速刺入皮下，轻轻提插捻转 3 ～ 5 次，使患者有沉、麻感。

5. 平衡针

适应证　急性胃痛、恶心呕吐、食欲不振，病程短暂。

取穴　胃痛穴　腹痛穴

操作　针尖向对侧平刺 3 ～ 6cm。

6. 穴位注射

取穴　肝气犯胃型选足三里、太冲、中脘、阳陵泉，脾胃虚寒型选足三里、中脘、脾俞、胃俞、内关。每次选 3 穴。

操作　患者取仰卧屈膝位或俯卧位，穴位常规消毒后，用 5 号注射器迅速刺入皮下，根据患者胖瘦，进针以 1.5 ～ 3cm 为度。进针后，轻轻提插，针下有酸、麻、胀、痛感后，回抽无血，无麻电感，将维生素 $B_1$100mg 和维生素 B_{12}100mg 混合液缓慢注入穴位，每穴注入 1mL，每次注射 3 穴。隔日 1 次，10 次为一疗程。

7. 皮内针

适应证　急慢性胃痛。

取穴　膈俞　胰俞　肝俞　胆俞

操作　揿针埋置，留 3 ～ 4 天。

8. 脐灸

适应证　虚寒型胃痛。

主穴　神阙

配穴　消化不良者配足三里、中脘；腹泻者配天枢、阴陵泉；便秘者配天枢、支沟。

操作　对症中药研为细末，姜汁调匀，取少许置于脐部，胶布固定。1 ～ 2 分钟后取出。

9. 隔物灸

适应证　虚寒型胃痛。

取穴　上脘　中脘　下脘

操作　隔姜灸。

【附】慢性萎缩性胃炎

慢性萎缩性胃炎是指不同病因引起的胃黏膜的慢性炎症和固有腺体的萎缩，常伴有肠上皮化生、不典型增生，临床主要表现为上腹部隐痛、胀满，嗳气，食欲不振，或消瘦、贫血。

本病的发生多由情志不舒、郁怒思虑，或感受寒湿秽浊，或暴饮暴食，饥饱无度，嗜辛辣烟酒、肥甘厚味，或禀赋不足，导致脾胃功能受损。本病属中医"胃痛""痞证"范畴，临证多虚实夹杂。

【治疗方案】

1. 电针

适应证　各型慢性萎缩性胃炎。

取穴　足三里　中脘　胃俞　脾俞　内关

配穴　肝胃不和型配太冲、合谷；脾胃湿热型配阴陵泉、合谷；胃络瘀阻型配血海、膈俞；虚寒型配关元、命门；胃阴不足型配三阴交、太溪。脘腹胀满者配天枢；胃脘痛甚者配梁丘；嗳气反酸者配公孙；纳谷不香者配建里。

操作　证属肝胃不和、脾胃湿热、胃络瘀阻者采用泻法，证属脾胃虚弱、胃阴不足者采用补法，也可采用平补平泻法，加灸。选同侧穴位组成一对电极，每日1次，每次留针20～30分钟，10次为1个疗程。

2. 灸法

适应证　脾胃虚寒、胃阴不足、胃络瘀阻型慢性萎缩性胃炎。

主穴　足三里　中脘

配穴　胃俞　脾俞　天枢

操作　每次选用主穴1个，配穴1～2个。用隔姜灸法或艾条悬灸法，施灸时间每次不少于20分钟。运用温针灸疗法时，选取30号1.5～2寸毫针，针刺得气后，于针柄上插入长约2cm的艾卷施灸。每日1次，10次为1个疗程。

胃下垂

胃下垂是由于膈肌悬吊力不足，支撑内脏器官的韧带松弛，或腹内压降低，腹肌松弛，导致站立时胃大弯抵达盆腔，胃小弯弧线最低点降到髂嵴连线以下。

本病的发生主要因脾气虚弱，中气下陷所致。或先天脾胃虚弱或后天失养、饮食失节，损伤脾胃，气虚下陷等导致胃腑不能固守其位而至下垂。

【治疗方案】

1. 芒针法

适应证　胃下垂。

主穴　中脘透天枢　足三里透三阴交

配穴　气海　关元　归来　太冲
操作　芒针的常规操作方法。

2. 悬灸

适应证　胃下垂。
主穴　中脘　气海　足三里　关元
操作　悬灸常规操作方法。

呃逆

呃逆是以喉间呃呃连声，声短而频，难以自制为主症的病证。临床有偶然发生者，为时短暂，多能自愈。以下所论为呃逆屡屡发生，持续数天，甚至数年者。

本病的发生主要因饮食不当、情志不畅、正气亏虚所致。病位在膈，病变脏腑主要责之于胃，可涉及肝、肾、肺等脏。基本病机为气机上逆而动膈。

【治疗方案】

1. 针灸"中气法"

适应证　各型呃逆。
主穴　上脘　中脘　建里　下脘　水分　天枢　气海　内关　足三里
配穴　胃寒加灸建里；胃火上逆配内庭；气机郁滞配期门、太冲；脾胃虚弱配脾俞、胃俞。
操作　以上穴位 1.5 寸毫针直刺，平补平泻手法，捻转得气。虚证、寒证者，腹部TDP 照射 30 分钟。

2. 鼻针

适应证　顽固性呃逆。
取穴　胃
操作　向上斜刺，以轻缓手法捻转刺入，患者出现酸、麻、胀、痛、流泪、打喷嚏等针感时留针 30 分钟。

3. 锟针

适应证　呃逆。
主穴　膈俞　内关　中脘　足三里　膻中
配穴　胃寒积滞配胃俞、建里；胃火上逆配胃俞、内庭；肝气郁滞配期门、太冲；脾胃阳虚配脾俞、胃俞；胃阴不足配胃俞、三阴交。
操作　局部常规酒精消毒，进行经络腧穴点按刺激，力度以患者感觉有酸麻胀痛的得气感为准，根据病情施以补泻法。

胁痛

胁痛是以一侧或双侧胁肋部疼痛为主症的临床常见病证。本证多见于西医学肝、胆、胸膜等急、慢性疾患，如胆囊炎、胆石症、肝炎、肋间神经痛等。

胁痛的病因主要为情志所伤、湿热、瘀血、虚损，病位主要在肝胆两经，基本病机是胁肋部脉络不通或脉络失养。

【治疗方案】

1. 耳针

适应证 胁痛。

取穴 肝 胆 神门 胸

操作 毫针刺，实证用强刺激，虚证用轻刺激。

2. 穴位注射

适应证 肋间神经痛。

取穴 相应节段夹脊穴。

药物 丹参注射液或 10% 葡萄糖注射液、维生素 B_{12} 注射液。

操作 每穴注射 0.5 ～ 1mL。

3. 皮肤针

适应证 气滞血瘀型胁痛。

取穴 阿是穴 胸 7 ～ 10 夹脊穴

操作 轻刺激，可加拔火罐。

【附】病毒性肝炎

病毒性肝炎是由多种肝炎病毒引起的以肝脏病变为主的一种传染病。临床上以食欲减退、恶心、上腹部不适、肝区痛、乏力为主要表现。部分患者可有黄疸、发热、肝大，伴有肝功能损害。有些患者可慢性化，甚至发展成肝硬化，少数可发展为肝癌。

化脓灸

适应证 各种病毒性肝炎。

主穴 肝俞 中脘 足三里 阳陵泉

配穴 湿热困脾配大椎、阴陵泉；脾胃虚弱配脾俞、胃俞、三阴交；肝气郁结配膻中、太冲、期门；肝肾阴虚配肾俞、太溪、关元；气滞血瘀配膈俞、太冲、血海。

操作 腹背部及足三里、阳陵泉宜化脓灸，开始可灸 7 壮，随着灸疮的增大，可适当加大艾炷，以患者感灼热为度，壮数可逐渐增至 14 壮，可采用非化脓灸，灸 2 ～ 3 壮。可每天灸两次，病情缓解可每天灸 1 次，明显缓解后可采用隔天灸 1 次，一般 3 ～ 6 个月症状体征可明显改善。但急性肝炎还应及时抢救，切勿贻误病情。

便秘

便秘是指大便秘结不通，便质干燥坚硬，坚涩难下，排便间隔时间延长，或粪质不硬，虽有便意，但排出困难的病证。

本证与饮食不节、情志失调、年老体虚、外邪侵袭等因素有关。本病病位在肠，但与脾、胃、肺、肝、肾等功能失调有关。基本病机为肠腑壅塞或肠失温润，大肠传导不利。

【治疗方案】

1. 针灸"中气法"

适应证　功能性便秘。

主穴　上脘　中脘　建里　下脘　水分　天枢　气海　足三里　上巨虚　三阴交 太溪

配穴　热秘配合谷、大横；气秘配太冲；冷秘配关元、神阙加灸；虚秘加关元。

操作　以上穴位1.5寸毫针直刺，平补平泻，捻转得气。每日1次。

2. 皮肤针

适应证　功能性便秘。

主穴　天枢　大肠俞　上巨虚　支沟

配穴　气秘者配太冲、中脘；热秘者配合谷、曲池；虚秘者配气海、脾俞；冷秘者 配神阙、关元。

操作　皮肤针重叩主穴，神阙、关元用灸法。

2. 穴位埋线

适应证　功能性便秘。

主穴　天枢　大肠俞　肾俞

配穴　偏实者配上巨虚、支沟；偏虚者配气海、脾俞。以上穴位均取双侧。

操作　套管针埋线法，2周埋线1次，8周为1个疗程。

3. 耳针

适应证　功能性便秘。

取穴　大肠　直肠　皮质下　交感　便秘点　肺

操作　毫针或压丸法，中等强度或弱刺激。

感冒

感冒是以鼻塞、咳嗽、头痛、恶寒发热、全身不适为主症的外感病证，又称伤风。四季均可发病，尤以春、冬两季多见。

本病以风邪为主因，因季节不同，每与当令之气（寒、热、暑、湿）或非时之气（时行疫毒）夹杂为患。发为风寒、风热、暑湿等证。病位在肺卫，基本病机是卫表不和。

【治疗方案】

1. 悬灸

适应证　风寒感冒。

主穴　风池　大椎　合谷　尺泽

配穴　气虚者配足三里；鼻塞流涕者配风门、肺俞；腹泻、腹痛配神阙、中脘。

操作　将艾条点燃，对准各穴位温和灸，以患者感到温热舒适为度。每次每穴灸 15～20分钟，每日1～2次。

2. 拔罐

（1）风寒感冒

取穴　大椎　风门　身柱　肺俞

操作　闪罐法、留罐法。先督脉、足太阳膀胱经闪罐，再在以上穴位留罐10分钟。

（2）风热感冒

取穴　大椎　风门　身柱　肺俞

操作　以上穴位，三棱针点刺出血，并加拔火罐，留罐10分钟。

咳嗽

咳嗽是指肺失宣肃，肺气上逆，以发出咳声或咳吐痰液为主症的病证。

本病的发生主要由外邪侵袭引起，风寒、风热之邪，从口鼻、皮毛而入，肺系受邪，肺失宣肃，肺气上逆而致咳嗽。病位在肺，与肝、脾、肾关系密切，基本病机是肺失宣肃，肺气上逆。

【治疗方案】

1. 皮内针

适应证　外感咳嗽。

主穴　①肩中俞、魄户、天突；②陶道、天髎、膏肓俞、天突。

操作　两组穴位交替，采用皮内针穴位埋置，每周2次。

2. 耳针

适应证　各种证型的咳嗽。

取穴　肺　气管　脾　肾　肾上腺　皮质下　神门

操作　外感者用较强刺激，内伤者用弱刺激。

3. 拔罐

适应证　风寒束肺。

取穴　大椎　风门　肺俞

操作　先闪罐，再留罐10分钟。

哮喘

哮喘是以反复发作的呼吸急促，喉间哮鸣，甚则张口抬肩、不能平卧为主症的病证。"哮"以呼吸急促，喉间有哮鸣音为特征；"喘"以呼吸困难，甚则张口抬肩为特征。临床所见哮必兼喘，喘未必兼哮。两者每同时并发，本病一年四季均可发病，尤以寒冷季节和气候急剧变化时发病较多。男女老幼皆可罹患。

本病的基本病因为痰饮内伏。发作期气阻痰壅，阻塞气道，表现为邪实证；如反复发作，必致肺气耗损，久则累及脾肾，故在缓解期多见虚象。病位在肺，与脾、肾有关，基本病机是痰气搏结，壅阻气道，肺失宣降。

【治疗方案】

1. 天灸

适应证 哮喘发作期及缓解期。

主穴 ①大椎、肺俞、脾俞、肾俞；②天突、膻中、气海、关元、足三里。两组穴位交替使用或同时使用。

配穴 风寒外袭者配风门；痰浊阻肺者配中脘、丰隆；肺气不足者配膏肓、气海；肾气亏虚者配肾俞。

药物 白芥子、延胡索各30g，甘遂、细辛各15g。

操作 上药研粉末，用生姜汁调药粉成糊或膏状，制成直径1.2cm，厚度0.25cm药饼，敷于穴位上，用胶布固定。根据患者耐受程度，一般4～6小时，小儿酌减，局部有红晕微痛为度。若起疱，消毒后挑破，涂甲紫。慢性持续期，每次间隔3～4天，治疗8～10次为一个疗程。临床缓解期，三伏天使用，每伏各选1天（最好是每伏的头一天）做敷贴，3次为一个疗程，连续做3个疗程（3个夏天）。本方案可作为减少激素吸入量及降低支气管哮喘发作频次的安全有效的辅助方法。

2. 穴位贴敷

适应证 哮喘慢性持续期或临床缓解期。

主穴 肺俞 大椎 膻中 天突

配穴 慢性持续期可酌加定喘、中府、风门；临床缓解期可酌加膏肓、肾俞、关元、足三里。

药物 调肺益肾方：仙灵脾、补骨脂、黄精、黄芪、怀山药、川芎、法半夏各10g，白芥子30g。肾阳虚加附子、核桃肉各10g；肾阴虚去补骨脂，加用麦冬，将白芥子改为斑蝥。慢性持续期：在上方的基础上根据辨证调整，偏热者可酌加清宣肺热之药，如鱼腥草、柴胡、地龙、冰片、葶苈子、桑白皮、黄芩各10g；偏寒者酌加疏散肺寒之药，如麻黄、细辛、荆芥、北杏仁、五味子、延胡索、甘遂各10g。临床缓解期：以补肺益肾方为主。

操作 以上各药研末，加入姜汁等介质处理后混合成膏（糊），切成1cm见方等大的小药饼，用纱布覆盖，胶布固定。根据患者的耐受程度，每次贴敷4～8小时。药物的加工、工艺、贴敷介质和规格可因医生经验、地域特色而有所差别，但均以能充分发挥药效、贴敷牢固为原则。1周1次，4周为1个疗程。

3. 穴位注射

适应证 慢性持续期。

取穴 肺俞、大椎，酌情选用定喘、天突、足三里。

药物 黄芪注射液。

操作 取黄芪注射液2mL，每个穴位注射1mL，左右肺俞交替使用。穴位注射肺俞时，针尖向脊柱方向斜刺1～1.5cm，患者有胀感时，回抽无血，缓缓注入药物。每周2次，可根据天气、患者情况确定疗程，一般2～3个月为一个疗程，连续治疗2年。

4. 穴位埋线

适应证　慢性持续期。

主穴　肺俞　脾俞　肾俞　足三里　丰隆

配穴　肺虚者配中府；肺脾两虚者配章门；肺肾两虚者配京门。

操作　取腹部、腿部穴位时，患者仰卧位；取背部穴位时，患者俯伏坐位或俯卧位。皮肤常规消毒，将000号1cm铬制羊肠线装入一次性8号无菌注射针头前端内，腹部穴位在其局部下方向上平刺，背部穴位向脊柱斜刺，腿部穴位直刺，得气后边推针芯边退针管，使羊肠线埋入穴位皮下，线头不得外露。消毒针孔后，外敷无菌敷料，胶布固定24小时。根据羊肠线吸收的情况，每1～2周治疗1次，4～8次为1个疗程。轻中度持续状态，可用穴位埋线法，以肺、脾、肾的俞募配穴为主，配合辨证选穴。

4. 悬灸

适应证　临床缓解期。

主穴　肺俞　风门　膏肓俞　膻中　大椎

配穴　脾虚配脾俞、足三里；肾虚配肾俞、气海、关元。

操作　用艾条行温和灸，以皮肤出现红晕，同时患者感到热力徐徐深入体内不感到灼痛为度。每次选3～4个穴位，每穴灸5～10分钟。每日或隔日灸1次，5次为一个疗程，可连续灸治4～8个疗程。对艾烟过敏或不耐受的患者，禁用本法。

5. 化脓灸

适应证　哮喘的临床缓解期。

取穴　①定喘、膻中；②肺俞、丰隆。

操作　两组穴位交替使用。具体参照化脓灸操作方法。

6. 麦粒灸

适应证　哮喘的临床缓解期。

主穴　大椎　肺俞

配穴　外感风寒配合谷；痰热阻肺配丰隆、曲池；气虚配气海、膻中；肾虚配三阴交、关元。

操作　麦粒灸操作方法。

7. 隔姜灸法

适应证　哮喘的临床缓解期。

取穴　肺俞　膏肓　脾俞　肾俞

操作　隔姜灸，每次灸3～5壮，以皮肤潮红为度，每日1次，在三伏天治疗。

郁证

郁证是以心情抑郁、情绪不宁、胸部满闷、胁肋胀满，或易怒易哭，或咽中如有异物梗塞等为主症的一类病证。

本病的发生主要与情志内伤和脏气素弱有关。本病的基本病机是肝失疏泄，脾失健运，脏腑阴阳气血失调，使心神被扰或心神失养。病位主要在心与肝，与脾、肾关系密切。

【治疗方案】

1. 电针法

适应证　中重度郁证。

主穴　印堂　百会

配穴　神门　内关　风池　合谷　太冲

辨证取穴　肝气郁结配肝俞、三阴交、膻中；气郁化火配风池、肝俞、大陵、行间、侠溪；忧郁伤神配三阴交、足三里、心俞、安眠；心脾两虚配三阴交、足三里、脾俞；阴虚火旺配太溪、照海、三阴交、肝俞；肝肾不足配肝俞、肾俞。

随症加减　抑郁症患者的临床表现较多，除心境低落等核心症状外，还可出现失眠、食欲下降、体重减轻等躯体症状，针灸治疗抑郁症的优势也在于可以较好地改善这些躯体症状。根据患者的不同临床表现选用相应的穴位对症治疗，可以取得更好的临床效果。忧郁寡言加哑门、天突；失眠健忘加安眠、神道、大椎、三阴交；多梦眩晕加肾俞、太溪、内关；呆滞少动加少商、十宣；伴有妄想加人中、大椎、神门；焦虑明显加少冲，三棱针点刺出血；胃肠不适加中脘、足三里；心慌胸闷加内关、膻中；口干便秘加天枢、上巨虚、支沟；动气上逆加公孙、列缺。

操作　百会向前平刺，进针 0.5 寸；针印堂，提捏局部皮肤，向上平刺 0.5 寸。百会、印堂均匀捻转，得气即止。得气后接电针仪、低频，强度以患者能耐受为度，波型为疏密波或连续波。其余各穴依照虚则补之、实则泻之的原则，在得气的基础上施以捻转补泻，留针 20 ～ 30 分钟。每周治疗 3 ～ 5 次，4 周为一个疗程。对于无法承受电针的患者，可以用毫针刺。产后抑郁可单独用印堂、百会电针治疗。

2. 耳针

适应证　各型郁证。

取穴　肝　心　胆　肾　神门

体针　百会　印堂　太冲　合谷

操作　用王不留行籽埋一侧耳穴，3 天后去除，左右耳穴交替使用。体针针刺方法同前。耳穴压丸法每周治疗 2 次，针刺每周 1 ～ 3 次，共治疗 1 ～ 3 个月。不耐受针刺的轻中度郁证患者，可用耳穴压丸法治疗。

3. 穴位注射

适应证　各型郁证。

取穴　心俞　肝俞　脾俞　内关

操作　用丹参注射液，每穴 0.3 ～ 0.5mL，或维生素 B_1、维生素 B_{12} 注射液，每穴 0.5mL，每次 3 ～ 4 穴，每日 1 次。

4. "醒脑开窍" 针法

适应证　中风后抑郁。

主穴　内关　人中　三阴交　百会　神门

配穴　极泉　委中　尺泽

操作 采用捻转提插泻法，施手法 1 分钟。刺人中，向鼻中隔方向斜刺 0.3 ～ 0.5 寸，用重雀啄法至眼球湿润或流泪为度。再刺三阴交，沿胫骨内侧缘斜刺，进针 1 ～ 1.5 寸，用提插补法，使患侧下肢抽动 3 次为度。刺百会，逆督脉循行方向平刺 0.5 ～ 1 寸，行平补平泻法。神门，向上平刺 1 ～ 1.5 寸透灵道，使局部有酸胀感并向指端放射。刺极泉，原穴沿经下移 1 寸避开腋毛，直刺 1 ～ 1.5 寸，用提插泻法，以患侧上肢抽动 3 次为度。刺尺泽，屈肘成 120º，直刺 1 寸，用提插泻法，使患肢前臂、手指抽动 3 次为度。刺委中，仰卧直腿抬高取穴，直刺 0.5 ～ 1 寸施提插泻法，使患侧下肢抽动 3 次为度。所有穴位均留针 30 分钟。每周治疗 5 ～ 7 次，治疗 4 ～ 6 周为 1 个疗程。

5. 头针

适应证 中风后抑郁。

取穴 顶中线、额中线、额旁 1 线（双侧），可配伍双侧头皮针胃区。

体针 肝郁气结取百会、印堂、膻中、合谷、太冲、曲池；肝郁痰阻取百会、印堂、膻中、合谷、太冲、曲池、三阴交、丰隆；心脾两虚取四神聪、印堂、膻中、大椎或百会、三阴交；肝肾阴虚取四神聪、印堂、三阴交、本神。

操作 头针常规针刺，快速捻转，频率 100 次 / 分钟左右，不提插。接通电针仪，选用低频连续波，强度以患者耐受为度，留针 30 分钟。每周治疗 6 天后，休息 1 天，治疗 6 ～ 8 周为 1 个疗程。头针刺激较强，在治疗前向患者做好解释工作。

痴呆

痴呆是以呆傻愚笨、智能低下、善忘等为主要临床表现的一种神志异常的疾病。又称"呆病""痴证"。

本病的发生主要与禀赋不足、年迈体虚、情志所伤、痰浊瘀血等有关。本病病位在脑，涉及五脏，尤与肾、脾、心、肝有关，病性为虚实夹杂证，以虚为本，以实为标，基本病机是髓海不足，神机失用。

【治疗方案】

1. 头针法

适应证 各种痴呆。

取穴 顶中线 顶颞前斜线 顶颞后斜线

操作 头针常规操作。

2. 耳针法

适应证 各种痴呆。

取穴 心 肝 肾 神门 内分泌 皮质下 额 枕 颞

操作 每次选 3 ～ 4 穴，毫针轻刺激或皮内针埋针或压丸。

3. 穴位注射法

适应证 虚证痴呆。

取穴 风池 风府 足三里 三阴交

操作 复方当归注射液或丹参注射液或乙酰谷胺注射液，每穴注入药液 0.5～1mL，隔日一次，10 次一疗程。

消渴

消渴是以多饮、多食、多尿、形体消瘦，或尿有甜味为特征的病证。临床上根据患者的症状不同、病变轻重程度不同可分为上、中、下三消。

本病主要由禀赋不足，饮食不节，情志不调，劳欲过度所致。病变脏腑涉及肺、胃、肾。基本病机是阴虚燥热，津液不足。

【治疗方案】

1. 耳针

适应证 各型消渴。

取穴 胰 胆 内分泌 肾 心 肝 三焦 肺 胃 神门 屏尖

操作 每次 3～4 穴，轻刺激，或皮内针埋针或压丸法。

2. 穴位注射

适应证 各型消渴。

取穴 心俞 脾俞 肺俞 胃俞 肾俞 三焦俞 曲池 足三里 三阴交 关元 太溪

操作 每次取 2～4 穴，当归注射液或黄芪注射液，或小剂量胰岛素，每穴注射 0.5～2mL。

3. "双固一通"针灸法

适应证 糖尿病前期。

主穴 中脘 关元 足三里 胰俞 肾俞 丰隆

配穴 胃热配曲池、内庭；脾胃虚弱配脾俞、胃俞；痰浊内盛配阴陵泉、三阴交；腹部肥胖配天枢、大横、下脘、水道，或在腹部以肚脐为中心进行围刺；便秘配支沟、上巨虚。

操作 中脘向肚脐方向斜刺，关元向上斜刺 1 寸左右，双侧足三里、丰隆直刺，接 G6805～2 型电针治疗仪（同侧足三里、丰隆接一对电极），连续波，频率 2Hz，强度 0.8～1.2mA，以肢体轻微抖动为度，其余穴位用虚补实泻，留针 20～30 分钟。

癃闭

癃闭是以排尿困难、点滴而下，甚至小便闭塞不通为主症的病证。"癃"是指小便不利，点滴而下，病势较缓；"闭"是指小便不通，欲溲不下，病势较急。癃与闭症状表现及病情程度虽有不同，但都指排尿困难。

本病主要与外邪侵袭、瘀浊内停、体虚久病有关。病位在膀胱，与肺、脾、肝、肾、三焦有关，基本病机是膀胱气化功能失调。

【治疗方案】

1. 耳针

适应证　虚或实证癃闭。

取穴　肾　膀胱　肺　肝　脾　三焦　交感　神门　皮质下　腰骶椎

操作　每次选3～5穴，毫针刺，中强度刺激，或用皮内针埋针或用压丸法。

2. 穴位敷贴

适应证　虚或实证癃闭。

取穴　神阙穴

操作　葱白、冰片、田螺或鲜青蒿、甘草、甘遂各适量，混合捣烂后敷于脐部，外用纱布固定，配热敷。

【附】慢性前列腺炎

慢性前列腺炎是泌尿生殖系统常见病之一，轻者可无症状，重者可见会阴部坠胀疼痛不适，尿频尿痛，尿道口滴白等临床表现。本病中青年多发。

本病的发生多由于房室不节，或常有手淫，肾阳亏损，命门火衰不能蒸化或饮食不当，损伤脾胃，或过食肥甘厚味或嗜食酒醪，湿热内蕴，腐宿凝阻溺窍，瘀久化腐而发病。

【治疗方案】

1. 平衡针

适应证　尿频、尿痛，余沥不净感，疼痛感放射至阴茎头或会阴部，尿道内有烧灼感及尿后、便后常有白色黏性分泌物从尿道口排出。

取穴　提免穴　过敏穴　痔疮穴　降脂穴　心病穴　肝病穴　头痛穴

操作　直刺3～6cm，二步到位针刺法。

2. 芒针

适应证　前列腺炎。

主穴　秩边透水道　气海　关元

配穴　归来　大赫　足三里　三阴交　阴陵泉　太溪

操作　按照芒针的操作方法。

【附】前列腺肥大

前列腺肥大以尿频、尿急、排尿困难，甚则出现尿潴留为主要临床表现。

本病病位在下焦，与肾、膀胱、脾、肺关系密切，基本病机为肾虚血瘀，本虚标实。

【治疗方案】

1. 耳针

适应证　各型前列腺肥大。

取穴　肺　脾　肾　脑　尿道　膀胱　外生殖器

操作　每次取穴 4 ～ 6 穴，毫针轻度或中等强度刺激，或压丸法。

2. 电针

适应证　各型前列腺肥大。

取穴　①水道、曲泉、阴陵泉、阳陵泉；②肺俞、肾俞、膀胱俞、三焦俞、三阴交。

操作　任选一组，交替使用，高频脉冲电刺激。

2. 悬灸

适应证　肾气不足型。

取穴　关元或次髎

操作　用艾条悬灸，施温和灸，每次 30 分钟，每日 1 次。

3. 三棱针

适应证　湿热型。

取穴　委中或委阳　曲泉

操作　三棱针点刺放血，每周 1 ～ 2 次。

4. 皮肤针

适应证　湿热型。

取穴　下腹部　中极　关元　腰骶部　小腿内侧　阳性反应点

操作　皮肤针中度或重度刺激。

阳痿

阳痿是指男子未到性功能衰退年龄而出现性生活中阴茎不能勃起或勃起不坚，而影响性生活的病证。

本病多与虚损、惊恐或湿热等有关。本病病位在宗筋，与肝、肾、心、脾关系密切，基本病机是气血精液不足，宗筋失养。

【治疗方案】

1. 皮肤针

适应证　各种功能性、器质性疾病所致阳痿。

主穴　关元　肾俞　三阴交　中极

配穴　心脾不足配心俞、脾俞；命门火衰配命门、志室；湿热下注配阴陵泉、蠡沟。

操作　补法，可灸。湿热下注者，配穴以泻法为主。下腹部穴针尖向下，使针感向前阴放散。

2. 耳针

适应证　各种功能性、器质性疾病所致阳痿。

取穴　肾　心　脾　肝　外生殖器　内分泌　皮质下　神门

操作　每次选 3 ～ 5 穴，毫针弱刺激，每日或隔日一次。或王不留行籽压丸法。

3. 穴位埋线

适应证 功能性疾病所致阳痿。

取穴 中极 关元 肾俞 三阴交

操作 套管针埋线法常规操作，15 天一次。

遗精

遗精是指不因性生活而精液遗泄的病证，又称"失精"。有梦而遗精者称为"梦遗"；无梦而遗精，甚至清醒时精液流出者称"滑精"。未婚或已婚但无正常性生活的男子每月遗精 1 ～ 2 次者属正常现象。

本病多与劳心太过、饮食不节、恣情纵欲有关。病位在肾，与脾、心、肝有关，基本病机是肾失封藏，精关不固。

【治疗方案】

1. 皮肤针

适应证 遗精。

取穴 关元 中极 太溪 心俞 肾俞 志室 腰骶部夹脊穴

配穴 肾虚不固配太溪、志室；心脾两虚配心俞、脾俞；阴虚火旺配太溪、少府；湿热下注配中极、阴陵泉；失眠配神门、内关；头晕配百会；自汗配复溜。

操作 皮肤针轻度刺激，以局部皮肤红晕为度。每晚 1 次。

2. 耳针

适应证 遗精。

取穴 内生殖器 内分泌 肝 肾 神门

操作 每次 2 ～ 4 穴，毫针中等刺激；或埋针或压丸均可。

3. 穴位注射

适应证 遗精。

取穴 关元 中极 志室

操作 维生素 B_1 或当归注射液，每穴注入 0.5 ～ 1.0mL，要求针感向前阴传导。

4. 穴位埋线

适应证 遗精。

取穴 关元 中极 肾俞 三阴交

配穴 肾虚不固配志室；心脾两虚配心俞、脾俞；阴虚火旺配太溪；湿热下注配阴陵泉、曲泉；失眠配神门；头晕配百会；自汗配复溜。

操作 每次选 2 穴，常规操作埋入羊肠线。每月 1 ～ 2 次。

【附】性功能障碍

性功能障碍是指男子阴茎勃起、性交、射精等功能障碍或女子性冷淡，以至于不能进行或无法完成正常性交过程的疾病。以性欲低下、阳痿、早泄、不射精为主要表现。

本病主要因先天禀赋不足、房劳过度、情志郁结或过于激动、兴奋、紧张或劳伤心脾、思虑过度或气血不足等引起。病位在肾，与心、肝、脾关系密切。

【治疗方案】

1. 耳针

适应证 各型性功能障碍。

取穴 心 肝 脾 肾 神门 皮质下 外生殖器 内分泌

操作 每次选 3～5 穴，毫针中等强度刺激，或皮内针埋针，或压丸法。

2. 皮肤针

适应证 虚证性功能障碍。

取穴 关元 中极 曲骨 腰骶部夹脊穴 足三里 三阴交

操作 每个部位轻、中度刺激 3 分钟。

3. 电针法

适应证 各型性功能障碍。

取穴 中极 水道 三阴交 太溪

操作 每次选 2～3 对穴，得气后接电针仪，疏密波，中等强度刺激 15 分钟。

第八章　妇儿科病证 ▷▷▷▷

月经不调

月经不调是指月经的周期、经色、经量、经质出现异常改变。

本病多与肝、脾、肾有密切关系。若素体阳盛，热伏冲任，或情绪急躁，肝郁化火，热扰血海，或久病伤阴，或饮食、劳倦，思虑伤脾，脾虚统摄无权而发为月经先期。外感寒邪，或久病体虚，阴血亏损，或饮食劳倦，思虑伤脾，化源不足，而发为月经后期。若情志抑郁，疏泄失常，血为气滞，或肾气亏虚，失其封藏，冲任失调，以致血海溢蓄失常，而发月经先后无定期。

【治疗方案】

1. 耳针

适应证　各型月经不调。

取穴　肝　脾　肾　皮质下　内生殖器　内分泌

操作　毫针轻、中度刺激，日 1 次，每次留针 15 ～ 20 分钟。也可皮内针埋针或用压丸法，每 3 ～ 5 日更换 1 次。

2. 皮肤针

适应证　虚证。

取穴　腰骶部膀胱经　下腹部任脉、肾经、脾经、胃经　下肢足三阴经

操作　皮肤针轻度刺激，至局部皮肤潮红，隔日 1 次。

闭经

闭经是指女子年过 16 周岁而月经尚未来潮，或经行又复中断 3 个周期以上的病证（妊娠或哺乳期除外）。

本病多因禀赋不足，肾气未充，或多产堕胎，或久病大病，耗伤气血，或失血过多导致血海空虚无血以下，或受寒饮冷，血为寒凝，冲任阻滞不通，或脾失健运，痰湿内盛，阻于冲任，或七情内伤，气机不畅，气滞血瘀，胞脉闭阻所致。

【治疗方案】

1. 耳针

适应证　各型月经不调。

取穴　肝　肾　卵巢　皮质下　内分泌　内生殖器　神门

操作　每次取 2 ～ 4 穴，毫针中等强度刺激，每次留针 15 ～ 20 分钟；或用皮内针

埋针或用压丸法，每 3 ～ 5 日更换 1 次。

2. 穴位注射

适应证　各型月经不调。

取穴　肝俞　肾俞　脾俞　气海　关元　归来　足三里　三阴交

操作　每次选 2 ～ 3 穴，用黄芪、当归、红花或维生素 B$_{12}$ 注射液等，每穴每次注入药液 1 ～ 2mL，隔日 1 次。

3. 皮肤针

适应证　各型月经不调。

取穴　腰骶部相应背俞穴及夹脊穴，下腹部任脉、脾经、肾经、带脉等。

操作　用皮肤针从上而下，用轻刺激或中等刺激，循经每隔 1cm 叩打一处，反复叩刺 3 遍。隔日一次。

痛经

痛经是指妇女在经期或经期前后出现小腹冷痛，或痛引腰骶，甚者剧痛难忍，有时伴有恶心呕吐的病证。本病以未婚青年女性较为多见。西医学分为原发性痛经和继发性痛经两类。

本病多因经期坐卧湿地，受寒饮冷，冒雨涉水，寒邪客于冲任，或情志不调，肝气郁结，血行受阻，或脾胃素虚，或大病久病，气血虚弱，或禀赋素虚，肝肾不足，精血亏虚，加之行经之后精血更虚，冲任不足，胞脉失养而引起。

【治疗方案】

1. 靳三针

适应证　痛经发作期。

取穴　十七椎　地机　次髎　三阴交　关元　归来

操作　以上穴位可以单独使用，或配伍使用。其中三阴交、关元、归来为靳三针治疗痛经常用穴组。选长度 25 ～ 100mm 的毫针，十七椎直刺 0.5 ～ 1 寸，次髎向内下方斜刺 1.5 ～ 3 寸，关元、归来针刺使针感向会阴部传导，地机直刺 1 ～ 1.5 寸，三阴交直刺 1 ～ 1.5 寸。留针 30 分钟，留针期间每隔 10 分钟行针 1 次，每次行针约 30 秒。痛经发作当日开始治疗，每日 1 次，连续治疗 3 天为 1 个疗程。每个月经周期治疗 1 个疗程，连续治疗 3 个疗程。

2. 隔物灸

适应证　痛经发作时止痛及发作间期的预防性治疗，尤其适于寒湿凝滞型原发性痛经及惧怕针刺治疗者。

取穴　神阙　关元

操作　先将纯净干燥食盐填于神阙穴中，使之与脐平，再将制备好的新鲜姜片（直径约 3cm，厚约 0.3cm，中间针刺数孔）分别置于神阙、关元穴，然后上置艾炷点燃施灸。第 1 个疗程于月经来潮疼痛时开始，每日 1 次，连续治疗 3 天；第 2、3 个疗程均于月经前 3 天开始，每日 1 次，连续治疗 6 天。每个月经周期治疗 1 个疗程，连续治疗

3 个疗程。

3. 热敏灸

适应证　原发性痛经。

热敏穴位探查　对穴位热敏高发部位关元、子宫、次髎、三阴交等穴区进行穴位热敏探查，标记热敏穴位。

操作

（1）关元、子宫穴　三角温和灸，自觉热感透至腹腔并扩散至整个腹部，灸至热敏灸感消失。

（2）次髎穴　双点温和灸，自觉热感深透至腹腔或扩散至腰骶部或向下肢传导，灸至热敏灸感消失。

（3）三阴交穴　双点温和灸，部分感传可直接到达腹部，如感传仍不能上至腹部，再取一支点燃的艾条放置感传所达部位的近心端，进行温和灸，依次接力使感传到达腹部，最后将两支艾条分别固定于三阴交和腹部进行温和灸，灸至热敏灸感消失。

疗程　每次选取上述 2 组穴位，每天 1 次，自月经临来前 3 天开始，连续 5 天为一疗程，共 3 个月经周期。

4. 耳针

适应证　各种原因引起的痛经。

主穴　子宫　肾　内分泌　卵巢　皮质下

配穴　神门　腹　肝　脑垂体　盆腔

操作　毫针针刺，得气后行捻转法，或用压丸法、揿针埋针法。

5. 穴位贴敷

适应证　痛经发作期或发作间期，尤其适于惧怕针刺者。

主穴　神阙

药物　当归 30g，川芎 30g，红花 15g，延胡索 15g，小茴香 15g，肉桂 15g，细辛 10g。

操作　以上各药共研成细末，用时取本散 9g 以适量黄酒调匀，制成饼状敷于脐中，上覆伤湿止痛膏贴紧皮肤。每次月经前 3 天开始治疗，每日换药 1 次，至经行 3 天后停用，此为 1 个疗程。每个月经周期治疗 1 个疗程，连续治疗 3 个疗程。

6. 平衡针

适应证　月经周期（经前、经期、经后）发生痉挛性腹痛，同时伴有头痛、恶心、呕吐、腹痛。

取穴　痛经穴　降脂穴　胃痛穴　强体穴

操作　直刺 2cm，一步到位针刺法。

7. 铺灸

适应证　痛经属寒凝血瘀者。

药粉组成与制作　肉桂、附子、吴茱萸、当归、白芍、川芎、冰片、延胡索、生五灵脂，用中药打粉机制成粉末，按 0.5∶0.5∶1∶1∶1∶1∶1∶1∶1 混合过 80 目筛后装瓶密封备用。

施灸部位 督脉（大椎穴—腰俞穴）及膀胱经第一侧线。

疗程 在经前第5天开始治疗，每3天1次，于经期第3天停止，连续治疗3个月经周期为1个疗程。

绝经前后诸证

绝经前后诸证是指妇女在绝经期前后，出现经行紊乱或绝经，伴烘热出汗、头晕耳鸣、心悸失眠、烦躁易怒等。西医学称本病为围绝经期综合征，手术切除双侧卵巢或接受放射治疗的年轻女性也可出现类似症状。

绝经前后诸证常与体质、产育、疾病、精神状况等有关，部分妇女不能适应绝经前后的生理变化，体内阴阳失调，脏腑气血功能紊乱，则易生此病。本病以肾虚为本，肝脾功能失调为标。

【治疗方案】

1."双固一通"针灸法

适应证 各型绝经前后诸证。

主穴 关元 足三里 三阴交 肝俞 脾俞 肾俞

配穴 肾阴亏虚配太溪、照海；肾阳虚配灸命门；肝阳上亢配风池、太冲、百会；痰气郁结配中脘、膻中、丰隆；心肾不交配神门、心俞、安眠。

操作 关元、足三里、肾俞、脾俞补法，三阴交、肝俞平补平泻，关元、足三里同时用温和灸法，配穴虚补实泻。每周2次，1月为1个疗程，持续治疗3个疗程。

2.耳针

适应证 各型绝经前后诸证。

取穴 内生殖器 皮质下 内分泌 肾

配穴 心烦失眠配心、神门；烦躁易怒配肝；烘热汗出、五心烦热配交感；精神异常加耳尖。

操作 针刺或埋针，病情重者可耳尖放血；虚者以压丸法为主。

阴挺

阴挺是指子宫从正常位置沿阴道下降，宫颈外口达坐骨棘水平以下，甚至子宫全部脱出于阴道口外，或阴道壁膨出。多发生于产后。

本病多因分娩时过度用力，产后过早地参加体力劳动，中气下陷，肾气不足，冲任不固，系胞束无力而致，亦有湿热下注，损伤冲任，胞脉弛纵而成者。年老、久咳、便秘是本病发生的常见诱因。

【治疗方案】

1.皮肤针

适应证 虚证或实证。

主穴 百会 气海 子宫 维道

配穴 肾阳亏虚配关元、大赫；中气下陷配气海、足三里；湿热下注配阴陵泉、蠡沟。

操作 皮肤针用中等强度刺激。可灸。

2. 耳针

适应证 虚证或实证。

取穴 肾 脾 皮质下 交感 内生殖器 外生殖器

操作 每次选3穴左右，毫针中等强度刺激，留针30分钟。10次为一疗程。或埋针法或压丸法。

3. 悬灸

适应证 中气下陷之子宫脱垂。

主穴 气海 三角灸 百会

配穴 严重者配足三里。

操作 将艾条点燃，对准各穴位温和灸，以患者感到温热舒适为度。

4. 电针

适应证 中气下陷之子宫脱垂。

取穴 足三里 子宫

操作 足三里用补法，子宫穴向胞宫方向斜刺，得气后接电针仪，选疏密波或断续波，每次15～20分钟。可每日或隔日一次，10次为1疗程。

5. 穴位注射

适应证 子宫脱垂属于中气下陷者。

取穴 百会 气海 子宫 维道

操作 黄芪注射液或当归注射液2mL，每日一次，7次为1疗程。

胎位不正

胎位不正是指孕妇在妊娠28周之后，产科检查时发现胎儿在子宫体内的位置异常。

本病多见于经产妇或腹壁松弛的孕妇，常见有臀位、横位、枕后位、足位等异常胎位。胎位不正如不纠正，在临产时常表现为宫颈扩张缓慢、宫缩不强、产程延长，或胎膜早破、脐带脱出、胎儿窘迫或死亡，有的可发生子宫破裂或产道损伤等。胎位不正病因多为孕妇体虚，正气不足，无力安正胎位，或孕妇情志不舒，肝郁气滞，气机不畅，导致胎位难以回转。

【治疗方案】

1. 悬灸

适应证 胎位不正。

取穴 至阴

配穴 气血虚弱配足三里、肾俞；肝郁气滞配肝俞。

操作 嘱患者仰卧屈膝，松开腰带。艾条悬灸15～20分钟，每日1～2次，3日后复查，灸至转正。

2. 麦粒灸

适应证　胎位不正。

取穴　至阴

配穴　气血虚弱配足三里、肾俞；肝郁气滞配肝俞。

操作　按常规操作，患者知热即可迅速捏掉。每日灸 3～5 壮，连灸 3 日后复查，灸至转正。

乳少

乳少是指产后乳汁分泌甚少或全无，不能满足婴儿需要的病证。本病不仅可出现于产后，在哺乳期亦可出现。

本病主要与肝、胃有关。多因素体脾胃虚弱，生化不足，或孕期、产后调摄不当，气血生化不足，或产后七情所伤，气机不畅，乳络不通，乳汁运行不畅，甚则乳脉不通。

【治疗方案】

1. 皮肤针

适应证　产后乳少。

主穴　以乳晕为中心，呈放射状叩击至乳根部。

操作　以皮肤针叩击穴区皮肤及乳晕周围，每穴约 20～30 次，用力均匀，以局部皮肤潮红，微痛为度。

卵巢功能低下

卵巢功能低下是指女性在 40 岁以前出现卵巢功能减退的现象，称为卵巢早衰。

本病的发生主要因先天肾气不足，或后天体虚，肾阴不足，肝阳偏亢或过度节食等因素导致卵巢功能不足。

【治疗方案】

1. 隔物灸

适应证　卵巢功能低下。

取穴　八髎穴

操作　常规隔姜灸。

2. 悬灸

适应证　卵巢功能低下。

取穴　关元　子宫　三阴交　八髎穴

操作　常规悬灸操作。

小儿遗尿

小儿遗尿是指年满 5 周岁以上，具有正常排尿功能的小儿，在睡眠中小便不能自行控制而排出，醒后方觉，并反复出现的一种病证。

本病多因禀赋不足、病后体虚，导致肾气不足，下元虚寒，膀胱约束无权，或因脾肺气虚，上虚则不能制下，下虚则不能上承，膀胱约束无力，致使发为遗尿。本病病变部位在肾，病变性质以虚证为主。

【治疗方案】

1. 耳针

适应证　小儿遗尿。

取穴　肾　膀胱　皮质下　尿道　神门

操作　每次选 2～3 穴，毫针刺用轻刺激，每日 1 次，每次留针 20 分钟。亦可用埋针或用压丸法，于睡前按压以加强刺激。

2. 皮肤针

适应证　小儿遗尿。

取穴　夹脊穴　中极　膀胱俞　气海　关元　肾俞　脾俞　八髎

操作　每日睡前用皮肤针轻叩或中等强度叩刺，每次 20 分钟，使皮肤微微潮红，也可叩刺后加拔火罐，隔日 1 次。

3. 穴位注射

适应证　小儿遗尿。

取穴　关元　中极　膀胱俞　三阴交

配穴　肾气不足配肾俞、命门、太溪；肺脾气虚配气海、肺俞、足三里。

操作　当归注射液或维生素 B_{12} 注射液、维生素 B_1 注射液，每次每穴注入药液 0.5mL，隔日 1 次。

小儿疳积

疳积是以面黄肌瘦、毛发稀疏、腹部膨隆、精神萎靡为特征的病证。一般多见于 5 岁以下的婴幼儿。常见于小儿喂养不良、病后失调、慢性腹泻、肠道寄生虫等。

本病多因乳食无度，饮食不节，壅滞中焦，损伤脾胃，不能消化水谷而形成积滞，导致乳食精微无从运化，脏腑肢体失养，身体日渐羸瘦，气阴耗损，终成疳证；或因饮食不洁，感染虫疾而耗夺乳食精微，气血损伤，不能濡养脏腑经脉，日久成疳。

【治疗方案】

1. 三棱针

适应证　小儿疳积。

取穴　四缝穴

操作　四缝严格消毒后，用三棱针点刺，出针后轻轻挤出液体，并用无菌干棉球擦干。或挑刺，轻轻挤出血液或黄白色液体，并用无菌干棉球擦干。

2. 皮肤针

适应证　小儿疳积。

取穴　脾俞　胃俞　夹脊穴（第 7～12 腰椎）

操作　从上到下轻轻叩刺，每次叩打 20 分钟，隔日治疗 1 次。

小儿多动症

小儿多动症指小儿智力正常或接近正常，但有不同程度的学习困难、注意力不集中、活动过多、自我控制能力弱、情绪不稳定和行为异常等症状，又称为注意力缺陷多动障碍。近半数患者在 4 岁前起病，男性发病率高于女性。

本病的发生常与先天禀赋不足、后天养护不当、外伤或情志失调等因素有关。病位在心、脑，与肝、肾、脾关系密切。基本病机为心神失养或元神受扰。

【治疗方案】

1. 耳针

适应证　小儿多动症。

取穴　心　肝　肾　脑干　皮质下　肾上腺　交感　枕

操作　每次取穴 2～4 穴，毫针轻、中度刺激或皮内针埋针或压丸法。

2. 头针

适应证　小儿多动症。

取穴　额中线　顶中线　顶旁 1 线　顶颞前斜线　颞前线

操作　常规头针方法针刺。

第九章 皮外科病证 ▷▷▷▷

痤疮

痤疮是毛囊及皮脂腺的一种慢性炎症性皮肤病，表现为皮肤丘疹、脓疱、结节、囊肿、黑白头粉刺等。青春期多见，但也可见其他年龄发病。好发于颜面、胸背等处。

本病多由于先天禀赋的原因，使肺经血热郁于肌肤，熏蒸面部而发为痤疮；或冲任不调，肌肤疏泄失畅而致；或过食辛辣油腻之品，使脾胃运化失常，湿热内生，蕴于肠胃，不能下达，上蒸头面、胸背而成。

【治疗方案】

1. 鼻针

适应证　各型痤疮。

取穴　头面　肺　脾　胃　肾　膀胱　卵巢　睾丸

操作　直刺，使患者出现酸、麻、胀、痛。

2. 三棱针

适应证　青春期痤疮。

主穴　①局部刺血：大椎、委中、背部两侧膀胱经的反应点。

②耳郭刺血：耳背近耳轮处静脉、内分泌、面颊区。

配穴　便秘配天枢；月经不调配关元、血海、三阴交；口臭配内庭；失眠配神门；急躁易怒配太冲。

操作　三棱针点刺法、刺络法。

3. 穴位埋线

适应证　青春期痤疮。

取穴　肺俞　膈俞　脾俞　胃俞

配穴　肺经风热配风门；脾胃湿热配阴陵泉、足三里；肝肾亏虚配悬钟；冲任不调配三阴交、血海。

操作　常规埋线法。

疗程　每月1次，为一疗程。

4. 耳针

适应证　青春期痤疮。

取穴　肺　大肠　交感　内分泌　耳尖

操作 毫针中等强度刺激，耳尖点刺出血，每次留针 30 分钟，每日或隔日一次。或用压丸法。

5. 刮痧

适应证 青春期痤疮。

取穴 神庭 风府穴 眉冲 天柱 头临泣 风池

操作 神庭沿督脉至风府穴刮 6～9 遍，从眉冲沿足太阳膀胱经至天柱穴刮 6～9 遍，从头临泣穴沿足少阳胆经至风池穴刮 6～9 遍。

隐疹

隐疹是以异常瘙痒，皮肤出现成块、成片状淡红色或苍白色瘙痒性疹块为主症的常见过敏性皮肤病。因其时隐时起，遇风易发，故又称为"风疹块"。本病急性患者短期发作后多可痊愈，慢性者常反复发作，缠绵难愈。

本病的病位在肌肤腠理，多与风邪侵袭，或胃肠积热有关。多因体质虚弱，腠理不固，风邪乘虚而入，遏于肌肤而成；或食用鱼虾荤腥食物，以及肠道寄生虫等，导致胃肠积热，复感风邪，使内不得疏泄，外不得透达，郁于肌肤之间而发；或因素体气血亏虚或病久反复发作，气血耗损，气虚卫外不固，血虚生风化燥，风邪乘虚而入，致营卫失和，发为本病。

【治疗方案】

1. 皮肤针

适应证 慢性隐疹。

主穴 风池 肾俞 足三里 血海 大椎 三阴交

操作 各穴均轻叩刺，略红为度，每穴 3～5 分钟。

2. 拔罐

适应证 急性隐疹。

取穴 神阙

操作 留罐 5 分钟，或闪罐法 5 分钟。每日 1 次，3 次一疗程。

3. 耳针

适应证 各型隐疹。

取穴 肾上腺 肺 胃 神门 风溪 耳尖

操作 毫针中等强度刺激，每日 1 次，留针 30 分钟。或压丸法，3 日 1 次。

带状疱疹

带状疱疹是以皮肤突发簇集状疱疹，呈带状排列，并伴有强烈灼热刺痛感为主症的病证。好发于春、秋两季，很少复发，多见于腰腹、胸背及颜面部。

本病发病多因情志内伤，或饮食失节，导致肝胆火盛，脾经内蕴湿热，复又外感火热时邪，毒热交阻，凝结于经络肌肤而成；病久皮损表面火热湿毒得以外泄，疱疹消退，但余邪滞留经络，经久不除，以致气滞血瘀，经络阻滞不通。基本病机为火毒湿热蕴蒸于肌肤、经络。

【治疗方案】

1. 火针

适应证　疱疹期。

主穴　阿是穴　疱疹局部

操作　充分暴露疱疹部位。常规消毒针刺局部，押手持点燃的酒精灯，刺手持细火针或中号火针，靠近施术部位，将针置于火焰的外上 1/3 处，先加热针体至通红发白，再加热针尖，然后迅速、准确地刺入针刺部位，直入直出。围绕疱疹周围进行火针点刺，在疱疹局部进行火针密刺或散刺，每针间隔 1～2cm。点刺深度以透入疱疹皮肤为度。刺后如有出血或渗出物，可用无菌棉球挤净，并擦拭按压，涂以安尔碘。治疗当天针刺部位不宜着水。

皮损以红斑、丘疹为主或水疱较小者，火针点刺后可配合拔罐，留罐 3～10 分钟。水疱较大者，火针针刺后可配合温和灸，以局部皮肤发红为度，共 10～20 分钟，每日 1 次。皮损较多可分批治疗。每日治疗一次，每周 3～5 次，连续治疗 1～4 周。根据患者水疱及疼痛消退情况调整。

2. 麦粒灸

适应证　适用于疱疹期水疱较大较多者。

主穴　疱疹局部

配穴　据脊神经的节段性分布规律，确定皮损及疼痛部位所属的胸神经，取该神经根相应的背俞穴，一般以 2～4 穴为宜。

操作　选用优质纯艾绒，制作出如麦粒大小的圆锥形艾炷，置于最早发生的疱疹上，再在附近寻找丘疹较为密集的两处放置麦粒大小的艾炷，用线香点燃。燃至患者呼灼痛时，快速移去艾炷。接着把艾炷放在疱疹延伸的最末端一两处，用同样的方法施灸，每处连灸三壮。如此反复，至没有新的疱疹发生为止。

3. 皮肤针

适应证　带状疱疹后遗神经痛。

主穴　病变局部

操作　局部叩刺，强刺激，以局部出血为度，出血不多者，配以拔罐，隔日 1 次，同时配合体针常规治疗。

斑秃

斑秃是以头皮部毛发突然发生圆形、椭圆形斑状脱落，局部皮肤正常，无自觉症状为临床表现的疾病。往往于精神过度紧张后发生。

本病的发生多因肝肾不足，营血不能荣养，以致毛孔开张，风邪乘虚而入，风盛血燥；或因思虑伤脾，气血生化无源；或因肝气郁结，气机失调；或因久病，气血两虚，以致气滞血瘀，发失所养而致。

【治疗方案】

1. 皮肤针

适应证　各型斑秃。

取穴　阿是穴

操作　皮肤针轻叩患部，至皮肤微微潮红，然后涂擦生姜汁，每日 1 次，10 次为 1 疗程。

2. 隔物灸

适应证　各型斑秃。

取穴　阿是穴

操作　生姜间隔灸，灸至皮肤红晕为度，每日 1 ～ 2 次。或先用皮肤针叩刺至患部潮红，再隔生姜艾炷灸。

神经性皮炎

神经性皮炎是以皮肤肥厚变硬、皮沟加深、苔藓样改变和阵发性剧烈瘙痒为特征的皮肤病，是皮肤神经功能失调所致，又称慢性单纯性苔藓。本病属中医学"顽癣""牛皮癣""摄领疮" 等范畴。成年人多发。

本病多由风热之邪客于肌肤，留而不去，或情志抑郁，气郁化火而发；或因日久不愈，血虚风燥，邪结肌肤，缠绵难愈。

【治疗方案】

1. 皮肤针

适应证　各型神经性皮炎。

取穴　阿是穴　相应夹脊穴

操作　先轻叩皮损周围，再重叩患处阿是穴，以少量出血为度，再叩相应夹脊穴，同时可配合拔罐或艾条灸。

2. 耳针

适应证　各型神经性皮炎。

取穴　肺　肝　神门　相应病变部位

操作　毫针刺，中度刺激，或用小手术刀片轻割相应部位耳穴，以轻度渗血为度。

乳癖

乳癖是妇女乳房部常见的慢性良性肿块，以乳房肿块和胀痛为主症，与月经周期相关。常见于中青年妇女。

本病多由于忧郁思虑，肝失调达，心脾郁结，气血失调，痰湿阻滞乳络而成；或因冲任失调，肝肾阴虚，经脉失养而成。基本病机为气滞痰凝，冲任失调，病在胃、肝、脾三经。

【治疗方案】

1. 皮肤针

适应证　各型乳癖。

主穴　膻中　期门　乳根　天宗　肩井

配穴　肝郁气滞配太冲、肝俞；痰瘀凝结配中脘、丰隆；肝肾阴虚配肝俞、肾俞、太溪。

操作　常规刺法，虚补实泻。

2. 平衡针

适应证　各型乳癖。

取穴　乳腺穴　心病穴　肝病穴　降脂穴

操作　直刺 2cm，一步到位针刺法。

3. 耳针

适应证　各型乳癖。

取穴　胸　乳腺　内分泌

操作　毫针或压丸法常规操作。

痔疮

痔疮是指肛门内外出现的肉状突出物，常伴有肿痛、瘙痒、流水、出血等症状。

本病多因久坐久立、负重远行、嗜食辛辣肥甘，或长期便秘、泻痢，或劳倦、胎产等导致肛肠气血不调，络脉瘀滞，蕴生湿热而成。基本病机为肛部筋脉横懈。

【治疗方案】

1. 耳针

适应证　痔疮发作期。

取穴　大肠　直肠下段　皮质下　脾　皮质下　神门　肾上腺

操作　每次选穴 3 ～ 5 穴，毫针中、强度刺激。

2. 三棱针

适应证　痔疮发作期和缓解期。

取穴　大肠俞　第 7 胸椎两侧至腰骶部范围内的阳性点

操作　每次选取 2 ～ 4 处，三棱针挑刺。

3. 三棱针

适应证　痔疮急性疼痛。

取穴　龈交穴

操作　点刺出血。

4. 穴位埋线

适应证　各型痔疮。

取穴　大肠俞　关元俞

操作　埋入羊肠线，10 ～ 15 日一次。

踝关节扭伤

踝关节扭伤是指踝关节部位韧带、肌腱、关节囊等软组织损伤引起的以踝关节肿胀、疼痛，甚至活动受限为主要表现的一种疾病。

本病的发生与足部运动用力过猛或不当等因素有关。病位在踝部筋络。基本病机是经气运行受阻、气血壅滞。

【治疗方案】

1. 手针

适应证　踝关节红肿、疼痛，排除骨折或脱位。

取穴　踝点

操作　针尖向鱼际方向进针，得气后，一面捻针，一面令患者活动患侧脚踝。

2. 刺络拔罐

适应证　踝关节扭伤局部血肿明显，排除骨折或退位。

取穴　压痛点

操作　三棱针针刺 5 ~ 6 针，加拔火罐。

3. 穴位注射

适应证　踝关节扭伤恢复期。

取穴　局部压痛点

操作　当归注射液，每穴 0.5mL。

急性腰扭伤

急性腰扭伤是指腰部软组织由于过度牵拉，导致肌肉、筋膜、韧带等急性损伤，主要表现为腰部急性疼痛、活动受限的疾病。

本病的发生与用力不当、剧烈运动、跌仆损伤等因素有关。本病的发生与膀胱经、督脉等经脉关系密切。基本病机为腰部经络气血壅滞，不通则痛。

【治疗方案】

1. 鼻针

适应证　急性腰扭伤。

取穴　腰脊

操作　毫针直刺，不穿透鼻软骨为度。针刺入后有强烈的酸、麻、痛等感觉，以患者能忍受为度，流泪、打喷嚏取效最佳。若针后无任何感觉，可将针退出一半改变方向再针，但不宜反复连续进退。

2. 手针

适应证　。

取穴　腰痛点

操作　针与皮肤成 15° ~ 30° 角，针尖刺向掌心，得气后令针感放散至上肢，用泻法，强刺激，快速提插捻转，同时嘱患者做各个方向的腰部活动。

3. 浮针

适应证 急性腰扭伤。

针刺部位 痛点

操作 多在扭伤同侧横刺，进针点选择在痛点外或内侧，有时在不影响腰部活动情况下，可以从上向下进针；两侧均痛时可两侧同时分别治疗；棘上或棘间压痛，脊柱两侧均可进针，但多选择引起腰痛一侧；痛点较多时可先治疗最痛点。

4. 穴位注射

适应证 急性腰扭伤。

取穴 痛侧或两侧或棘突间压痛点（阿是穴）或者痛侧第 3 或第 4 或第 5 腰椎棘突下旁边的华佗夹脊穴。

操作 用带 6 号针头 5mL 一次性注射器，抽取黄瑞香注射液 2mL，地塞米松注射液 1 ~ 2mg，利多卡因注射液 0.3mL 备用。皮肤消毒后，将注射针头刺入穴位内 1 ~ 2cm 处，轻度提锸，有酸胀感后抽吸无回血，将药夜缓慢注入穴位内，用无菌棉球压迫针孔，退出针头，用胶布固定无菌棉球，每次 1 ~ 2 穴。1 次 / 天，3 天为一疗程。

第十章 五官科病证 ▷▷▷

目赤肿痛

目赤肿痛是以白睛红赤、羞明多泪为主症的一种急性常见眼科病证。具有传染性和流行性。

本病多因外感风热时邪侵袭目窍，或因肝胆火盛，循经上扰，以致经脉闭阻，气血壅滞于目，骤然发生目赤肿痛。亦有因久病或劳累导致阴液不足，虚火上炎于目而发病。

【治疗方案】

1. 耳针法

适应证　各型目赤肿痛。

取穴　眼　目1　目2　耳门　肝

操作　毫针针刺，留针 20 ～ 30 分钟，每隔 5 ～ 10 分钟行针一次。

2. 三棱针法

（1）适应证　各型目赤肿痛。

取穴　太阳　瞳子髎　耳尖

操作　点刺放血。

（2）适应证　各型目赤肿痛

取穴　肩胛区或大椎穴处找丘疹样反应点。

操作　三棱针挑刺。

3. 穴位注射

适应证　各型目赤肿痛。

取穴　太阳　风池　光明

操作　维生素 B_1、野菊花注射液，每次注入 0.5 ～ 1mL。

口疮

口疮是以口腔内之唇、舌、颊、上腭等处黏膜发生单个或多个溃疡为主症的一种常见口腔科病证。本病多见于青壮年，以女性多见。

本病多因过食辛辣厚味或嗜酒，致心脾蕴热，热盛化火循经上攻于口腔；或因口腔不洁，或黏膜损伤，邪毒乘机入侵，使口腔肌膜腐烂而致；或因素体阴亏，加之病后或劳伤过度，阴液亏耗，虚火上炎口舌而生疮；或久病失治，酒色劳倦，阴血不足，口窍失养所致。每遇进食不慎、营养不良、过度疲劳、睡眠不足等情况时发作。

【治疗方案】

1. 耳针法

适应证　急性期。

取穴　心　口　脾　胃　三焦

操作　毫针中、强度刺激，或用皮内针埋针或压丸法。5 次为 1 疗程。

2. 腕踝针法

适应证　各型口疮。

取穴　上 1 区　下 1 区

操作　常规消毒后，30 号 1.5 寸毫针埋入所取刺激区，胶布固定，留针 24 小时，隔日 1 次。

3. 三棱针法

适应证　急性期。

取穴　大椎

操作　用三棱针在大椎及旁开 1.5 ～ 2cm 处刺入。划断皮下纤维组织 2、3 根，挤压针孔使少量出血，无菌干棉球清洁，碘伏消毒。每周 2 次。

鼻渊

鼻渊是以鼻流腥臭浊涕、鼻塞、嗅觉减退、头痛等为主症的一种常见耳鼻喉科病证。重者称之"脑漏""脑渗"。临床以儿童和青少年为多见。

本病多因外感侵袭、情志不遂、饮食厚味等，导致邪热、郁火、湿热循经上犯鼻窍而发鼻渊。与肺、脾、胆三脏有关。

【治疗方案】

1. 耳针法

适应证　各型鼻渊。

取穴　口　内鼻　肺　额　肾上腺　内分泌

操作　毫针中、强度刺激，留针 20 分钟，可间歇行针 2 次，每日 1 次，双耳交替。或用皮内针埋针或压丸法，3 ～ 5 日更换 1 次，5 次为 1 疗程。

2. 穴位注射

适应证　各型鼻渊。

取穴　迎香　合谷

操作　复方当归注射液或丹参注射液，每穴 0.2 ～ 0.5mL，隔日 1 次。

【附】过敏性鼻炎

过敏性鼻炎，又称变应性鼻炎，是非感染性鼻炎，由变应原诱发，IgE 介导的鼻黏膜炎症引起的症状性疾病，以流涕、鼻塞、鼻痒、打喷嚏为主要临床表现。

属于中医学的"鼻鼽"范畴。

本病因禀质特异，邪犯鼻窍所致，与肺、脾、肾有关。

【治疗方案】

1. 电针

适应证　过敏性鼻炎发作期和缓解期。

主穴　迎香　印堂　风池　合谷　足三里

配穴　辨证配穴：肺虚配肺俞、太渊；脾虚配脾俞、太白、气海；肾虚配肾俞、关元、复溜；久郁化热配曲池、大椎。对症配穴：鼻塞重配上迎香、上星、四白；多涕配阴陵泉、三阴交；头痛、眼痒配通天、攒竹；咳嗽配列缺、天突、肺俞；喘憋配定喘、膻中；情志抑郁、少腹胀痛配肝俞、太冲。发作期以对症配穴为主，缓解期以辨证配穴为主。

操作　针刺迎香或上迎香，向鼻根部平刺 0.3～0.5 寸，得气后行平补平泻法，使鼻部有酸胀感；印堂，向鼻根方向平刺 0.8～1.0 寸，得气后行平补平泻法，使针感扩散至鼻尖部；风池，向鼻尖方向斜刺 0.8～1.2 寸，得气后行平补平泻法，使针感传向鼻根；上星，针尖向前额部平刺 0.5～0.8 寸，快速捻转，以产生针感为度；四白，直刺或微向上斜刺 0.3～0.5 寸，得气为度；列缺，用提捏进针法快速向上刺入，得气后捻转，使针感沿经脉循行向上传导最佳。留针 20～30 分钟，期间行针 1～2 次。虚证者可在足三里施予温针疗法。可于双侧迎香加用电针，选择疏密波，15Hz，电流强度 0.1～1.0mA，以患者能耐受为度，通电 20 分钟。

2. 蝶腭神经节刺法

适应证　各类各期过敏性鼻炎。

主穴　蝶腭神经节

配穴　参照上述方案，酌情配穴。

操作　有 3 种进针方法：一是在下关穴或颧髎穴垂直刺入；二是在颧弓下缘与咬肌前缘交界处进针，向内上后方向，或对准对侧外耳门进针；三是在颧弓上缘，眶外下缘与同侧外耳道口连线的中点前 0.5cm 处进针，方向与矢状面垂直略向下方，或对准对侧上颌骨颧突下缘进针。进针后，刺入约 2.5 寸，患者出现麻感、胀感或触电感，可不留针或留针 20～30 分钟。每周 2～5 次，10 次为 1 个疗程。

注意事项　因翼腭窝内有丰富的血管及神经，操作时宜少提插，多捻转，防止刺伤血管造成局部血肿及感染。此法针感较强，针刺时要注意观察患者反应，若出现晕针等情形，应立即出针停止治疗。

3. 郑魁山"温通针刺法"

适应证　肺虚感寒型过敏性鼻炎。

主穴　风池　迎香　印堂　肺俞　脾俞　手三里　足三里

配穴　眼痒配太阳，咽痒配利咽穴（大迎直下与廉泉穴相平）。

操作　风池穴取坐位用温通针刺法，以促使针感传至鼻部，产生热感，守气 1 分钟，缓慢出针，按压针孔。手三里、足三里也用温通针法使针感沿经脉循行传导，守气 1 分钟，并留针。脾俞、肺俞用捻转补法，不留针；印堂、迎香、太阳、利咽用捻转法，印堂、迎香向鼻部方向平刺；利咽穴向咽喉方向斜刺。留针 30 分钟。每日 1 次，10 次为 1 个疗程。

4. 拔罐

适应证 过敏性鼻炎发作期和缓解期。

主穴 神阙

配穴 表证明显者配合大椎、肺俞；病程较久者配合肺俞、脾俞、肾俞。

操作 在穴位处用闪火法拔罐，每日 1 次或隔日 1 次，10 次为 1 个疗程。

耳聋耳鸣

耳聋、耳鸣为听觉异常的两种症状。耳聋听力不同程度的减退或丧失为主症；耳鸣以自觉耳内鸣响为主症。耳鸣可伴有耳聋，耳聋亦可由耳鸣发展而来。

本病外因多由风邪侵袭，内因多由情志不舒，肝气上逆，循经上扰清窍，或饮食不节，水湿内停，聚而为痰，痰郁化火，扰及耳窍，或脾胃虚弱，气血化生不足，耳失荣养，或禀赋不足，或病后肾元亏损，或年老肾衰，髓海空虚，耳窍失养。

【治疗方案】

1. 电针

适应证 各型突发性耳聋耳鸣。

方案一

主穴 翳风 听会

配穴 可配听宫、耳门、风池、中渚、外关、太冲、侠溪。辨证配穴：风邪外犯配合谷、列缺；肝火上炎配行间、足临泣；肝阳上亢配太溪、三阴交、丘墟；气滞血瘀配膈俞、血海。

操作 患者取仰卧位或仰靠坐位，穴位常规消毒，选用 1 ～ 1.5 寸毫针，听会、张口进针直刺，刺入 0.5 ～ 1 寸，平补平泻，使针感向耳内或耳周放射，闭口留针。风池向鼻尖方向斜刺，余穴采用常规针刺，泻法行针，得气后留针 20 ～ 30 分钟。翳风、听会接电针治疗仪，用连续波，强度以患者能接受为度。每天或隔日一次，一般需要治疗 4 ～ 6 疗程。

方案二

主穴 风池 供血（风池穴直下 1.5 寸）。

配穴 翳风、耳门、听宫，伴眩晕者加晕听区及平衡区。

操作 患者取仰卧位或仰靠坐位，穴位常规消毒，毫针针刺，风池穴、供血穴接电针仪，选用疏密波，以颈部肌肉轻轻收缩为度，每次治疗 30 分钟。

2. 三棱针

适应证 突发性耳聋耳鸣属于风邪外犯、肝阳上亢实证者。

取穴 安眠

配穴 曲池 太冲

操作　用小型火罐以安眠穴为中心拔罐 5 分钟，起罐后用医用采血针在罐内印记中均匀点刺，点刺 10 余针，然后在原处再拔一火罐，留罐 5 分钟，放血 3 ～ 5mL 为宜。每天或隔日一次，一般需要治疗 4 ～ 6 疗程。

3. 皮肤针

适应证　突发性耳聋耳鸣。

主穴　翳风　听会　听宫　耳门　风池　中渚　外关　太冲　侠溪

配穴　风邪外犯配合谷、列缺；肝火上炎配行间、足临泣；肝阳上亢配太溪、三阴交、丘墟；气滞血瘀配膈俞、血海。

操作　患者取仰卧位或仰靠坐位，穴位常规消毒，皮肤针中至重度刺激。

疗程　每天或隔日一次，一般需要治疗 4 ～ 6 个疗程。

4. 鼻针

适应证　突发性耳聋耳鸣。

取穴　肾　心　肝　脾

操作　直刺，快速捻转，留针 30 分钟，间隔 15 分钟左右再行针 1 次。

近视

近视是以视近清楚、视远模糊为主症的一种常见眼科病证。

本病多因先天禀赋不足，后天发育不良，劳心伤神等使得心肝肾气血阴阳受损而致晶珠形态异常；或因近距离夜读、书写姿势不当、照明不足等，使得目络瘀阻，目失所养所致。

【治疗方案】

1. 平衡针

适应证　视力减退，视力疲劳，眼球突出。

取穴　明目穴　醒脑穴

操作　直刺 2cm，一步到位针刺法。

2. 锟针

适应证　视力减退，视疲劳者。

取穴　睛明　四白　印堂　攒竹　鱼腰　阳白　丝竹空　瞳子髎　太冲　风池　天柱　光明

耳穴　眼　肝　目 1　目 2

操作　局部常规酒精消毒，进行经络腧穴点按刺激，力度以患者感觉有酸麻胀痛的得气感为准。

3. 神经干电刺激疗法

适应证　视力减退者。

取点　视神经点　滑车上神经点　眶上神经点　眶下神经点　睫状神经点

操作　常规操作。

牙痛

牙痛是指因各种原因引起的牙齿疼痛，是口腔疾病中最常见的症状之一。每因遇冷、热、酸、甜刺激发作或加重。

本病多因平素口腔不洁、过食膏粱厚味及甘甜之品，以致胃腑积热，上冲牙齿；或因风火邪毒侵袭阳明，郁而化火，循经上炎；或平素亏虚、年老体弱或先天禀赋不足，肾阴亏损，虚火上炎。

【治疗方案】

1. 耳针

适应证　各种证型牙痛。

取穴　神门　压痛点　上颌　下颌　肾上腺

操作　毫针中、强度刺激，或用埋针法，或压丸法。

2. 董氏奇穴

适应证　各种证型牙痛。

穴位　对侧侧三里　侧下三里

操作　针刺 0.5 ～ 1 寸。针后每 5 分钟行针 1 次，并嘱患者在针刺及行针时叩击牙齿。

3. 腕踝针

适应证　各种证型牙痛。

针刺点　前牙位于口腔前正中线两侧，处在 1 区位置，前牙痛针刺上 1；后牙在前面的两旁，处在上 2 区位置，后牙痛针刺点位置为上 2。

操作　常规操作。

麦粒肿

麦粒肿是以胞睑生疖肿，形似麦粒，赤肿疼痛，易于溃脓为主症的一种急性常见眼科病证。以青少年多见。

本病多因风热外袭，客于胞睑，营卫失调，气血壅滞，结聚而成；或因过食辛辣炙煿之物，脾胃积热，或心肝之火循经上炎，热毒上攻胞睑，火毒蕴结，蓄积成脓；或因素体脾胃虚弱，或余邪未清，蕴伏之热邪夹风上扰胞睑，以致病情反复，迁延不愈。

【治疗方案】

1. 三棱针

适应证　麦粒肿急性期。

取穴　肩胛区第 1 ～ 7 胸椎两侧探寻淡红色疹点或敏感点。

操作　三棱针点刺，挤出黏液或少量血液，可反复挤 3 ～ 5 次。

2. 耳针

适应证　麦粒肿急性期。

取穴　眼　肝　脾　耳尖

操作　毫针强刺激，留针 20 分钟，留针期间行针 2 次，每日 1 次，如反复发作，可用压丸法治疗。

3. 三棱针

适应证　麦粒肿急性期。

取穴　大椎

操作　用三棱针散刺出血后加拔罐，每日 1 次。

4. 皮肤针

适应证　麦粒肿急性期。

取穴　上眼睑　下眼睑

操作　麦粒肿发于上眼睑，叩刺上睑或眉毛之间的皮肤，在下眼睑叩刺眼睑与承泣之间的皮肤，轻度刺激，以局部出现灼热或红晕为度。

第十一章　其他病证 ▷▷▷▷

单纯性肥胖

单纯性肥胖是指由于能量摄入超过消耗，人体脂肪积聚过多，体重超过标准体重的20%以上。不伴有明显神经或内分泌系统功能变化者，临床上最为常见。

本病多因年老体弱、过食肥甘、缺乏运动、先天禀赋等导致气虚阳衰、痰湿瘀滞。病机总属阳气虚衰、痰湿偏盛。脾气虚弱则运化转输无力，水谷精微失于输布，化为膏脂和水湿，留滞体内而致肥胖；肾阳虚衰，则无力鼓动水液，水液失于蒸腾气化，致血行迟缓，水湿内停，而成肥胖。

病位主要在脾与肌肉，与肾虚关系密切，亦与心、肺的功能失调及肝失疏泄有关。临床多表现为本虚标实，本虚以气虚为主，标实以痰浊、膏脂为主。

【治疗方案】

1. 温针灸

适应证　适用于单纯性肥胖患者证见脾胃虚弱，兼气虚阳虚者。

主穴　脾俞　章门　关元　气海　天枢　足三里　阴陵泉　三阴交

操作　针刺得气后，先行补法，在气海、天枢、足三里穴针柄上穿置一段长约2cm的艾条，每穴2壮。

2. 耳针

适应证　单纯性肥胖。

主穴　脾　胃　内分泌　直肠

配穴　食欲旺盛配饥点、耳中；大便秘结配大肠。

操作　毫针针刺，得气后行捻转法，或用压丸法、揿针埋针法。

3. 芒针

适应证　单纯性肥胖。

主穴　天枢　大横　中脘　气海　关元　足三里　丰隆

配穴　胃热炽盛配曲池、内庭、支沟、上巨虚；脾虚湿困配丰隆、阴陵泉；心脾两虚配神门、内关；脾肾阳虚配太溪或复溜、命门、三阴交。

操作　芒针常规操作。

4. 电针

适应证　单纯性肥胖实证（胃火亢盛，肝郁气滞）。

主穴　曲池　合谷　天枢　滑肉门　水分　足三里　丰隆　内庭

配穴　脾胃虚弱配脾俞；肾阳亏虚配肾俞、关元；心悸配神门、内关；胸闷配膻中、内关；嗜睡配照海、申脉。

操作　穴位常规消毒，毫针针刺，得气后先行泻法，然后接电针仪，每次任选两组穴位，频率选用 5 ～ 10Hz，电流强度以局部肌肉微颤动为宜。留针 30 分钟。

5. 穴位埋线

适应证　单纯性肥胖。

取穴　根据患者的个体差异、不同的症状、不同的肥胖原因进行辨证选穴，常选穴位如下：

足阳明胃经和足太阳脾经穴　如上巨虚、丰隆、曲池、三阴交、公孙、梁丘、天枢等。

背俞穴　如脾俞、胃俞、大肠俞等。

阿是穴　如臂、大腿及臀部、腹部等。

操作　穴位埋线常规操作。

疗程　7 ～ 15 天埋线一次，10 次为一疗程。

亚健康

亚健康是指人体处于健康和疾病之间的一种状态。处于亚健康状态者，不能达到健康的标准，表现为一定时间内的活力降低、功能和适应能力减退的症状，但不符合现代医学有关疾病的临床或亚临床诊断标准。

临床表现多种多样，心理方面主要有情绪低落、心烦意乱、焦躁不安、急躁易怒、恐惧胆怯、记忆力下降、注意力不能集中、反应迟钝等；躯体方面主要表现为疲乏无力、肌肉及关节酸痛、头昏头痛、心悸胸闷、睡眠紊乱、食欲不振、脘腹不适、便溏便秘、性功能减退、怕冷怕热、易于感冒、眼部干涩等；社会交往方面可表现有不能较好地承担相应的社会角色，工作、学习困难，不能正常地处理好人际、家庭关系，难以进行正常的社会交往等。

本病的发生主要因饮食结构不合理或饮食习惯不良、缺乏运动、作息不规律、睡眠不足、精神紧张、心理压力大、长期不良情绪等所致。

【治疗方案】

1. 麦粒灸

适应证　亚健康患者，症见疲劳，或睡眠紊乱，或疼痛等症状。

主穴　足三里　气海　关元　合谷　太冲

配穴　睡眠障碍配神门、百会。

操作　麦粒灸常规操作。

2. 皮肤针

适应证　亚健康患者，症见精神不振，或睡眠紊乱等。

主穴　足三里　气海　关元　合谷　太冲　神门

操作 皮肤针轻或中度刺激。

3. 刮痧

适应证 亚健康患者，症见急躁易怒，或头昏头痛，或睡眠紊乱等。

取穴 督脉循行线从神庭至百会；胆经循行线曲鬓至完骨、头临泣至风池；膀胱经循行线大杼至胆俞。

操作 采用泻刮的操作手法。

4."双固一通"针灸法

适应证 亚健康患者，症见疲劳、睡眠紊乱、体质下降等。

主穴 关元 足三里 三阴交

配穴 依据局部选穴、循经选穴及辨证选穴等原则选取，如百会、肾俞、肺俞等。

操作 关元、足三里均行捻转补法，得气后留针 30 分钟，每 10 分钟行针 1 次。出针后，采用多功能灸疗仪，对关元及足三里穴施以温和灸 30 分钟。配穴用虚补实泻法。每日治疗 1 次，6 次为 1 个疗程，休息 1 天后再行下 1 个疗程的治疗，共治疗 3 个疗程。

发育迟缓

发育迟缓是指在生长发育过程中出现速度放慢或是顺序异常等现象。发病率在 6% ～ 8% 之间。生长发育迟缓表现往往是多方面的，多有体格发育、运动发育及智力发育落后，但也可以某一方面为突出表现。

本病的发生常与先天禀赋不足、后天失养、病后失调、外伤等因素有关。病位在脑、心，与肝、脾、肾关系密切。基本病机是脑髓不足，五脏虚弱。

【治疗方案】

1. 化脓灸

适应证 先天发育迟缓者。

取穴 大椎 身柱

2. 刮痧

适应证 先天发育迟缓者。

取穴 神庭 风府 大杼 肝俞 脾俞 大肠俞

操作 沿督脉从神庭至风府穴刮 6 ～ 9 遍，沿足太阳膀胱经从大杼至肝俞穴、从脾俞至大肠俞各刮 6 ～ 9 遍。

慢性疲劳综合征

慢性疲劳综合征是以长期疲劳为突出表现，同时伴有低热、头痛、肌肉关节疼痛、失眠和多种精神症状的一组症候群，体检和常规实验室检查一般无异常发现。本病属于中医学的"虚劳""五劳"等范畴。

本病的发生常与劳累过度、饮食起居失常、情志内伤等因素有关。与肝、脾、肾关系密切。基本病机为五脏气血阴阳失调。

【治疗方案】

1. 麦粒灸

适应证 疲劳或疼痛。

主穴 足三里 气海 关元 合谷 太冲

配穴 睡眠障碍配神门。

操作 麦粒灸常规操作。

2. 皮肤针

适应证 精神不振，睡眠紊乱等。

主穴 足三里 气海 关元 合谷 神门

操作 皮肤针轻或中度刺激。

3. 刮痧

适应证 急躁易怒，或头昏头痛，或睡眠紊乱等。

取穴 督脉循行线从神庭至百会；胆经循行线曲鬓至完骨、头临泣至风池；膀胱经循行线大杼至胆俞。

操作 泻刮。

戒断综合征

戒断综合征是指长期吸烟、饮酒、使用镇静安眠药或吸毒之人，在成瘾或产生依赖性后，突然中断而出现烦躁不安、呵欠连作、流泪流涎、全身疲乏、昏昏欲睡、感觉迟钝等一系列瘾癖症候群。这里主要讨论针刺治疗戒烟综合征、戒毒综合征和戒酒综合征。

（一）戒烟综合征

戒烟综合征是指因吸烟者长期吸入含有尼古丁的烟叶制品，当中断吸烟后所出现的全身软弱无力、烦躁不安、呵欠连作、口舌无味，甚至心情不畅、胸闷、焦虑、感觉迟钝等一系列瘾癖症状。

本病的病机为正虚邪实，多与肺、胃有关。

【治疗方案】

1. 耳针

适应证 戒断戒烟综合征。

取穴 肺 口 交感 神门

操作 毫针中度刺激，症状重者可强刺激，或皮内针埋针或压丸法。患者在有吸烟欲望时自行刺激耳穴。

1. 电针

适应证 戒烟综合征。

取穴 尺泽 合谷 丰隆 神门 戒烟穴（位于列缺穴与阳溪穴连线之中点）

操作 针刺得气后接通电针仪，疏密波、强刺激 20 ～ 30 分钟。每日 1 次。

2. 隔物灸

适应证 戒断症状反复者。

取穴 膻中 中脘

操作 隔姜灸，每穴 3 ～ 5 壮。

（二）戒酒综合征

戒酒综合征是指饮酒者因长期过量饮酒，嗜酒成瘾，引起酒精中毒，戒断后出现一系列瘾癖症候群。

本病的发生因长期饮酒，酒性的走窜辛烈必伤脾胃，而酿生湿热痰浊等邪阻于中焦，胃气不醒，气机不利而引起一系列症状。病位在脾、胃，与肝密切相关。

【治疗方案】

1. 耳针

适应证 戒酒综合征。

取穴 肺 皮质下 内分泌 神门

配穴 心 肾 肝 交感

操作 毫针刺，低频脉冲电刺激 20 分钟，结束后或皮内针埋针或压丸法。患者有饮酒欲望时自行按压刺激耳穴。

2. 电针

适应证 戒酒综合征。

取穴 内关 外关 劳宫 合谷

操作 针刺得气后接通电针仪，1 ～ 2Hz 的低频脉冲电刺激 30 分钟。每日 1 次。

3. 隔物灸

适应证 症状反复者。

取穴 中脘 气海 足三里

操作 隔姜灸，每穴 3 ～ 5 壮。

（三）戒毒综合征

戒毒综合征是指吸毒者因长期吸食毒品成瘾，戒断时出现的渴求使用毒品、恶心或呕吐、肌肉疼痛、流泪流涕、瞳孔扩大、毛发竖立或出汗、腹泻、呵欠、发热、失眠等瘾癖症候群。

初吸毒品时以其气辛香开泄气道，振奋精神，进而损津耗液，伐伤气血，久则成瘾，导致元气耗竭，气血亏虚，阴阳失调，脏腑俱损。正虚邪实是其病机，病位涉及五脏六腑、三焦。

【治疗方案】

1. 耳针

适应证 戒毒综合征。

取穴 肺 皮质下 内分泌 神门 心

配穴　肾　肝　交感

操作　毫针刺，接电针，低频脉冲电刺激 20 分钟，结束后或皮内针埋针或压丸法。患者有吸食欲望时自行按压刺激耳穴。

2. 电针法

适应证　戒酒综合征。

取穴　内关　外关　劳宫　合谷　神门

操作　针刺得气后接通电针仪，1 ～ 2Hz 的低频脉冲电刺激 30 分钟。每日 1 次。

3. 隔物灸

适应证　症状反复者。

取穴　中脘　气海　足三里　脾俞　肾俞

操作　隔姜灸，每穴 3 ～ 5 壮，疏密波，强刺激 20 ～ 30 分钟。

4. 皮肤针

适应证　发作期。

取穴　督脉　夹脊穴　膀胱经背俞穴

操作　皮肤针重叩，加拔火罐或走罐。

美容

（一）黄褐斑

黄褐斑是以发生于面部的呈对称性分布的褐色色素斑为主要特征的一种疾病。多见于怀孕、人工流产及分娩后的女性。

本病的发生常与情志不遂、忧思恼怒等因素有关。本病病位在面部肌肤，与阳明经及肝、脾、肾三脏密切相关。基本病机是气滞血瘀，面失所养。

【治疗方案】

1. 耳针

适应证　各型黄褐斑。

取穴　肝　脾　肺　肾　内分泌　面颊　肾上腺　下丘脑

配穴　月经不调配子宫、卵巢；男性配前列腺。

操作　每次取 3 ～ 5 穴，皮内针埋针或压丸法。

2. 皮肤针法

适应证　气滞血瘀型及脾虚湿阻型。

取穴　大椎　肺俞　脾俞　阴陵泉

操作　气滞血瘀者以大椎穴为顶点，两肺俞为三角形另外两点，形成等腰三角形，将此三角形作为刺络拔罐区，用皮肤针在三角区内叩刺。脾虚湿阻者叩刺脾俞、阴陵泉。每次选 2 ～ 3 个叩刺点，重刺激，加拔火罐。隔日一次。

（二）色素痣

色素痣是由正常含有色素的痣细胞所构成的最常见的皮肤良性肿瘤。

本病多由气血壅遏日久变化而生，或孙络之血滞于卫分，阳气束结而成，或肾中浊气滞于皮肤而致。病位在皮肤，基本病机是气血壅滞，浊结皮肤。

【治疗方案】

1. 火针

适应证　各型色素痣。

取穴　阿是穴

操作　根据色素痣大小不同选用合适型号的火针，米粒大小者选细火针，大于米粒大小者选三头火针。火针烧至通红，浅点刺不留针。如痣体过大，可先用 1% 利多卡因局部麻醉后，再予火针治疗。

2. 耳针

适应证　各型色素痣。

取穴　肺　肝　肾　痣所在部位对应的耳穴　肾上腺　内分泌

操作　每次取 3～4 穴，皮内针埋针或压丸法，每周 1～2 次，双耳交替。

放化疗反应

放化疗反应是肿瘤患者在接受放疗或使用化疗药物后，出现的恶心呕吐、厌食、腹泻、便秘、头痛、疲乏无力、脱发、白细胞及血小板减少、皮肤溃疡等症状。

本病的发生是因邪毒内侵，使脾失健运，肠胃受损，气血俱虚，胃内浊气上逆所致。病机特点为虚实夹杂。

【治疗方案】

1. 耳针

适应证　各型放化疗反应。

取穴　胃　脾　肝　口　食管

操作　毫针轻、中度刺激或皮内针埋针或压丸法。

2. 皮肤针

适应证　各型放化疗反应。

取穴　中脘　足三里　合谷　脾俞　胃俞

操作　每次选 3～5 穴，皮肤针轻叩刺 3～5 分钟。每日 1 次。15 次为 1 疗程。

内脏绞痛

内脏绞痛是泛指内脏不同部位出现的剧烈疼痛。

（一）心绞痛

心绞痛是以胸骨后或心前区突然发生压榨性疼痛，伴心悸、胸闷、气短、汗出为特征的临床综合征。疼痛可放射至左肩、左上肢前内侧及环指和小指，一般持续 1～5 分钟，休息或含服硝酸甘油可缓解。伴有面色苍白、表情焦虑、出汗和恐惧感。多因劳累、情绪激动、饱食、受寒等因素而诱发。

本病病位在心，与肝、脾、肾有一定关系。基本病机为心脏气血失调，心脉痹阻不畅。

【治疗方案】

1. 耳针

适应证　各型心绞痛。

取穴　心　小肠　神门　交感　内分泌

操作　每次选 3～5 穴，毫针刺，中等刺激强度。留针 30 分钟，每日 1 次，15 次为 1 疗程。亦可在耳穴行压丸法。

2. 电针

适应证　各型心绞痛。

取穴　心俞　肺俞　厥阴俞　督俞　膻中　内关　足三里

操作　毫针针刺得气后，接 G –6805 电针仪，疏密波，输出量以患者能耐受为度，通电 10～15 分钟，每日 1 次，10 次为 1 疗程。

（二）胆绞痛

胆绞痛是以右上腹胁肋区绞痛，阵发性加剧或痛无休止为主要特征的病证。本病属中医学"胁痛"范畴。

本病的发生多与情志不遂，肝胆气滞，饮食不节，伤及脾胃，痰湿壅盛，化热或成石，或蛔虫妄动，误入胆道有关。其病位在肝、胆，涉及脾、胃和胆道。

【治疗方案】

1. 耳针

适应证　各型胆绞痛。

取穴　肝　胆　胰　神门　交感　耳迷根

操作　每次选 3～5 穴，毫针刺，中等强度刺激。留针 30 分钟，每日 1 次，15 次为 1 疗程。或皮内针埋针或压丸法。

2. 电针

适应证　各型胆绞痛。

取穴　肝俞　胆俞　膈俞　足三里　胆囊穴　阳陵泉

操作　毫针针刺得气后接 G6805 电针仪，刺激量逐渐增大，至能忍受为度，每次通电 15 分钟。

（三）肾绞痛

肾绞痛是以阵发性腰部或侧腹部绞痛并沿输尿管向髂窝、会阴、阴囊及下肢内侧放射，伴不同程度的尿痛、尿血为主要表现的病证，是由泌尿系结石引发的剧烈疼痛症。

好发于青壮年，男性多于女性。本病属于中医"石淋""砂淋"范畴。

本病多因平素嗜酒、过食肥甘辛辣食物，滋生湿热，蕴结于下焦，日久炼液为石，湿热与砂石互结交阻于水道而致；或因情志不遂，肝郁化火结于下焦，以致膀胱气化不利，尿中杂质渐聚成石，闭阻尿道，损伤血络而发；或因肾气虚弱，膀胱失于温煦，气化无力，尿液停聚，又受湿热煎熬，结成砂石而引发绞痛。本病的病位在肾，与膀胱、肝、脾密切相关。

【治疗方案】

1. 耳针

适应证　各型肾绞痛。

取穴　肾　输尿管　三焦　皮质下　交感

操作　每次选3～5穴，毫针轻、中等强度刺激。留针30分钟，每日1次，15次为1疗程。或皮内针埋针或压丸法。

2. 电针

适应证　各型肾绞痛。

取穴　肾俞　三焦俞　三阴交　太溪

操作　毫针刺得气后接G6805电针仪，刺激量逐渐增大，至能忍受为度，每次通电15分钟。

参考文献 ▷▷▷▷

1. 朱振华 . 手针新疗法 [M]. 北京：人民军医出版社 ,1990.

2. 杨维杰 . 董氏奇穴针灸学 [M]. 北京：中医古籍出版社，1995.

3. 符仲华 . 浮针疗法 [M]. 北京：人民军医出版社，2000 .

4. 王铮，马雯 . 中国刺血疗法大全 [M]. 合肥：安徽科学技术出版社，2005.

5. 陈日新，康明非 . 腧穴热敏化艾灸新疗法 [M]. 北京：人民卫生出版社，2006

6. 郑魁山 . 郑魁山针灸临证经验集 [M]. 北京：学苑出版社，2007.

7. 石学敏 . 脑卒中与醒脑开窍 [M]. 北京：科学出版社，2007.

8. 屈勇 . 神经干电刺激疗法 [M]. 北京：人民军医出版社，2008.

9. 彭静山 . 彭静山观眼识病眼针疗法 [M] . 北京：人民军医出版社，2010.

10. 赵平璋 . 中国脐灸疗法 [M]. 北京：科学技术文献出版社，2011.

11. 吴绪平 . 针刀医学 [M]. 北京：中国中医药出版社，2014.

12. 耿惠，李利军 . 李延芳 50 年针灸临证集验 [M]. 北京：人民卫生出版社，2015.

13. 符文彬，徐振华 . 针灸临床特色技术教程 [M]. 北京：科学技术出版社，2016.

14. 刘农虞，刘恒志 . 筋针疗法 [M]. 北京：人民卫生出版社，2016.

15. 陈幸生 . 中国芒针疗法 [M]. 合肥：安徽科学技术出版社，2017.

16. 贺普仁 . 贺普仁针灸三通法 [M]. 北京：科学技术出版社 ,2018.

17. 吕玉娥 . 吕景山对穴 [M]. 北京：人民军医出版社，2011.

18. 东贵荣，马铁明 . 刺法灸法学 ［M］. 北京：中国中医药出版社，2012.